光 皮 肤 病 学
Photodermatology

主　编　Henry W.Lim

副主编　So Yeon Paek

主　译　朱慧兰

副主译　叶兴东　陈　荃　罗育武　黄茂芳

译　者　(按姓氏笔画排序)

马少吟　邓蕙妍　叶兴东　叶倩如　江　娜

刘　清　李润祥　李振洁　朱慧兰　陈　荃

孟　珍　杨　艳　张尔婷　张倩雯　周　欣

罗育武　林　玲　罗　权　黄茂芳　梁碧华

秘　书　陈　荃　孟　珍

人民卫生出版社

图书在版编目（CIP）数据

光皮肤病学/（美）利姆（Lim, H. W.）著；朱慧兰主译.—北京：人民卫生出版社，2016

ISBN 978-7-117-22183-2

Ⅰ.①光…　Ⅱ.①利…②朱…　Ⅲ.①光-关系-皮肤病学-研究　Ⅳ.①R75

中国版本图书馆 CIP 数据核字（2016）第 040253 号

人卫社官网　www.pmph.com	出版物查询，在线购书	
人卫医学网　www.ipmph.com	医学考试辅导，医学数据库服务，医学教育资源，大众健康资讯	

光皮肤病学

主　　译：朱慧兰
出版发行：人民卫生出版社（中继线 010-59780011）
地　　址：北京市朝阳区潘家园南里 19 号
邮　　编：100021
E - mail：pmph @ pmph.com
购书热线：010-59787592　010-59787584　010-65264830
印　　刷：三河市宏达印刷有限公司
经　　销：新华书店
开　　本：787×1092　1/16　　印张：12
字　　数：389 千字
版　　次：2016 年 4 月第 1 版　2016 年 4 月第 1 版第 1 次印刷
标准书号：ISBN 978-7-117-22183-2/R · 22184
定　　价：99.00 元

打击盗版举报电话：010-59787491　　E - mail：WQ @ pmph.com
（凡属印装质量问题请与本社市场营销中心联系退换）

Elsevier (Singapore) Pte Ltd.

3 Killiney Road

#08-01 Winsland House I

Singapore 239519

Tel: (65) 6349-0200

Fax: (65) 6733-1817

Photodermatology

Henry W. Lim

Copyright 2014 Elsevier.

ISBN-13: 978-0-323-31162-5

This translation of Photodermatology, by Henry W. Lim was undertaken by People's Medical Publishing House and is published by arrangement with Elsevier (Singapore) Pte Ltd.

Photodermatology, by Henry W. Lim 由人民卫生出版社进行翻译，并根据人民卫生出版社与爱思唯尔（新加坡）私人有限公司的协议约定出版。

《光皮肤病学》（朱慧兰 译）

ISBN:978-7-117-22183-2

Notice

This publication has been carefully reviewed and checked to ensure that the content is as accurate and current as possible at time of publication. We would recommend, however, that the reader verify any procedures, treatments, drug dosages or legal content described in this book. Neither the author, the contributors, nor the publisher assume any liability for injury and/or damage to persons or property arising from any error in or omission from this publication.

Printed in China by People's Medical Publishing House under special arrangement with Elsevier (Singapore) Pte Ltd. This edition is authorized for sale in t+he People's Republic of China only, excluding Hong Kong SAR, Macau SAR and Taiwan. Unauthorized export of this edition is a violation of the contract.

著 者 名 单

顾 问

BRUCE H.THIERS 医学博士

南卡罗来纳州，查尔斯顿，南卡罗来纳医药大学，皮肤科和皮肤外科的教授兼系主任

主 编

HENRY W.LIM 医学博士

密歇根，底特律，亨利福特卫生系统学术事务的高级副总裁，亨利福特医院皮肤科主任和 C.S.Livingood 的主席

副主编

SO YEON PAEK 医学博士

密歇根，底特律，亨利福特医院皮肤科住院医师

作 者

FAHAD ALMUTAWA 医学博士

科威特，萨法特，Al-Jabriya，科威特大学医学系

ALEXANDER V.ANSTEY 医学博士，英国皇家内科医师学会会员

英国新港，皇家格温特郡医院皮肤科教授；英国加的夫，卡蒂夫大学医学教育研究所

MICHAEL N.BADMINTON 理学士，荣誉勋爵，博士，皇家病理学学院成员

英国威尔士大学医院医学生物化学和免疫学系，英国加的夫，卡蒂夫大学医学院分子和实验医学研究所

ELMA D.BARON 医学博士

俄亥俄州，克利夫兰，凯斯西储大学，Louis Stokes Cleveland Veterans Affairs 医学中心，大学医院医学中心皮肤科副教授

HANAN BUABBAS 博士

科威特，科威特市，khaldeyah，Asaad al Hamad 皮肤中心医学物理实验室

SCOTT N.BYRNE

澳大利亚，南威尔士，达林顿，悉尼大学皇家亲王艾尔弗雷德医院悉尼医学院皮肤科传染病和免疫学，细胞光免疫学组，免疫学高级讲师和带头人

CATHER M.CALA 文学学士

阿拉巴马州，伯明翰，伯明翰阿拉巴马大学皮肤科

ANNA L.CHIEN 医学博士

马里兰州，巴尔的摩，约翰霍普金斯医疗机构皮肤科，临床研究助理教授兼主任

MELVIN W.CHIU 医学博士，公共卫生硕士

加利福尼亚，洛杉矶，洛杉矶加州大学（UCLA）大卫盖芬医学院医学系皮肤科

DAVID CHOI 理学士

康涅狄格州，纽黑文，耶鲁医学院皮肤科

ROBERT S.DAWE 全科医学学士，医学博士，爱丁堡皇家内科医师学会会员

英国苏格兰邓迪，邓迪大学 Ninewells 医院皮肤科，皮肤光生物学部门，皮肤病专家和名誉临床读者

MELODY J.EIDE 医学博士，公共卫生硕士

密歇根，底特律，亨利福特医院皮肤病学与公共健康科学部门

CRAIG A.ELMETS 医学博士

伯明翰，阿拉巴马州，阿拉巴马大学伯明翰分校，伯明翰 VA 医学中心，州立大学综合癌症中心，UAB 的皮肤疾病研究中心，皮肤科教授兼系主任

ALEXANDRA GRUBER-WACKER-NAGEL 医学博士

奥地利，格拉茨，格拉茨医科大学皮肤科光皮肤病学研究部门的皮肤病学专家及高级讲师

ANNE HAN 医学博士

马里兰州，巴尔的摩，约翰霍普金斯医学院皮肤科

JUDY Y.HU 医学博士

新泽西查塔姆镇，全球健康研究公司

SALLY H.IBBOTSON 全科医学学士，医学博士，爱丁堡皇家内科医师学会会员

英国苏格兰，邓迪大学 Ninewells 医院皮肤光生物学学组临床皮肤病学高级讲师、名誉顾问

SEWON KANG 医学博士

马里兰州，巴尔的摩，约翰霍普金斯医学院皮肤科 Noxell 教授及主席

SWATI KANNAN 医学博士

密歇根底特律，亨利福特卫生系统亨利福特医院皮肤科

RUWANI KATUGAMPOLA 医学士，英国皇家内科医师学会会员，医学博士

英国加的夫威尔士大学医院皮肤科

BONITA KOZMA 医学博士

密歇根底特律，亨利福特医院皮肤科

HENRY W.LIM 医学博士

密歇根底特律，亨利福特卫生系统，学术事务高级副总裁，亨利福特医院皮肤科主任和 C.S.Livingood 的主席

SILVIA E.MANCEBO 理学学士

纽约，斯隆 - 凯特林纪念癌症中心皮肤科

GILLIAN M.MURPHY 外科学博士

爱尔兰都柏林 Beaumont 医院皮肤科，Mater Misericordiae l 大学医院皮肤性病科光皮肤病学组

SANDRA MUVD 医学博士，理学硕士

哥伦比亚，波哥大特区 Federico Lleras Acosta 皮肤中心，教育和研究办公室，研究和教育部门

RATTANAVALAI NITIYAROM 医学博士

泰国曼谷莲区，玛希隆大学，Siriraj 医院儿科助理教授

SUSAN M.O'GORMAN 外科学博士

爱尔兰都柏林 Beaumont 医院皮肤性病科

DAVID M.OZOG 医学博士

密歇根底特律亨利福特医院皮肤科副主任

SO YEON PAEK 医学博士

密歇根底特律亨利福特医院皮肤科住院医师

ALI M.RKEIN 医学博士

密歇根底特律亨利福特医院皮肤科

DANJA SCHULENBURG-BRAND 全科医学学士，医学硕士

英国加的夫威尔士大学医院，医学生物化学和免疫学系

AMANDA K.SUGGS 医学博士

俄亥俄州克利夫兰，凯斯西储大学，大学医院病例医疗中心皮肤科光学研究员

MARIAM B.TOTONCHY 医学博士

康涅狄格州纽黑文，耶鲁医学院皮肤科

MARTHA C.VALBUEN 医学博士

哥伦比亚，波哥大特区 Federico Lleras Acosta 皮肤中心光皮肤病学学组

STEVEN Q.WANG 医学博士

纽约斯隆 - 凯特林纪念癌症中心皮肤科

PETER WOLF 医学博士

奥地利格拉茨，格拉茨医科大学皮肤科光皮肤病学研究室皮肤科主任及生物免疫疗法的领头人

CHANISADA WONGPRAPARUT 医学博士

泰国曼谷莲区，玛希隆大学，Siriraj 医院皮肤科副教授

HUI XU 哲学博士

阿拉巴马州伯明翰，阿拉巴马大学伯明翰分伯明翰 VA 医学中心，州立大学综合癌症中心，UAB 皮肤病研究中心皮肤科教授

序

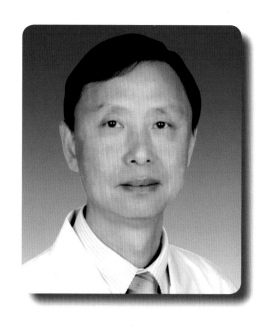

随着人民生活水平的提高和生活方式的改变，光相关皮肤病、光损伤和光防护等越来越受到皮肤科医生的关注，各种皮肤病的光学疗法也成为现代皮肤科重要的治疗手段。我国皮肤科对于光线性皮肤病学的研究一直有良好的传统，对于新型光治疗学的探索与实践也正逐渐走在世界前列。

美国 Henryford 医院的 Henry W Lim 教授是光皮肤病学的知名专家，也是华人皮肤科的优秀代表，一直致力于光皮肤病学的临床和基础研究。他领衔主编的《光皮肤病学》属于《皮肤病学临床》(Dermatologic Clinics)系列，以本领域的国际专家撰写的专业性研究综述为主体，涵盖光生物学基础、各种光相关皮肤病、光疗、光防护等全面的基础理论及临床实践研究内容，体现了国际上对于光皮肤病学研究的最新进展。广州市皮肤病防治所的朱慧兰教授多年来专注从事光皮肤病学和光治疗学的研究，其基础和临床研究处于国内外领先水平，是我国光皮肤病学的领军专家之一。两位杰出学者的鼎力合作及其团队的共同努力，使我国广大读者能及时分享高质量的《光皮肤病学》中文译本。我想，无论是对于临床皮肤科医生还是从事光生物学的基础研究者，这本《光皮肤病学》都是最新信息的饕餮大餐。

我深信这本书的出版必将为我国光皮肤科学的发展及与国际间的交流起到很好的推动和促进作用，给我国从事光皮肤科学相关研究人员和广大的临床皮肤科医生带来新的思路和理念，故而欣然为此作序并极力推荐阅读此书！

顾恒　教授

2016 年 1 月

译 者 前 言

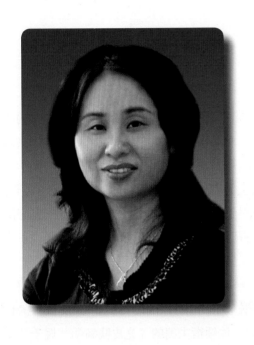

光皮肤病学一直以来都是我国皮肤科学备受重视的一门亚专业，多位前辈和同道致力于本领域的研究，在国际和国内都取得了重大的临床和科研成果。近年来，随着人民生活水平的提高，光皮肤病学也从代谢病、职业病防治的研究扩展到特发性光线性皮肤病、光老化、光致癌性等多个方面。光治疗也从紫外线进展到如今广泛应用的窄谱中波紫外线、311nm 准分子激光 / 光，以及光动力疗法等。如何进行光线性皮肤病的防治，如何优化光治疗，乃至于回答患者关于防晒剂使用等方面都对我们的临床工作提出了更高的要求。可以说光皮肤病学牵涉日常生活以及巨大的商业市场，这个学科的发展十分迅速，实时更新知识非常必要。在多年从事光皮肤病学的临床经验以及和兄弟医院的同道相互交流中，我也深刻认识到加强诊断治疗方案的标准化、掌握新知识和新技术的使用才能为患者提供更好的医疗服务。

当我参加国际交流，初次读到 Henry W.Lim 教授主编的《光皮肤病学（Photodermatology）》一书时，欣喜地发现这是一部包括光皮肤病学方方面面最新进展的优秀著作。其中内容包括多位本领域专家对光皮肤病学的最新综述，本书共 15 章，图文并茂，从以下几方面介绍：①光生物学：介绍了光照对皮肤生理病理的影响，光线性皮肤病的发病机制以及光疗的作用机制；②光线性皮肤病的诊断：可以采用的诊断方法以及光线性皮肤病的诊断流程，常见设备等；③光免疫学：光线性皮肤病以及光致皮肤癌的免疫机制；④光老化：作为较新而且热门的话题，包括了发病机制、临床表现和治疗；⑤光致癌性：从流行病学角度分析黑素瘤和非黑素瘤皮肤肿瘤与紫外线相互作用；⑥从发病机制、临床表现和预防治疗的进展等方面介绍多种光线性皮肤病：多形性日光疹、光化性痒疹、种痘样水疱病、日光性荨麻疹、慢性光化性皮炎、药物性光敏反应、皮肤卟啉病；⑦光加重性皮肤病：主要是红斑狼疮；⑧紫外线治疗：包括 PUVA、NB-UVB、准分子激光以及 UVA-1；⑨光动力治疗：作为较新的治疗方法，介绍光动力治疗的历史、作用机制、光敏剂、光源、应用以及效果和副作用等；⑩光保护措施：包括防晒剂、衣物以及玻璃等日常使用的防晒措施，探讨其健康效益、进展以及使用争议。

本书深入浅出介绍了光皮肤病学的各个方面和最新进展，是皮肤病医生，以及从事光线性皮肤病、光治疗专业的医师重要参考书籍。译者水平有限，难免有疏漏和错误，也希望同行和读者们指正，以便我们改进。

最后，衷心感谢广州市皮肤病防治所的同事们辛勤劳动，所领导和上级领导为翻译工作提供的便利条件，感谢陈荃、孟珍、罗育武和周欣等年轻医生翻译编辑中的细致工作，感谢中国医学科学院皮肤病研究所顾恒教授百忙之中拨冗作序，感谢人民卫生出版社在编辑和出版过程中提供的帮助，感谢 Henry W.Lim 教授等人的优秀原著！

朱慧兰

2016 年 1 月

原 著 前 言

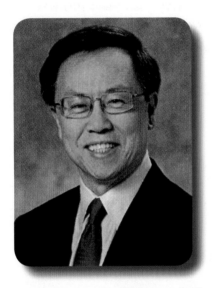 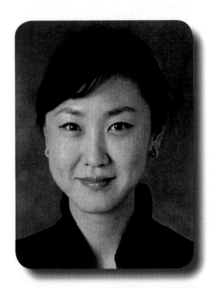

Henry W.Lim，医学博士，主编   So Yeon Paek，医学博士，副主编

    光皮肤病学是皮肤病学专业的重要组成部分之一。我们每天不仅都在研究患者的光损伤和光防护，为各种皮肤病提供光疗方法，同时需要护理包括从药物性光敏、多形性日光疹和卟啉症等多种光敏性疾病的患者。光皮肤病学相关知识的学习是住院医师培训的重要组成部分之一。皮肤科医生能够很好地掌握光皮肤病学，这是皮肤科医生与其他学科医生的重要区别之一。

    我们非常荣幸能够获邀准备此次光皮肤病学的特刊。我们很高兴能够邀请到众多该专业领域的杰出笔者来共同撰写一本涵盖光生物学、光疗以及光防护等全面的刊物。参与撰写的所有笔者均是在该领域做出了杰出贡献的临床医生或具有特殊专长的研究人员。对于他们，我们由衷表示感谢！

    我们相信本刊能为你们的日常工作提供有用的信息。希望读者能够如同我们享受编撰的过程一样享受阅读的过程。

Henry W.Lim

目　　录

慢性光化性皮炎（CAD）是一种免疫介导的光敏性皮肤病，其特点是包括眼睑、皮肤褶皱和耳后皮肤等光暴露部位出现瘙痒性湿疹样和苔藓样变斑块。CAD 是一种内源性抗原导致的继发性光过敏性的皮肤病。CAD 的治疗包括严格的光保护及外用药。包括糖皮质激素和钙调磷酸酶抑制剂。其他的治疗方法包括口服强的松、环孢素、硫唑嘌呤、麦考酚酯。光防护以及避免已经明确的光致敏原可使 50% 的 CAD 患者在 15 年以后自行缓解。

药物所致的光敏性皮肤病很常见。系统性药物的光敏性的主要机制是光毒性反应，外用药物的光敏性的主要机制是光变应性反应。光斑贴试验有助于确定可疑的光敏性外用剂（例如，防晒剂中防紫外线成分），但是一般不适用于检测系统性光敏性药物。药物引起的光敏性皮肤病通常最佳的治疗方法是停止使用可疑的药物。有时候也需要使用其他措施，包括使用不引起光敏反应的波长进行光疗。

卟啉病是一组以血红素合成障碍为主的遗传性疾病，存在卟啉和（或）卟啉前体的蓄积，导致两种临床表现的发生：皮肤光敏感和（或）脑脊髓交感神经发作。皮肤卟啉病可以表现为皮肤脆性增加、出现水疱或大疱，或非大疱性急性光敏感性皮疹。本章节叙述了卟啉病的流行病学、发病机制、临床表现、实验室检查、并发症和目前的主要治疗手段。虽然本章着重于皮肤病学方面，但也囊括了急性卟啉病的治疗，因为它与变异性卟啉病以及遗传性粪卟啉病相关，同样是临床皮肤科医生需要涉及的范畴。

光加重性皮肤病是一类未受到 UVR 时便独立存在的疾病， UV 照射后病情偶尔或频繁加剧。在某些疾病中，如大部分的红斑狼疮患者光照后会加重，而在其他如银屑病、特应性皮炎的患者中，大部分患者光照后可减轻病情，但少部分患者光照后病情反而会加重。在所有的皮肤类型中，多形性日光疹是常见的光线性皮肤病，这一点使光加重性皮肤病如红斑狼疮与叠加的多形性日光疹鉴别开来非常重要。疾病治疗的关键是光加重性皮肤病的光保护、紫外线防护服、广谱防晒剂。

✧ Mariam B.Totonchy，Melvin W.Chiu

紫外线光疗用于治疗部分皮肤疾病历史悠久。针对不同疾病，目前已经发展为不同的治疗手段而发挥更好的效果，包括补骨脂素-UVA光疗、窄谱 UVB、准分子激光和 UV-A1 光疗。鉴于紫外线光疗良好的疗效和较少副作用的记录，它正被越来越多地应用于更多种的皮肤疾病。

✧ Ali M.Rkein，David M.Ozog

光动力疗法（PDT）通过光敏剂、合适波长的可见光和氧气之间的互相作用而导致靶细胞死亡。大约 100 年前，随着 PDT 的持续发展，PDT 成为治疗一些皮肤病安全有效的方法，同时还被胸科、泌尿科、眼科医师使用。本文重点研究了光动力疗法的历史、作用机制、光敏剂和光源的使用，在治疗上的应用和预期的皮肤效果，以及不良事件的管理。

✧ Silvia E.Mancebo，Judy Y.Hu，and Steven Q.Wang

紫外线辐射在非黑色素瘤和黑色素瘤皮肤癌发展中起着重要的作用。防晒剂的光保护作用可以防止光化性角化病、鳞状细胞癌、黑色素瘤和光老化的发展。然而这些作用是源自于用户适当使用防晒剂和其他防晒措施。这章讨论了使用防晒剂的益处、防晒剂最新规范的更新以及使用防晒剂的争议和局限性。

✧ Fahad Almutawa and Hanan Buabbas

众所周知，紫外线辐射可损伤人类皮肤及眼睛，人们往往容易忽视采用玻璃、窗膜、太阳镜、衣服等物理防护手段来防御紫外线的照射。一般情况下，所有类型的玻璃都能阻挡 UVB。依据玻璃的厚度及颜色，对 UVA 也有不同阻挡作用。为窗户贴上窗膜能有效减少 UVA 的穿透，同时衣服编织的松紧，厚度、重量、面料类型、洗涤方式、水合程度、弹力、面料加工过程、是否含有紫外线吸收剂、面料颜色及面料到皮肤的距离等因素均能影响紫外线辐射的传输。

第1章 光生物学导论

Elma D.Baron，Amanda K.Suggs

关键词

- 紫外线辐射　● 紫外光　● 光疗　● 光生物学　● 日晒伤　● 黑素生成　● 维生素 D 合成
- 光老化

要点

- 太阳辐射是由紫外线，可见光，和红外线辐射组成。
- 紫外线辐射包括 UVC、UVB 和 UVA。
- 到达地球的紫外线多数是 UVA。
- 太阳光照射具有广泛的生物学效应，包括日晒伤、晒黑、维生素 D 产生、光老化及癌变。
- 光疗是利用紫外线的有效属性来治疗某些皮肤疾病。

引言

　　光生物学是研究辐射对生物体局部和全身的效应。本章主要介绍紫外线辐射对皮肤的光生物学效应，包括自然光源（日光）和人工光源（用于光疗的光）对皮肤功能和疾病的影响。尽管可见光和红外线对皮肤细胞也有影响，但紫外线的影响更大。

　　光疗是指使用非电离辐射治疗皮肤病。一个多世纪以来，光疗在皮肤疾病的治疗中起着举足轻重的作用。1903 年，Niels Finsen 因使用光来治疗皮肤分枝杆菌感染而获得诺贝尔医学奖。20 世纪中期，UV-B 光疗法的进步使银屑病患者的治疗有了更多的选择。20 世纪 70 年代，光化学疗法 [补骨脂作为一种光敏剂，联合 UV-A 照射（PUVA）] 首次亮相。20 世纪后期，PUVA 已正式成为治疗皮肤病的一种方案。过去几十年的最新进展 [窄谱 UVB、激光疗法、靶向光疗法、光动力疗法（PDT）、UVA1] 也彻底改变了光皮肤病学的格局[1,2]。

UVR

太阳辐射

　　到达地球的太阳辐射包括紫外线、可见光和红外线。这三种射线是电磁波谱的组成部分，电磁波谱也包括无线电波、微波、X 射线和 γ 射线（图 1）。太阳辐射由约 50% 的可见光、40% 的红外线和 9% 的紫外线辐射组成[3]。可见光是指人眼能感觉到的部分。可见光的每一种颜色代表了不同的波长范围（图 1）。在电磁波谱中，紫外线辐射是最有生物学效应的部分，因此对健康和疾病有着最大的影响。

UVR

　　紫外线的波长是 100~400nm，分为 UVC、UVB 和 UVA。不同文献对这三者波长的描述有细微的差别。在本章中，选择了在光生物学中最常用的划分范围（UV-C，200~290nm；UVB，290~320nm；UV-A，320~400nm）[4]。其他文献中的参考波段包括

1

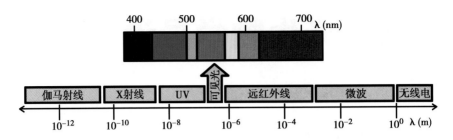

图 1　电磁波谱

UV-C 在 200~280nm，UV-B 在 280~320nm，UV-A 在 320~400nm；UV-C 在 200~280nm，UV-B 在 280~315nm，以及 UV-A 在 315~400nm[5]。平流层的臭氧阻止波长小于约 290nm 的紫外线到达地球。大部分到达地面的紫外线是 UVA。只有小部分的 UVB（约 5%）到达地面。UVC 通常被臭氧层过滤[6]。特定波长的太阳能对地球的影响可因季节、地区、海拔、污染以及太阳辐射穿过大气臭氧的路径不同而不同。长波 UVA 从日出到日落都存在，但短波 UVB 的高峰是在中午。由于表面反射和穿透云层，在阴凉处大约有 50% UV-A。窗户和汽车玻璃不能遮挡 UVA 但能遮挡 UVB[8]。

用于光疗的 UVB 可进一步分为广谱 UV-B（290~320nm）和窄谱 UVB（311~313nm）。UV-A 可被细分为 UV-A1（340~400nm）和 UV-A2（320~340nm），主要是因为 UV-A2 的生物效应是接近的 UV-B。这些光的具体应用将在 Rkein 和 Ozog 所写的章节中详细讲述。

光 - 皮肤的相互作用

光不仅具有波的特性，还具有粒子的特性。在皮肤光生物学中，这对于解释当光到皮肤表面后光子发生了何种改变非常重要。它们可以被反射、散射或吸收。根据 Grothus-Draper 定律，光只有被吸收后才具有生物效应。一旦辐射被皮肤的分子（发色团）吸收，能量转移产生热量或驱动光化学反应。这个过程引起可检测的细胞和分子水平上的变化，最终可导致相应的临床改变（图 2）[9, 10]。

光的反射、散射和吸收

光的反射发生在皮肤表面。从皮肤反射的光可用于诊断，但对治疗并没有太大的作用。通过皮肤散射的光改变了光的传播方向。皮肤结构散射光的多少会影响光子到达的深度。由于胶原蛋白的存在，大部分的散射发生在真皮层。散射也取决于波长，

越短越易散射，而长波穿透更深[9, 10]。

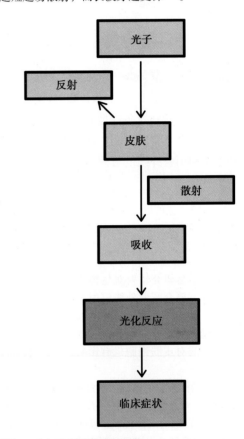

图 2　光与皮肤的作用通路

光的穿透深度对于光疗来说是至关重要的。UV-B 的吸收一般在表皮和真皮上部，而 UV-A（因其较长的波长）穿透至真皮（图 3）。波长较短的可见光如蓝光可用于 PDT 治疗表皮增殖（如光化性角化病）。红光，是波长较长的可见光，可以针对深层的结构，如皮脂腺和较厚的病变[11]。虽然如此，光穿透的深度只是其发挥治疗效应的条件之一。光同时也需要被靶分子或色基吸收才能发挥其临床效应。

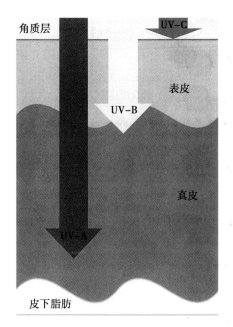

图 3 不同波长的紫外线在皮肤中的穿透深度

不同波长的光作用于不同的发色团，从而导致各种皮肤效应[11]。发色团可以是细胞/分子成分，如氨基酸、核苷酸、血脂和 7- 脱氢胆固醇（维生素 D 的前体），也可以是卟啉（外源性或内源性）、文身颜料，或光敏药物（如补骨脂素）[10]。DNA 直接吸收 UV-B，是 UV-B 光疗时作用的发色团。在激光美容治疗中，内源性发色团的靶点主要是血红蛋白、黑色素和水[12]。外源性物质（如氨基乙酰丙酸溶液可以转换为原卟啉 IX）也可以用来作为发色团，这取决于治疗的方法。

吸收取决于波长并受到发色团的物理化学结构的影响[4, 10]。每个发色团都具有吸收光谱，也就是分子吸收波长的范围。例如，黑色素的吸收光谱为 250~1200nm[13]。吸收最大值（峰值）是指最有可能被吸收的波长[4]。

光化学反应

当发色团吸收光，成为一个短暂的激发态。当发色团从激发态回到基态时，能量以光和热的形式释放。这一过程使发色团发生化学变化或将能量转移到另一个不同的分子上[14]。只有能量充足（如光子）才能导致细胞反应的发生[11]。发色团只有吸收了光才会导致光化学反应，导致细胞的变化，最终引起临床表现[1]。图 4 是一个典型的光化学反应，在这个过程中，药物如补骨脂素吸收 UV-A，才能发生反应。作用光谱指的是能够最有效的诱导预期结果的辐射波长[9]。

光疗的基本原则

为了更好地领会本文，在此简要的论述光疗的基础知识。对于不同类型的光疗的详细介绍将会在本文的其他章节进行讨论。

如前所述，光疗是使用非电离放射治疗皮肤疾病。光疗通常是在医生的办公室或治疗中心进行。对于某些类型的光疗，在 UV 灯管下患者取立；为了可以更加集中光源，例如一些靶向光疗，也可用于治疗。评估患者的起始剂量主要是根据既往日晒伤和晒黑反应的不同划分的 Fitzpatrick 皮肤类型（SPT）来确定的。最小红斑剂量（MED）也可以指导光疗。

MED

测定 MED 是为了光疗时能够选定更为合适的 UV 辐射剂量而进行的[15]。首次界定了几个运用于光线性皮肤病学的剂量 - 相关的术语。辐射度 [单位为 J/（s·cm²）或 MJ/（s·cm²）] 是作用于患者的辐射强度。一个光源或装置的辐射度是可以通过辐射计测量的。曝光时间（秒）指患者接受紫外线辐射的持续时间。剂量（J/cm² 或 mJ/cm²）是患者接受光能的量。如下列方程，这 3 个变量存在相关性：

$$剂量（mJ/cm²）= 辐射度 [MJ/（s·cm²）] × 曝光时间（s）$$

MED，又称晒伤阈值，可以衡量个体对紫外线的敏感性[2]。MED 是引起照射部位出现最小红斑的紫外线辐射剂量：紫外线照射 16~24 小时后，受照射皮肤处出现的淡粉红色的反应。为了确定 MED，增加相邻区域皮肤的紫外线照射量[15]。在特定时间后，基于皮肤出现红斑的程度，对暴露区域进行分级[16]。暴露在紫外线辐射下最短时间内出现的皮肤红斑就是可见的 MED[15]。这些可见的临床评价是主观的，因此，不同观察者的评价不同。尽管如此，Bodekaer 及其同事对几个个体进行了研究，研究发现客观评价皮肤红斑（用皮肤反射计）的结果和主观评价皮肤红斑的结果一致。为了客观地计算 MED，运用比色计来测定每个曝光区域的红斑量。紫外线辐射的强度（MED）取决于所使用的紫外线装置、灯管，以及灯管与皮肤之间的距离[15]。既往的 UV 照射或日晒也会影响到 MED，因此通常是在相对阳光 - 防护区域的皮肤如下背部或臀部进行 MED 检测。

通过 MED 所确定的能够安全治疗的起始剂量通常是高于 SPT 的起始剂量的。这样可以更快的出现临床反应, 缩短治疗时间。MED 常用于 UVB 光疗。

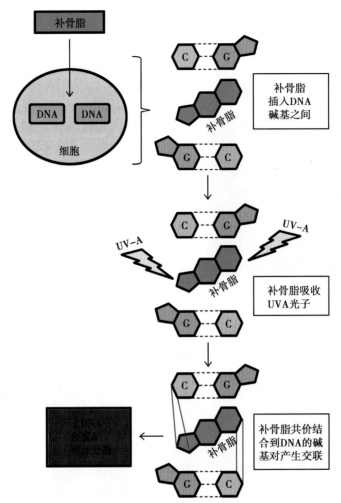

图 4　PUVA 的光化学通路

最小光毒量（MPD）用于光化学疗法[2]。MPD 是产生红斑的最低剂量。与 MED 相比，MPD 需要在光试验前的 1 小时口服 8- 甲氧补骨脂素，通常在 72 小时内进行评估。然而，由于实施 MPD 相对复杂，SPT 为基础的方案更常用于 PUVA 疗法。

紫外线辐射的急慢性作用

Norman Paul 在 20 世纪初期确立了日照和皮肤癌之间的关联性。后来推测，UVB 引起日晒伤，UVB 诱导的日晒伤可导致皮肤肿瘤。当时认为，UV-B 是致癌的主要紫外线，而其他所有波长是相对安全的，防晒产品仅仅可以阻挡 UV-B，因此运用防晒产品后，日光可能只导致晒黑而不会晒伤或对皮肤造成伤害。因此，防晒产品被标记为晒黑乳。20 世纪 60 年代，Franz Greiter 提出了防晒系数（SPF）的概念。到 20 世纪 60 年代后期，人们意识到 UV-B 照射可引起皮肤老化，而十年后，

研究发现 UVA 是另外一种可导致光老化的光谱。因此，在 20 世纪 80 年代，将防晒产品由晒黑乳更名为防晒霜。随后，出现了广谱防晒的概念，这促进具有 UV-A 和 UV-B 的双重滤过功能的防晒霜的发展。

紫外线在分子水平上的损伤

DNA 损伤和修复

DNA 是 UVB 的主要靶点[8]，虽然 DNA 的最大吸收波长是从 245nm 到 290nm[14]，但 UV-C（200~290nm）不能穿透大气层，因此，DNA 是 UV-B（290~320nm）的主要靶点。UV-B 辐射能够穿过角质层。与 UV-A 相比，角质形成细胞和朗格汉斯细胞的表皮 DNA 能直接吸收 UV-B，具有更强的细胞毒性和致突变性。光化产物如大多数的环丁烷嘧啶二聚体（CPD）和嘧啶酮（6-4），嘧啶

酮是由 UV-B 诱导产生的。这些光化产物是紫外线辐射诱导 DNA 损伤的特征产物 [17, 18]。嘧啶碱（胸腺嘧啶和胞嘧啶）的 5-6 双键是 DNA 吸收紫外线辐射的效应位点。两个相邻的嘧啶吸收光子后可形成的环丁烷。这个环在 5 位和 6 位形成 CPD。CPD 是紫外线引起 DNA 损伤时的最常见的产物。如果在 6-4 碱基间形成一个轴向键，那么就会产生嘧啶 - 嘧啶酮的光产物 [7]。紫外线破坏 DNA 分子，诱导产生这两种光产物，引起 DNA 螺旋扭曲，这抑制 RNA 聚合酶活性和基因表达。

到达地面的 95% 太阳辐射是 UVA，其也可以造成细胞 DNA 损伤，尽管 DNA 吸收较小波段范围内的 UVA。其机制是间接的，涉及氧化应激的诱导 [17]。氧化作用同样也可以造成 DNA 损伤，常见位点在 8 位的鸟嘌呤。紫外线辐射氧化形成 8-羟基鸟嘌呤（8oG），另一种是氧化形成的胸腺嘧啶乙二醇 [2]。与 UV-B 相比，UV-A 导致更多的氧化损伤。研究表明，UV-A 能产生比 8oG 更多的 CPD [18]。因此，CPD 仍然是紫外线造成 DNA 损伤中最常见物质。UV-A 效应的发色团还没有被明确，可能是非特异性的，包括蛋白质，脂类和其他细胞成分。

DNA 损伤会影响 DNA 修复和基因的表达，这些可能会抑制抗炎细胞因子，相反地，可以促进免疫抑制细胞因子的生成，也能导致胶原降解蛋白质的生成（如，基质金属蛋白酶）[2]。多种蛋白质和酶可以促进 DNA 的修复。核苷酸切除修复是用于修复大分子产物如 CPD [6]。碱基切除修复是修复修饰的碱基如 8oG。也有其他的方式用于 DNA 修复。如果这些方法都失败了，则会导致细胞的凋亡和 DNA 的突变。DNA 修复或复制时，可能会出现错误，插入错误的碱基。DNA 修复或复制过程中，会出现错误的插入、缺失或重排，但这些突变多数不是灾难性的，因为遗传密码是冗余的，大部分的 DNA 是没有用的。然而，如果这些突变是发生在肿瘤基因或肿瘤抑制基因，那么就很有可能发生肿瘤。例如在许多紫外线诱导的皮肤肿瘤如鳞状细胞癌，存在着 p53 肿瘤抑制基因的突变 [17]。

或许能说明紫外线辐射损伤后 DNA 修复重要性的最好例子是遗传性疾病着色性干皮病（XP），它是一种常染色体隐性遗传疾病，对紫外线诱导光产物存在着修复缺陷 [17]。XP 患者 DNA 修复的能力下降高达 50%。然而，UVR 致癌的风险会增加 1000 倍。这种疾病的患者在 20 岁以前会患皮肤肿瘤，另外还会提前出现光老化 [17]。

紫外线辐射诱导的细胞凋亡

暴露于紫外线辐射后，组织学上可以观察到晒伤细胞或凋亡的角质形成细胞 [17]。在 UVR 照射后半小时就可以看到晒伤细胞 [14]。这是为了避免出现细胞恶性转化而出现的机体保护机制 [5]。角质形成细胞比黑素细胞更容易受到紫外线辐射。这是由于角质形成细胞的细胞周期往往比黑色素细胞短。在进行 DNA 合成的细胞更容易发生凋亡 [17]。UV-B 辐射可导致 G1 和 G2 期细胞周期阻滞。因此，细胞周期可以停止在 DNA 复制（G1/S 检查点）或染色体分离（G2/M 检查点）前 [19]。如果角质形成细胞严重受损，细胞可能就会凋亡而被破坏，然而黑素细胞可能存活下来。

细胞凋亡是一个精细的调控过程，在这个过程中有许多检查点和平衡点。有抗凋亡和促凋亡通路。目前来说，至少有 3 种机制可以激活细胞凋亡的通路：DNA 损伤，膜受体的聚集，活性氧簇（ROS）形成。凋亡的细胞发生形态学变化，如细胞皱缩、膜萎缩、染色质浓缩和 DNA 碎裂 [5]。这个过程产生核固缩细胞（晒斑细胞）和内含碎裂 DNA 物质及细胞器的凋亡小体 [5, 19]。这些凋亡小体被巨噬细胞吞噬，这个过程发生在特定的角质形成细胞，而不会影响周围的组织。

脂质的作用

分子氧和紫外线两者联合导致 ROS，其可以破坏角质层的游离脂质和活细胞的生物膜 [7]。ROS 通过以下两种方式中的一种来氧化脂质：通过直接氧化脂质的双键，或间接的通过氧化脂质的链式反应。通过酶和非酶反应损伤活细胞的脂质膜，这个过程可导致应激反应基因的表达或产生介导炎症反应的前列腺素 [19]。

蛋白质的作用

紫外线对蛋白质的影响并不像其对 DNA 和脂质的影响那么严重。这是因为皮肤中含有一些不断破坏和不断再生的蛋白质。虽然如此，皮肤中的蛋白质可以被 ROS 氧化。ROS 破坏胶原蛋白和弹性蛋白纤维，从而减少真皮的支撑结构和容量，这是导致表皮出现皱纹的主要原因 [13]。紫外线辐射也可以使胶原蛋白、弹性蛋白和其他真皮层的蛋白质发生交联，导致这些蛋白质的破坏，从而出现了皮肤光老化的临床表现 [7]。

有些蛋白质是细胞表面的受体，这些受体吸收紫外线后可能发生聚集和其他变化。这会产生细胞外信号，导致细胞激活。

紫外线损伤的临床表现

紫外线辐射的急性、慢性效应

日晒伤和晒黑

日晒伤是由紫外线辐射引起真皮血管的扩张产生急性炎症反应所致。UVB 是日晒伤的主要作用光谱，UVB 导致红斑的能力是 UVA 的 1000 多倍[8]。

当受到紫外线辐射时，个体被晒伤或晒黑的倾向，取决于 SPT 或 Fitzpatrick 皮肤类型（其将皮肤分为六种类型），肤色较深及高 Fitzpatrick SPT 的人相对易被晒黑不易被晒伤，Fitzpatrick SPT Ⅰ 型的人往往易被晒伤而不被晒黑（表 1）[7]。

表 1　Fitzpatrick SPT 分型

Ⅰ	总是被晒伤，从不被晒黑
Ⅱ	总是被晒伤，有时被晒黑
Ⅲ	有时被晒伤，较易被晒黑
Ⅳ	经常被晒伤或者晒黑
Ⅴ	很少被晒伤，总是被晒黑，棕色皮肤
Ⅵ	从不被晒伤，总是被晒黑，深棕/黑色皮肤

黑素细胞是表皮的树突状细胞，占基底细胞层的 5%~10%，黑色素被包裹在黑素小体内，通过树突状突起而被转运到角质形成细胞，从而使皮肤颜色加深[3, 7]。黑色素属于酪氨酸衍生物的复杂聚合物。黑素小体内有真黑素（褐色/黑色色素）和褐黑素（黄/红色素）[3, 19]。肤色差异并不是由黑素细胞数量决定，而是受色素形成的各影响因素的影响，如黑素小体内各种色素的数量及黑素小体的大小，黑素小体的密度等[3]。类胡萝卜素、血红蛋白也可影响肤色。黑素细胞的密度在全身各个部位的分布不同。头部和前臂有较多的黑素细胞，而手掌和脚掌较少。在一般情况下，所有皮肤类型含有真黑素的量是多于褐黑素的。然而，红色毛发中含有高水平的褐黑素[3]。

晒黑是紫外线辐射后皮肤在数小时至几天内变黑[17]。这个过程涉及 3 个主要步骤，它们的机制和特点可能有相互重叠：①即刻色素加深；②持续性色素加深；③延迟晒黑反应。第一步，即刻色素加深：在紫外线辐射后几分钟内，由于黑素小体重新分布，皮肤内原有黑色素光氧化，使皮肤在数分钟内由最初的变灰逐渐至褐色。第二步，持续性色素

加深：发生在紫外线辐射后 1 小时内，将持续 3~5 天，在此期间，皮肤是黄褐色至褐色。这可能是由于黑色素的进一步氧化所造成。真黑素生成（即新的黑色素合成）主要是在第三过程中出现（延迟晒黑），常开始于辐射后 2~3 天。晒黑通常在日晒后的 10 天至 3~4 周达到高峰，在数周至数月后黑色素随着角质形成细胞脱落而逐渐变淡。晒黑的程度取决于接受到的紫外线辐射量和个体的皮肤类型[3]。

黑素生成的意义不仅仅是出现晒黑的外观。增加的色素沉着可防御紫外线进一步的损伤。在这个过程中是黑皮质素 1 受体（MC1R）起着关键作用，它能从基因方面影响皮肤和头发的颜色变化。MC1R 蛋白（一种 G 偶联受体）位于黑素细胞表面，调节黑色素生成。当角质形成细胞和黑色素细胞暴露于紫外线辐射时，α-黑素细胞刺激激素和促肾上腺皮质激素分泌。这个过程导致 MC1R 表达上调，经过一系列分子调控机制，导致黑素合成[7]。

黑色素作为一种广谱 UV 吸收剂而具有重要的光保护作用，它可以减少穿透表皮的紫外线。但是，黑色素并不具有完全的保护作用。它只吸收 50%~75% 的紫外线辐射量，其 SPF 仅约 1.5~2（最大是 4）[3, 19]。黑色素也可为作物理屏障散射紫外线辐射，并具有抗氧化剂和自由基清除剂的作用[3]。

维生素 D 的合成

对于大多数人来说，除了饮食摄入外，维生素 D 的主要来源是日光中 UVB 照射。维生素 D，作为抗氧化剂，对健康有多种益处，包括钙的吸收和骨骼的维持。维生素 D 的合成始于表皮（图 5），UVB 作用于角质形成细胞膜的 7-脱氢胆固醇（7-DHC），产生维生素 D 原，随后通过热异构化转化为更稳定的形式维生素 D3（胆钙化醇）。接着维生素 D3 进入血液循环，被维生素 D 结合蛋白所摄取，转移到肝脏进行羟基化，以 25-羟基维生素 D3 的形式而被转移到肾脏，继而在肾脏中转换成具有生物活性的 1α-25 二羟基维生素 D3（骨化三醇）[3, 7, 19, 20]，皮肤色素沉着可影响维生素 D 的生成，因为黑色素可与 7-DHC 竞争 UV-B 的光子[20]。

光老化

内源性的老化主要取决于细胞的自然老化过程。但是，外在因素如紫外线辐射可诱发皮肤过早老化和光老化。外观上，光老化皮肤似皮革样外观，皱纹增多，毛细血管扩张，皮肤松弛和肤色不均。组织学上，光老化皮肤表皮增厚[14]。然而，真皮更容易受到穿透力更强的 UVA 的慢性损伤。UVA 可导致 ROS 的产生，从而破坏 DNA、蛋白质和脂质。ROS 还会引发细胞因子级联反应，导致光老化和皮

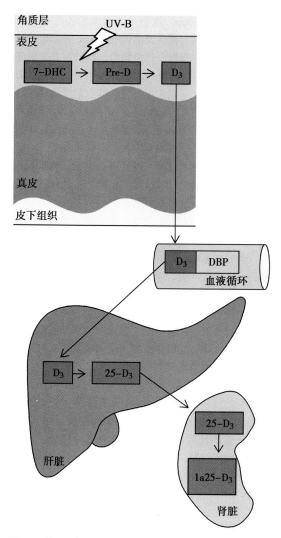

图 5 维生素 D 的合成。D_3，维生素 D_3（胆）；DBP，维生素 D 结合蛋白；Pre-D，维生素 D 原；$1a25-D_3$，$1\alpha-25-$ 二羟维生素 D_3（骨化三醇）；7-DHC，7-脱氢胆固醇；$25-D_3$，25-羟基维生素 D_3

肤结构成分的改变[21]。真皮中含量最高的蛋白 I 型胶原以及 III 型胶原维持皮肤的韧性和弹性。紫外线辐射诱导产生的基质金属蛋白可直接降解胶原蛋白。胶原蛋白的降解产物又可间接抑制胶原的合成[22]。在光老化皮肤，可观察到胶原纤维排列的紊乱以及降解，I 型和 III 型前胶原的合成减少。紫外线辐射后，立即出现 I 型胶原的合成减少。在光损伤严重的皮肤中，持续的胶原合成消失。具有光保护的防晒剂和防紫外线服可以阻止光老化，延缓其进展。有研究表明，合理的使用广谱防晒剂能防止晒伤和光老化，如皱纹和色素不均[21]。

致癌作用

紫外线辐射既可以影响黑色素瘤的产生又可影响非黑色素瘤的产生。自 2004 年以来，白种人的黑素瘤发病率每年增加 3%[23]。过量紫外线辐射是引起黑色素瘤的最重要的可控制的危险因素[23]。

皮肤黑色素瘤源于表皮黑素细胞。黑素的形成与强烈的、间断的紫外线辐射相关。常发生于身体暴露部位（如女性的小腿和男性的背部）[23]。它常发生于室内职业工作者，因为他们常在假期或周末受到间断的紫外线辐射。在青春期一个人遭受 5 次或更严晒伤史，其患黑色素瘤的风险是正常人的两倍[17]。在年轻女性中经日光浴所受到的紫外线辐射是黑色素瘤发生率增高的一个潜在因素[23]。不同于严重紫外线辐射直接使角质形成细胞凋亡，黑色素细胞可能不会受到严重损伤。但是间歇性的、强烈的紫外线辐射将导致 DNA 修复能力及受损的黑色素细胞清除能力减弱[17]。

基底细胞癌和鳞状细胞癌由表皮角质形成细胞和毛囊发展而来。不同于黑素瘤与强烈的、间断性的紫外线辐射相关，基底细胞癌和鳞状细胞癌的发生与紫外线辐射累积有关。它们常发生于长期光暴露区域（如面部、前臂、手背），尤其是那些在日常生活中长期受到紫外线辐射的人们（如农民、水手、渔民）更容易发生[17]。

光疗

紫外光甚至可见光光谱的生物效应可被用于临床上某些皮肤病的治疗如银屑病、特应性皮炎、皮肤 T 细胞淋巴瘤，以及其他光敏性皮肤病。

UVB 用于炎症性皮肤疾病的治疗，如银屑病。过度 UVB 光照最常见的急性不良反应以急性光毒性反应如红斑最常见，常发生于治疗后的 24 小时。PUVA 治疗出现这种反应较晚，通常在光照后 72 小时。治疗过程中如对眼睛保护不当，可能会发生结膜炎和角膜炎[2]。

紫外线疗法可以诱发光线性皮肤病（如多形性日光）或药物诱发的光敏性。如果正在使用光毒性药物，那么药物引发的光敏性可进一步加剧日晒伤。

光动力疗法是在皮肤表面使用光敏剂，然后将其暴露于可控制的可见光。常用于治疗肿瘤性疾病，如日光性角化病、鳞状细胞癌及基底细胞癌。它还可改善一些炎症性皮肤病的症状，如痤疮。光动力治疗的急性副作用就是光毒性反应和疼痛。光毒性反应表现为红斑、水肿或色素沉着[12]。疼痛取决于所使用的光敏剂类型。这种疼痛，常表现为刺痛，在治疗期间，必要时可镇痛[1]。

紫外线光疗慢性副作用包括黑子、光老化、日光性角化病及皮肤癌。目前没有证据表明 UVB 光疗可增加发生基底细胞癌或鳞状细胞癌的危险[2]。

一基于 11 项研究评估 UVB 光疗后皮肤癌发生风险的 meta 分析[24] 表明非黑色素瘤和黑色素瘤发生的风险并未增加。在高剂量系统性的 PUVA 治疗中,随着剂量的增加,发生皮肤恶性肿瘤的风险也增加,特别是鳞状细胞癌[1, 2]。尤其是男性外生殖器,PUVA 治疗后患鳞状细胞癌的风险更大[1]。低剂量的 UVA,可减小这种风险。同时使用免疫抑制药物如环孢素和硫唑嘌呤可增加 PUVA 治疗后恶性肿瘤的发生率。虽然不确定,PUVA 照射增加黑色素瘤的风险也受到关注[1,25,26]。如采取好眼睛保护措施,PUVA 治疗不会增加患白内障的风险[27]。

采用人工光源进行光试验

光试验用于评估患者对特定波长的紫外光及可见光辐射的敏感程度。有时用于研发设备,有时在临床上用于缩小光线加重性皮损的致病光谱的筛选范围。人工光源有时也可用于光疗。人工光源可以模拟太阳辐射或分离特定光谱的辐射。所有的人工光源辐射都会产生光,可调节至合适的光谱来照射到皮肤上。大多数医疗光疗设备是通过将电能转换为光能从而产生光辐射,采用光学滤镜和特殊发色团隔离某些波长,然后通过反射镜、透镜及纤维来引导光到达指定目标[9]。

许多灯可以按其产生的波长分类(如 UVA、UVB)。到达皮肤的光的特性和数量(如发射光谱)是灯的最重要特性。厂商通常决定设备的发射光谱。该发射光谱是灯的辐射强度的曲线图,即波长函数[9]。辐射度,即入射光到达患者皮肤的强度,可由辐射计来测量。该辐射强度被用于计算 MED(如前所述)剂量 = 辐射度 × 照射时间。

日光模拟器是模拟自然光的光源,常被用于测试防晒剂[28] 及光敏性的诊断检查[29]。以下各部分介绍了一些常见的人造光源。

弧灯

弧光灯是第一个有效的人造光源。2 相电极被密封含有气体(如水银或氙气)的透明装置中。当给这个设备通上高电压时,产生的电流可使气体中的电子被激发。当气体返回到其基态时,光发射出来,因此,它被称为一个气体放电灯。电极之间的等离子体就是弧[9]。不同的气体和电压会输出不同的光谱。氙弧灯被用作日光模拟器。

准分子

准分子是用于传输定向紫外线的一种相对较新的技术。单色准分子灯采用氙氯化物气体混合物。发射波长为 308nm。准分子(或激发态二聚物)是一种含有惰性气体以及活性气体(一种卤素)的激发态混合物。当复合体分解时,释放出多余的能量如紫外线辐射。有两种设备使用该气体激发复合物。一种是准分子激光器,它的特点是发出间歇性(脉冲)、单色及连续的(定向的)光。经美国食品药品管理局规定该准分子激光器可用于治疗银屑病,特应性皮炎及白癜风。另一种是准分子灯,它散发出多色的、不连续(非定向)的光,波长范围从 306nm 至 310nm,其峰值在 308nm 左右。该灯可以用于治疗各种体表疾病[30]。

荧光灯

荧光就是将吸收的光再发射。光子被荧光团吸收后,再重新发射。发射的光子的能量是比吸收的初始光子的能量低的。在荧光灯中,汞被密封在圆柱形的玻璃管中,电流作用于该玻璃管的末端。汞气化而处于较高能量状态,当汞回落到基态时辐射释放出来。在荧光灯中,管壁上的荧光粉吸收初级辐射,再发射出更长波长的光[9]。

荧光灯是利用紫外线辐射治疗皮肤科疾病中最常用到的仪器。根据其大小,可用于全身治疗,也可用于特定部位治疗(如手掌和脚掌)。不同的荧光素产生不同的光如 UVA、UVB 或可见光。荧光灯也可用于诊断。伍德灯常用于诊断一些皮肤病,如白癜风、真菌感染、红癣。伍德灯发出的 365nm 的 UVA。荧光团如胶原蛋白、弹性蛋白和卟啉吸收 UVA 后,再重新发出更长波长的可见荧光。

发光二极管

发光二极管(LED)是能将电流转化为光的半导体[11]。它能发射低强度的窄谱光[31]。根据所采用设备的不同可发射紫外线至近红外线的范围内(247~1300nm)的光。发光二极管能发出如激光一样波长的光,但是能量较低。例如,激光的输出功率是瓦,而 LED 功率输出通常是毫瓦。LED 由电池板构成,其可以在较短时间内(数秒到数分钟)[11] 进行较大面积的治疗[31]。

LED 安全应用于 PDT 中治疗肿瘤、痤疮、伤口、美容嫩肤,以及其他适应证。

激光器

激光(laser)是通过受激发射光扩大(light amplification by stimulated emission of radiation)首字母的缩写。在受激发射过程中,使分子处于激发状态的光子所具有的能量与该分子由激发态回到基态所产生的能量等同。入射和发射的光子具有相同的波长，相位及方向，这种特性使激光以单色（即单波长）和连续的光谱形式输出[9]。

激光器的重要组成部分是它的激光介质，纵向光学共振器及外部能源。激光介质可以是固体、液体或气体。激光腔容纳激光介质。外部能源激发媒介分子，受激发射发生在激光介质中。激光外部能源通常是射频发生器或强光源（如闪光灯），根据所使用的泵源不同，激光器可以在产生光连续或脉冲光。激光可根据激光介质、波长及发射模式不同而分类[9]。

激光用于皮肤科治疗，主要是利用其选择性的光热解作用。根据波长，激光可以针对特定的发色团而将其破坏，对周围组织的损伤极小[14]。皮肤中的血红蛋白、黑色素、人工色素（文身）和胶原蛋白都可作为激光的靶分子[1]。激光波长和脉宽的选择主要是取决于靶分子。激光的波长主要是由靶向发色团所在深度及吸收特性所决定的。脉宽是根据靶分子大小决定的；较小的靶分子通常采用短脉冲[9]。激光输出是可重复的即每个脉冲发射相同的波长，这有利于用户操作。

总结

作为一种自然光源，太阳所发出的能量是我们日常生活所必需的，能使皮肤细胞合成维生素D，维生素D有利于防止骨骼疾病及其他疾病的发生。然而，过度的太阳暴露将会导致皮肤晒伤，光老化和皮肤肿瘤，因此，采取适当和足够的光保护是必要的。对紫外线的易感性主要是受内在因素（如皮肤类型、遗传和光敏性）、外在因素和社会因素影响。人工紫外线和可见光光源可用于治疗某些皮肤病。注意光疗也有其副作用，故在使用时要权衡利弊。

（江娜 译，梁碧华 孟珍 校，朱慧兰 审）

参考文献

1. Zanolli M. The modern paradigm of phototherapy. Clin Dermatol 2003;21(5):398–406.

2. Iordanou E, Berneburg M. Phototherapy and photochemotherapy. J Dtsch Dermatol Ges 2010;8(7):533–41.

3. Brenner M, Hearing VJ. The protective role of melanin against UV damage in human skin. Photochem Photobiol 2008;84(3):539–49.

4. Diffey B, Kochevar I. Basic principles of photobiology. In: Lim H, Honigsmann H, Hawk JL, editors. Photodermatology. New York: Informa Healthcare; 2007. p. 15–27.

5. Murphy G, Young AR, Wulf HC, et al. The molecular determinants of sunburn formation. Exp Dermatol 2001;10(3):155–60.

6. Dupont E, Gomez J, Bilodeau D. Beyond UV radiation: a skin under challenge. Int J Cosmet Sci 2013;35(3):224–32.

7. Longo D, Fauci AS, Kasper DL, et al. Photosensitivity and other reactions to light. Harrison's principles of internal medicine. 18th edition. New York: McGraw-Hill; 2011.

8. Schaefer H, Moyal D, Fourtanier A. Recent advances in sun protection. Semin Cutan Med Surg 1998;17(4):266–75.

9. Lui H, Anderson RR. Radiation sources and interaction with the skin. In: Lim H, Honigsmann H, Hawk JL, editors. Photodermatology. New York: Informa Healthcare; 2007. p. 29–40.

10. Hamzavi I, Lui H. Using light in dermatology: an update on lasers, ultraviolet phototherapy and photodynamic therapy. Dermatol Clin 2005;23(2):199–207.

11. Barolet D. Light-emitting diodes (LEDs) in dermatology. Semin Cutan Med Surg 2008;27(4):227–38.

12. Babilas P, Schreml S, Szeimies RM, et al. Intense pulsed light (IPL): a review. Lasers Surg Med 2010;42(2):93–104.

13. Ciocon D, Boker A, Goldberg DJ. Intense pulsed light: what works, what's new, what's next. Facial Plast Surg 2009;25(5):290–300.

14. Rabe J, Mamelak AJ, McElgunn PJ, et al. Photoaging: mechanisms and repair. J Am Acad Dermatol 2006;55(1):1–19.

15. Heckman C, Chandler R, Kloss JD, et al. Minimal erythema dose (MED) testing. J Vis Exp 2013;75:e50175.

16. Bodekaer M, Philipsen PA, Karlsmark T, et al. Good agreement between minimal erythema dose test reactions and objective measurements: an in vivo study of human skin. Photodermatol Photoimmunol Photomed 2013;29(4):190–5.

17. Gilchrest B, Eller MS, Geller AC, et al. The pathogenesis of melanoma induced by ultraviolet radiation. N Engl J Med 1999;340(17):1341–8.

18. Courdavault S, Baudouin C, Charveron M, et al. Larger yield of cyclobutane dimer than 8-oxo-7, 8-dihydroguanine in the DNA of UVA-irradiated human skin cells. Mutat Res 2004;556(1–2):135–42.

19. Garmyn M, Yarosh DB. The molecular and genetic effects of ultraviolet radiation exposure on skin cells. In: Lim H, Honigsmann H, Hawk JL, editors. Photodermatology. New York: Informa Healthcare; 2007. p. 41–54.

20. Kift R, Berry JL, Vail A, et al. Lifestyle factors including less cutaneous sun exposure contribute to starkly lower vitamin D levels in UK South Asians compared with the white population. Br J Dermatol

2013;169(6):1272–8.

21. McCullough J, Kelly KM. Prevention and treatment of skin aging. Ann N Y Acad Sci 2006;1067:323–31.

22. Fisher G, Kang S, Varani J, et al. Mechanisms of photoaging and chronological skin aging. Arch Dermatol 2002;138(11):1462–70.

23. Chen S, Geller AC, Tsao H. Update on the epidemiology of melanoma. Curr Dermatol Rep 2013;2(1): 24–34.

24. Lee E, Koo J, Berger T. UVB phototherapy and skin cancer risk: a review of the literature. Int J Dermatol 2005;44(5):355–60.

25. Stern R, Nichols KT, Vakeva L. Malignant melanoma in patients treated for psoriasis with methoxsalen (psoralen) and ultraviolet A radiation (PUVA). N Engl J Med 1997;336(15):1041–5.

26. Stern R. The risk of melanoma in association with long-term exposure to PUVA. J Am Acad Dermatol 2001;44(5):755–61.

27. Malanos D, Stern RS. Psoralen plus ultraviolet A does not increase the risk of cataracts: a 25-year prospective study. J Am Acad Dermatol 2007; 57(2):231–7.

28. Food and Drug Administration, HHS. Sunscreen products for over-the-counter human use. Final monograph FR. Fed Regist 1999;64(98):27666–93.

29. Roelandts R. The diagnosis of photosensitivity. Arch Dermatol 2000;136:1152–7.

30. Park K, Liao W, Murase JE. A review of monochromatic excimer light in vitiligo. Br J Dermatol 2012; 167(3):468–78.

31. Dierickx C, Anderson RR. Visible light treatment of photoaging. Dermatol Ther 2005;18(3):191–208.

第2章 光线性皮肤病患者的临床评估

David Choi，Swati Kannan，Henry W.Lim

关键词

- 光线性皮肤病 ● 多形性日光疹 ● 慢性光化性皮炎 ● 日光性荨麻疹 ● 光化性痒疹
- 光毒性皮炎 ● 光线性皮肤病的评估

要点

- 光线性皮肤病可分为四大类：①免疫介导的光线性皮肤病；②药物或化学品诱发的光敏性反应；③DNA修复缺陷性疾病；④光线加重性皮肤病。
- 病史的主要部分包括发病年龄，光敏性物质的接触史，光暴露和皮疹发作的间隔时间，皮疹发作的季节和持续时间，玻璃防护的效果和家族史。
- 临床体检时需要仔细检查光暴露部位、相对光暴露部位和光保护部位的皮疹分布。
- 光试验可以帮助确诊光敏性疾病，光斑贴试验可用于评估光变态反应性接触性皮炎的患者。
- 对大多数光线性皮肤病，严格的光保护是一线治疗。

概述

日光的光谱只有一小部分可以到达地球表面，其中包含2%的紫外线（ultraviolet radiation，UVR）、32%的可见光和66%的红外线。UVR可以分为UVB（波长290~320nm，日晒伤光谱）和UVA（波长320~400nm）。UVA可以进一步分为UVA-1（波长340~400nm）和UVA-2（波长320~340nm）。UVB和较小一部分的UVA-2主要造成皮肤红斑，而UVA主要导致皮肤晒黑、光老化和药物所致的光敏反应[1]。

皮肤的光敏性和色基的存在有关，这种分子暴露于阳光下可以吸收紫外线。DNA分子是最丰富的色基，可以诱发UVR相关的皮肤改变，如皮肤晒黑、日晒伤、增生、老化和肿瘤形成[2]。但只有特定的个体会出现对UVR的异常反应，也就是我们所说的光线性皮肤病。

光线性皮肤病是一类由UVR或可见光引发或加重的疾病，可以分为四大类：①免疫介导的光线性皮肤病，以往也称为特发性；②药物或化学品诱发的光敏性反应（外源性：包括食入和外用药物或化学品；内源性：如皮肤卟啉病）；③光加重性皮肤病，包括自身免疫性疾病、传染性疾病和营养障碍性疾病；④DNA修复缺陷性疾病[3]。框1按以上分类列出了主要的光线性皮肤病。光线性皮肤病可以进一步划分为非常罕见的疾病，如种痘样水疱病（患病率为十万分之0.34），到常见疾病，例如多形性日光疹（polymorphous light eruption，PMLE，患病率为总人群中10%~20%）。

光线性皮肤病的患者可有不同的临床表现，诊断通常较为困难，特别是对于非发作期的患者。因此，合适的临床评估是非常重要的。临床评估首先需要详细的病史、全面的体格检查、光试验，必要时需进行光斑贴试验。在某些情况下，实验室检查可以帮助诊断，例如皮肤病理活检、抗核抗体（antinuclear antibody，ANA），以及血浆、尿液和粪便中的卟啉。

框 1 光线性皮肤病的分

免疫介导的光线性皮肤病
- 多形性日光疹
- 青少年春季疹
- 光化性痒疹
- 种痘样水疱病
- 日光性荨麻疹

慢性光化性皮炎
- 继发于外源性物质（药物 / 化学品）
- 光毒性反应
- 光变态反应

继发于内源性物质
- 皮肤卟啉病

光加重性皮肤病
- 红斑狼疮
- 皮肌炎
- 银屑病
- 扁平苔藓

DNA 修复缺陷性疾病
- 着色性干皮病
- Cockayne 综合征
- UV- 敏感性综合征
- 毛发低硫营养不良
- Bloom 综合征
- Rothmund-Thomson 综合征
- Kindler 综合征
- 共济失调性毛细血管扩张

数据引自参考文献 [1-6]

一个全面的光敏性评估需要就诊数次，具体如下：初次就诊时应该收集完整的病史，进行全面的体格检查；第二次就诊时进行 UVA、UVB 和（或）可见光的光试验，光斑贴试验需要用两套光变应原进行，通常在背部进行，这些斑贴部位需要用不透光的敷料覆盖；在第三次就诊时，读取光试验的结果，判断 UVB 和 UVA 的最小红斑量（minimal erythema dose，MED），同时用 UVA 照射一组光变应原；第四次就诊时，同时读取照射和非照射部位的光斑贴试验的结果，如果存在迟发性反应的可能，患者需要在第 8~10 天再就诊评估光斑贴试验的结果。表 1 总结了评估光线性皮肤病患者的主要步骤 [4]。

表 1 光线性皮肤病患者的临床评估

第一次就诊	全面的病史采集和体格检查
第二次就诊	UVA、UVB 和（或）可见光的光试验； 第一次读取光试验的结果； 对需要进行光斑贴试验的患者，在其背部应用两套光变应原
第三次就诊	第二次读取光试验的结果，判断 UVA 和 UVB 的 MED 值；用 UVA 照射一套光变应原
第四次就诊	读取照射部位和非照射部位的光斑贴试验结果
第五次就诊	评估光斑贴试验的迟发性阳性反应

缩写：MED，最小红斑量；UVA：紫外线 A；UVB，紫外线 B。数据引自参考文献 [1, 3-6]

病史

全面的评估患者病史是作出正确诊断的重要步骤。

发病年龄

发病年龄有助于鉴别诊断，因为很多光线性皮肤病有特殊的好发年龄（框 2）。例如，PMLE 的平均发病年龄为 23 岁。青少年春季疹是一种 PMLE 的特殊亚型，常在儿童期和少年期出现 [7, 8]。其他好发于儿童的光线性皮肤病包括光化性痒疹、红细胞生成性原卟啉病和先天性红细胞生成性卟啉病。慢性光化性皮炎最常见于 50 岁以上的老年男性 [9, 10]。

季节变化、发病间隔时间和发作持续时间

皮疹发作和季节变化的关系、日光暴露和皮疹出现的间隔时间以及皮疹的持续时间可以帮助鉴别诊断不同类型的光线性皮肤病。PMLE 通常出现在春季和夏季早期，随着进入盛夏，皮疹复发的可能性特征性的降低，提示出现"光硬化"或者免疫耐受。PMLE 往往是慢性反复发作的，可以在所有的季节都出现加重。日光暴露和皮疹出现的间隔时间可以从 30 分钟到数个小时不等，进行避光保护后，

皮疹可以在数天之内消退[11, 12]。

框 2　与年龄相关的光线性皮肤病的鉴别诊断

患者是儿童：
- 青少年春季疹
- 儿童卟啉病（即红细胞生成性原卟啉病和先天性红细胞生成性卟啉病）
- 光化性痒疹
- 种痘样水疱病
- 遗传性皮肤病

患者是成人：
- 多形性日光疹
- 药物诱发的光敏性反应
- 日光性荨麻疹
- 红斑狼疮
- 迟发性皮肤卟啉病

患者是老年人：
- 慢性光化性皮炎
- 药物诱发的光敏性反应
- 皮肌炎

数据引自参考文献[1, 4-10]

慢性光化性皮炎（chronic actinic dermatitis，CAD）的患者整年间都会有持续的湿疹样皮疹，夏季加重。CAD 的症状可以持续数年，约有 20% 的患者可以在发病 10 年后进入缓解期[9, 13]。

日光性荨麻疹的皮疹一般在光暴露 5~10 分钟后出现，1~3 小时后消退[14, 15]。和 PMLE 类似，随着季节进展，也有"硬化"的表现。当皮肤接触或系统摄入光毒性物质，接受适当的 UVR 照射后，光毒性反应可以在数小时之内出现。

家族史

当评估卟啉病时，采集家族史非常重要：例如，先天性红细胞生成性卟啉病（常染色体隐性遗传）、家族型迟发性皮肤卟啉病（常染色体显性遗传）、混合型卟啉病（常染色体显性遗传）和红细胞生成性原卟啉病（常染色体显性遗传，少数为常染色体隐性遗传）。5%~75% 的光化性痒疹患者也有家族史，差异和被研究的人群有关[16, 17]。此外，病史中还应该询问自身免疫病和结缔组织疾病的家族史，因为这些疾病和光加重性皮肤病有关[18]。

系统回顾

内脏和神经系统表现，如腹痛、呕吐、运动神经病，伴有皮肤水疱和皮肤脆性增加，提示患者可能存在下列卟啉病：遗传性粪卟啉病和混合型卟啉病[19, 20]。多发性关节炎、雷诺现象或肺部疾病，如间质性肺病，伴有光敏现象需要考虑系统性红斑狼疮和皮肌炎的诊断。

罕见的遗传性皮肤病主要与 DNA 修复缺陷或染色体不稳定有关，例如着色性干皮病或者 Bloom 综合征，常表现为光敏现象，常伴随系统异常，例如皮肤肿瘤或颅面畸形等。

玻璃的防护效应

常见的玻璃窗户可以滤过 UVB，但可透过 UVA 和可见光，但机动车的玻璃根据其材质不同而具有不同的 UV 防护能力。挡风玻璃通常使用多层玻璃制造，可以阻挡大部分的 UVA（最高至波长 380nm）。但侧窗和后窗玻璃多为染色玻璃，而不是多层材料。因此，车内乘客仍然会接受到来自侧窗和后窗的 UVA-1 照射，光敏的患者可以出现皮疹[21]。

光敏物质的接触史

详细询问患者是否接触过光敏性物质对一些光线性皮肤病的诊断非常重要。接触光敏性物质可能导致两种结果：光毒性反应和光变态反应。光毒性反应典型表现为加重的日晒伤样反应，是由于接触了外源性的光敏物质（可以为食入、注射和局部外用）联合接受 UVR 或可见光照射所致。光毒性反应可以分为两种：①系统性接触光敏物质联合 UVR 照射所导致的系统性皮炎；②局部外用光敏性物质联合 UVR 照射所致的局部光毒性皮炎。常见的光毒性致敏物质包括抗心律失常药物、利尿剂（呋塞米）和补骨脂。光变态反应是一种迟发性超敏反应，表现为瘙痒性湿疹样的皮损，但仅从形态上区别光变态反应和光毒性反应是十分困难。常见的光变应原包括防晒剂，例如氧苯酮、非甾体类抗炎药、抗微生物药（如氯己定）和香料等[2]。表 2 列出了常见的光毒性物质和光变应原。

流行病学和患病率

PMLE 是最常见的光线性皮肤病，波士顿的患病率为 10%，伦敦为 14%，瑞典为 21%。光化性痒疹常见于混血人群和美洲的高纬度地区人群，英国报道的发病率也不少[16]。药物或者化学品诱发的光敏性反应常见于成人患者。

表 2　常见的光毒性物质和光变应原

常见光毒性物质	常见光变应原
抗心律失常药物	**外用制剂**
胺碘酮	**防晒剂**
奎尼丁	UVA 吸收剂：苯甲酮
利尿剂	**香料**
呋塞米	6- 甲基香豆素
噻嗪类（氯噻嗪和抗高血压药物）	葵子麝香
非甾体类抗炎药	檀香木油
萘布美酮	**抗菌剂**
萘普生	双溴水杨酰苯胺
吡罗昔康	四氯水杨酰苯胺
吩噻嗪类	硫双二氯酚
氯丙嗪	磺胺类
氯吡嗪	氯己定
呋喃香豆素	硫双对氯酚
补骨脂素（5- 甲氧沙林、8- 甲氧沙林和 4，5，8- 三甲	六氯酚
氧沙林）	**抗真菌剂**
抗生素类	硫双二氯酚
喹诺酮类（环丙沙星、洛美沙星、萘啶酸和司氟沙星）	氯硝柳胺
四环素类（去甲氯四环素和多西环素）	溴氯水杨酰苯胺
磺胺类	**系统用药**
抗真菌药物	**抗心律失常药物**
伏立康唑	奎尼丁
灰黄菌素	**抗真菌药物**
精神类药物	灰黄菌素
吩噻嗪（氯丙嗪、丙氯拉嗪）	**抗疟药物**
金丝桃草	奎宁
金丝桃素	**抗生素**
煤焦油（外用）	喹诺酮类
光动力治疗药物	磺胺类
卟吩姆	**非甾体类抗炎药物**
维替泊芬	双氯芬酸
	酮洛芬
	吡罗昔康

数据引自参考文献[1, 2, 5, 22, 23]

病理生理学

简言之，皮肤中存在色基，如 DNA，暴露于 UV 下可以吸收光子。吸收的能量可以重新释放为无害的较长波长的放射线（即荧光）或者有害的光化学反应，导致分子、细胞、组织和临床上的改变。这一过程可以产生活性氧类。这种异常的反应可以由内源性物质产生，例如卟啉，或者外源性物质，如服用和外用光敏性药物。在光变态反应性皮炎的患者，皮肤的化学物质可以吸收光子形成新的化合物，进一步结合周围的蛋白质形成新的变应原，导致Ⅳ型超敏反应。

卟啉病主要是由于缺乏合成血红素的关键酶。这种缺陷导致卟啉的病理性积聚，吸收 Soret 谱带的光线（主要的吸收峰为 400~410nm）。光激发的卟啉可以引起级联放大反应，最终出现光敏的临床表现[17]。

临床表现

体格检查应该仔细查看光暴露部位、相对光保护部位和完全光保护部位的皮损分布。光线性皮肤病主要发生在光暴露部位，包括前额、脸颊、颈前V 区和颈背、手背和双侧前臂伸侧。对相对光保护部位的检查也非常重要，例如鼻唇沟、耳后、上睑和戴眼镜者的眶周部位、耳廓上方（可以被头发遮挡）和颏下的区域。相对性光保护部位在光线性皮肤病一般不受累及，但在气源性接触性皮炎中可以发病。

光线性皮肤病可以有多种形态的皮疹，全面仔细的观察皮肤可以帮助临床医生得出正确的诊断。荨麻疹样皮损可以见于日光性荨麻疹和红细胞生成性原卟啉病[14, 24]。迟发性皮肤卟啉病表现为主要分布于光暴露部位逐渐加重的光敏性、皮肤脆性、水疱、粟丘疹和瘢痕（图 1）[24]。丘疹性皮损常见于典型的 PMLE 和 CAD 的急性发作期[11]。PMLE 中可见轻度瘙痒的群集性红斑或者大小不等的肤色丘疹。但深肤色的患者常表现为群集的针头大小的丘疹（图 2）[25]。青少年春季疹常见于青少年的男孩，典型表现为耳轮部位的水疱。

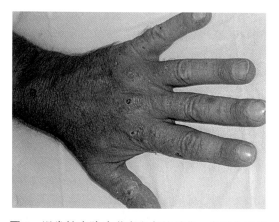

图 1 迟发性皮肤卟啉病患者的手背，表现为皮肤脆性增加，糜烂和结痂

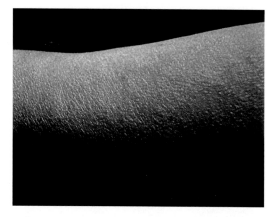

图 2 多形性日光疹患者的前臂，日晒后一天出现皮损，很多针尖大小的丘疹聚集成斑块

光化性痒疹特征性的临床表现为瘙痒的陈旧性丘疹。最严重的光化性痒疹可以同时伴有唇炎和结膜炎，美洲原住民，特别是混血人群（美洲原住民和高加索人的混血后代）可以有这种类型的临床表现（图 3）[26]。CAD 通常表现为以苔藓样变为特征的慢性湿疹样皮疹，这是因为慢性瘙痒所致（图 4）。

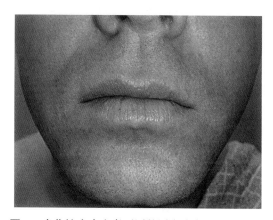

图 3 光化性痒疹患者下唇的唇炎改变

光变态反应类似变态反应性的接触性皮炎，表现为瘙痒性的湿疹痒皮损，而光毒性皮炎表现为不断加重的日晒伤样反应。植物日光性皮炎的临床表现是局部的光毒性反应，接触含有呋喃香豆素的植物并暴露于日光一天后出现线状水肿性红斑[2]。表3 列出了基于皮损形态的鉴别诊断。

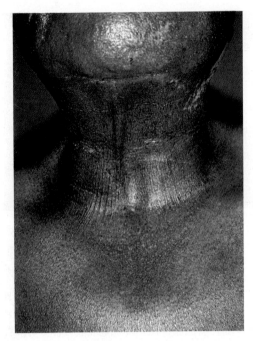

图 4　慢性光化性皮炎。光暴露部位的苔藓样变和色素沉着，同时颈部褶皱处和上胸部的光保护部位不受累

表 3　基于皮损形态的光线性皮肤病的主要鉴别诊断

形态学	可能的诊断
荨麻疹或者荨麻疹样	日光性荨麻疹；红细胞生成性原卟啉病
丘疹	多形性日光疹；光化性痒疹；慢性光化性皮炎
水疱	多形性日光疹；青少年春季疹；迟发性皮肤卟啉病；变异性卟啉病；粪卟啉病；光毒性反应；光变态反应；疱疹样水疱病
糜烂结痂	光化性痒疹；疱疹样水疱病；卟啉病（PCT、VP、CEP、HC）
红斑和（或）苔藓样变	慢性光化性皮炎

续表

形态学	可能的诊断
红斑	光毒性反应
瘢痕	疱疹样水疱病；PCT；VP；CEP

缩写：CEP：先天性红细胞生成性卟啉病；HC：遗传性粪卟啉病；PCT：迟发性皮肤卟啉病；VP：变异性卟啉病

数据引自参考文献 [1, 2, 5, 14, 26, 27]

组织学

大多数光线性皮肤病在组织学上是非特异的，但还是存在一些特征可以帮助鉴别诊断。光化性痒疹的唇部活检可以看见淋巴滤泡 [28]。CAD 可以在表皮和真皮内发现不典型的单核细胞 [29]。皮肤卟啉病可以通过免疫荧光鉴别，有免疫球蛋白和补体沿真表皮交界处或者血管周围沉积。

此外，光毒性反应可以发现散在的坏死角质形成细胞（"晒伤细胞"），真皮内出现以淋巴细胞和中性粒细胞为主的炎症细胞浸润；与之相反，光变态反应主要表现为表皮海绵形成和真皮的淋巴组织细胞浸润。

实验室检查和光生物学试验

血液检查

临床上怀疑 PMLE、狼疮或者卟啉病时，一些血液检查可以帮助鉴别诊断，如 ANA、抗 SSA（Ro）抗体、抗 SSB（La）和血浆卟啉水平。如果发现血浆卟啉升高，需要进行完整的卟啉检测，包括红细胞、尿和粪卟啉水平，从而进一步明确皮肤卟啉病的类型 [24]。

光试验

光试验可以帮助确诊光敏性皮肤病，对诊断免疫相关的光线性皮肤病意义重大（图 5）[30]。未受累部位（背部或者腹部）的皮肤覆盖上一个有多个窗口的不透明膜，暴露于不同剂量的 UVA、UVB 和（或）单色或宽谱可见光线下。对日光性荨麻疹患者，暴露于日光后 20 分钟可首次发现风团样皮疹 [31]。暴露 24 小时后判断 MED 值。MED 值的定义是光暴露部位产生可察觉红斑的 UVA 或者 UVB

的最小剂量（即 MED-A 或者 MED-B）（图 5）。表 4 列出的常见光线性皮肤病可能的光试验结果。

表 4　光试验和光斑贴试验的可能结果

疾病	MED-A	MED-B	可见光	光斑贴试验
多形性日光疹	NL/ ↓	NL/ ↓	NL	阴性
慢性光化性皮炎	↓	↓	NL/ ↓	阴性 / 阳性
日光性荨麻疹	风团	风团	风团	阴性
光毒性反应	↓	NL	NL	阴性
光变态反应	↓	NL	NL	阳性

缩写词：NL，正常
数据引自参考文献 [1, 4, 5, 23, 32]

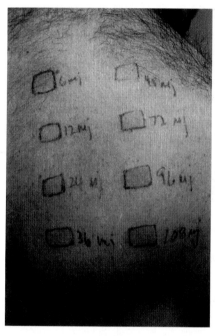

图 5　光暴露 24 小时后读取光实验结果。宽谱 UVB 照射后引起整个照射部位红斑的最小剂量为 $24mJ/cm^2$，即该患者对 UVB 的最小红斑量

光激发试验可以重现发作的皮疹，从而可以更加仔细的进行皮损的形态学检查。光激发试验需要对同一部位进行连续 3~4 天的光暴露[27, 33]。起始一般使用 80% MED 的剂量，后面几天连续增加 10%~20%。这一试验对于诊断 PMLE 有重大意义。也可以用于诊断光敏激发的红斑狼疮，但目前临床应用不多。对于红斑狼疮的患者，光激发试验的结果一般较晚读取，因为患者在进行光试验或者光激发试验后 1~2 周才会出现皮损[34]。对于光加重性皮肤病的患者，需要在排除红斑狼疮之后，患者在光激发试验后产生典型的原发皮损，但光试验阴性。

光斑贴试验

光斑贴试验主要用于评估光变应性接触性皮炎的患者。在一个对 100 人进行的研究中，诊断为光变应性接触性皮炎的患者中有 10% 光斑贴试验结果阳性[32]。光斑贴试验类似诊断变应性接触性皮炎的标准斑贴试验，最大的差别是光斑贴试验中使用 UVA 对斑贴部位进行照射。试验方法是在患者背部粘贴双份的光变应原斑贴板，在其上覆盖不透光的贴膜避免光照。24 小时后，一侧的斑贴板使用 $10J/cm^2$ 或 50% MED-A（对于 MED-A 明显降低的患者）剂量的 UVA 进行照射。另一侧的斑贴板作为对照。表 5 列出的光变态反应和接触性变态反应以及两者兼有时的光斑贴试验结果[32, 35]。

表 5　光斑贴试验结果

诊断	非照射部位	照射部位（UVA）
光变态反应	正常	+
接触变态反应	+	+
同时存在光变态反应和接触变态反应	+	+ +

缩写词：NL，正常
数据来自参考文献 [1, 2, 4, 5, 23, 32]

治疗

对大多数光线性皮肤病来说，严格的避光防护才是一线治疗,包括在白天的紫外线高峰时段(UVB为上午 10 点~下午 2 点,UVA 为全天)寻找荫蔽处,穿着具有防晒功能的衣物和戴宽檐帽,使用 SPF 至少 30 的广谱防晒霜。但根据不同的特定的光线性皮肤病及其严重程度,可能需要其他治疗。对于较严重的 PMLE,可以在早春进行预防性的窄谱 UVB 或者 psoralen-UVA(PUVA)治疗来诱导耐受,一般为每周 2~3 次,共 15 次[36]。逐渐暴露于 UVA 或 PUVA,有助于建立日光性荨麻疹患者对紫外线的耐受[37]。此外在日晒之前 1 个小时,口服大剂量的非镇静类抗组胺药物可以预防和减轻日光性荨麻疹的严重性。

对于光毒性反应和光变态反应,确定和避免接触诱发因素显然是最重要的治疗手段。与之类似的,确定和治疗潜在的系统或皮肤疾病是治疗光加重性皮肤病最应该注重的部分。大多数光毒性反应的治疗类似治疗日晒伤,对症使用冷敷、润肤剂、口服镇痛剂和外用皮质类固醇激素。光变态反应的治疗类似接触性变态反应,可以外用皮质类固醇激素。对于严重难治性的 PMLE 或 CAD,口服泼尼松、硫唑嘌呤或者环孢菌素可以减轻皮损的严重程度,缩短病程[38-40]。

总结

全面系统的评估光线性皮肤病患者包括病史采集、体格检查、光试验、光斑贴试验和实验室检查。多形性日光疹、CAD、日光性荨麻疹和系统用药后的光敏性皮炎是皮肤科门诊中最常见的光线性皮肤病。

(陈荃 译,杨艳 孟珍 校,朱慧兰 审)

参考文献

1. Bylaite M, Grigaitiene J, Lapinskaite GS. Photodermatoses: classification, evaluation and management. Br J Dermatol 2009;161(Suppl 3):61–8.
2. Lim HW, Hawk JL. Photodermatoses. In: Bolognia JL, Jorizzo JL, Schaffer JV, editors. Dermatology. 2nd edition. London: Mosby; 2007. p. 1467–86.
3. Meola T, Lim HW, Soter NA. Evaluation of the photosensitive patient. In: Lim HW, Solter NA, editors. Clinical photomedicine. New York: Marcel Dekker; 1993. p. 153–66.
4. Yashar SS, Lim HW. Classification and evaluation of photodermatoses. Dermatol Ther 2003;16(1):1–7.
5. Lim HW, Hawk JL. Evaluation of the photosensitive patient. In: Lim HW, Honigsmann H, Hawk JL, editors. Photodermatology. New York: Informa Healthcare; 2007. p. 139–48.
6. Roelandts R. The diagnosis of photosensitivity. Arch Dermatol 2000;136(9):1152–7.
7. Stratigos AJ, Antonious C, Papadakis P, et al. Juvenile spring eruption: clinicopathologic features and phototesting results in 4 cases. J Am Acad Dermatol 2004;50(Suppl 2):S57–60.
8. Lava SA, Simonetti GD, Ragazzi M, et al. Juvenile spring eruption: an outbreak report and systematic review of the literature. Br J Dermatol 2013;168(5):1066–72.
9. Dawe RS, Crombie IK, Ferguson J. The natural history of chronic actinic dermatitis. Arch Dermatol 2000;136(10):1215–20.
10. Que SK, Brauer JA, Soter NA, et al. Chronic actinic dermatitis: an analysis at a single institution over 25 years. Dermatitis 2011;22(3):147–54.
11. Boonstra HE, van Weelden H, Toonstra J, et al. Polymorphous light eruption: a clinical, photobiologic, and follow-up study of 110 patients. J Am Acad Dermatol 2000;42(2 Pt 1):199–207.
12. Epstein JH. Polymorphous light eruption. Photodermatol Photoimmunol Photomed 1997;13(3):89–90.
13. Lim HW, Morison WL, Kamide R, et al. Chronic actinic dermatitis. An analysis of 51 patients evaluated in the United States and Japan. Arch Dermatol 1994;130(10):1284–9.
14. Farr PM. Solar urticaria. Br J Dermatol 2000;142(1):4–5.
15. Watanabe M, Matsunaga Y, Katayama I. Solar urticaria: a consideration of the mechanism of inhibition spectra. Dermatology 1999;198(3):252–5.
16. McGregor JM, Grabcznska S, Vaughan R, et al. Genetic modeling of abnormal photosensitivity in families with polymorphic light eruption and actinic prurigo. J Invest Dermatol 2000;115(3):471–6.
17. Frank J, Poblete-Gutierrez PA. Porphyrias. In: Bolognia JL, Jorizzo JL, Schaffer JV, editors. Dermatology. 3rd edition. London: Mosby; 2012. p. 717–27.
18. Callen JP. Photosensitivity in collagen vascular diseases. Semin Cutan Med Surg 1999;18(4):293–6.
19. Barohn RJ, Sanchez JA, Anderson KE. Acute peripheral neuropathy due to hereditary coproporphyria. Muscle Nerve 1994;17(7):793–9.
20. Brodie MJ, Thompson GG, Moore MR, et al. Hereditary coproporphyria. Demonstration of the abnormalities in haem biosynthesis in peripheral blood. Q J Med 1977;46(182):229–41.
21. Almutawa F, Vandal R, Wang SQ, et al. Current status of photoprotection by window glass, automobile glass, window films, and sunglasses. Photodermatol Photoimmunol Photomed 2013;29(2):65–72.
22. Lim HW. Abnormal responses to ultraviolet radiation: photosensitivity induced by exogenous agents. In: Goldsmith L, Katz S, Gilchrest B, et al, editors. Fitzpatrick's dermatology in general medicine. 8th edi-

tion. New York: McGraw-Hill; 2012. Chapter 92.

23. DeLeo VA, Suarez SM, Maso MJ. Photoallergic contact dermatitis. Results of photopatch testing in New York, 1985 to 1990. Arch Dermatol 1992;128(11): 1513–8.

24. Lim HW, Cohen JL. The cutaneous porphyrias. Semin Cutan Med Surg 1999;18(4):285–92.

25. Kerr HA, Lim HW. Photodermatoses in African Americans: a retrospective analysis of 135 patients over a 7-year period. J Am Acad Dermatol 2007; 57(4):638–43.

26. Ross G, Foley P, Baker C. Actinic prurigo. Photodermatol Photoimmunol Photomed 2008;24(5):272–5.

27. Holzle E, Plewig G, Hofmann C, et al. Polymorphous light eruption. Experimental reproduction of skin lesions. J Am Acad Dermatol 1982;7(1):111–25.

28. Fotiades J, Soter NA, Lim HW. Results of evaluation of 203 patients for photosensitivity in a 7.3-year period. J Am Acad Dermatol 1995;33(4):597–602.

29. Heller P, Wieczorek R, Waldo E, et al. Chronic actinic dermatitis. An immunohistochemical study of its T-cell antigenic profile, with comparison to cutaneous T-cell lymphoma. Am J Dermatopathol 1994;16(5): 510–6.

30. Fazel N, Lim HW. Evaluation and management of the patient with photosensitivity. Dermatol Nurs 2002; 14(1):23–4, 27–30.

31. Kapoor R. Phototesting in solar urticaria. J Am Acad Dermatol 2009;60(5):877.

32. Neumann NJ, Holzle E, Lehmann P, et al. Pattern analysis of photopatch test reactions. Photodermatol Photoimmunol Photomed 1994;10(2):65–73.

33. Holzle E, Plewig G, Lehmann P. Photodermatoses—diagnostic procedures and their interpretation. Photodermatol 1987;4(2):109–14.

34. Kuhn A, Sonntag M, Richter-Hintz D, et al. Phototesting in lupus erythematosus tumidus—review of 60 patients. Photochem Photobiol 2001;73(5):532–6.

35. Bell HK, Rhodes LE. Photopatch testing in photosensitive patients. Br J Dermatol 2000;142(3):589–90.

36. Man I, Dawe RS, Ferguson J. Artificial hardening for polymorphic light eruption: practical points from ten years' experience. Photodermatol Photoimmunol Photomed 1999;15(3–4):96–9.

37. Kullavanijaya P, Lim HW. Photoprotection. J Am Acad Dermatol 2005;52(6):937–58 [quiz: 959–62].

38. Hawk JL, Lim HW. Chronic actinic dermatitis. In: Lim HW, Honigsmann H, Hawk JL, editors. Photodermatology. New York: Informa Healthcare; 2007. p. 169–83.

39. Patel DC, Bellaney GJ, Seed PT, et al. Efficacy of short-course oral prednisolone in polymorphic light eruption: a randomized controlled trial. Br J Dermatol 2000;143(4):828–31.

40. Murphy GM, Maurice PD, Norris PG, et al. Azathioprine treatment in chronic actinic dermatitis: a double-blind controlled trial with monitoring of exposure to ultraviolet radiation. Br J Dermatol 1989; 121(5):639–46.

第3章 光免疫学

Craig A.Elmets，Cather M.Cala，Hui Xu

关键词

- 光免疫学 ● 非黑色素瘤 ● 紫外线辐射 ● 多形性日光疹 ● 慢性光化性皮炎 ● 皮肤红斑狼疮 ● 光疗 ● 光敏性

要点

- 光免疫学是研究机体暴露于紫外线辐射后发生的免疫反应。
- 光免疫学起源于对非黑素瘤性皮肤肿瘤的生物学行为的观察和对器官移植的免疫抑制个体光诱导皮肤肿瘤的危险性增高的认识。
- 动物实验证明宿主细胞介导的免疫反应的改变是皮肤肿瘤发生的必要条件
- 紫外线通过引起调节 T 细胞不成比例的增加，改变皮肤树突状细胞抗原呈递功能，刺激可溶性免疫抑制介质的产生而发挥其作用
- 了解紫外线对免疫系统所产生的影响有助于更广泛地了解某些光敏性疾病的发病机制，产生更安全有效的光疗方法。

探讨紫外线辐射和机体免疫系统间复杂关系的光线性皮肤病学领域被称为光免疫学。光免疫学的基础是源于对紫外线引起的皮肤癌患者的临床观察，但是所获得的紫外辐射和免疫系统的相互作用的知识的意义是超过皮肤肿瘤本身的。光疗在银屑病和其他皮肤病治疗中是有效的，这帮助我们理解其作用机制，同时可以扩大适合紫外线辐射治疗的病谱范围。此外，光免疫学可提高人们对免疫系统在不同光化性皮肤病中作用的认识。

人类暴露于紫外线辐射产生光免疫学效应的证据

早在对太阳紫外线辐射诱发皮肤癌患者的观察和可靠的实验室证据取得之前，就有学者猜测紫外线辐射，尤其是中波紫外线范围（290~320nm）能够调节免疫功能。与多数发生于其他器官的肿瘤不同，皮肤鳞状细胞癌发展缓慢，基本不转移，与慢性炎症浸润有关。日光性角化可发展为鳞状细胞癌，但超过 25% 的日光性角化能够自然消退，其可能的机制是针对癌前细胞表达抗原的细胞介导的免疫防御被激活[1]。

也有研究发现皮肤 SCC 更好发于免疫抑制个体。超过 50% 接受长期免疫抑制治疗的肾移植患者至少会发生一种非黑素瘤皮肤肿瘤[2-5]。尽管器官移植患者患基底细胞癌的风险增加十倍，但是患鳞癌的风险更高，达 65~250 倍，从而导致鳞癌 / 基底细胞癌比率倒置。不仅仅移植患者容易患皮肤癌，患有淋巴瘤或慢性淋巴性白血病的患者，他们也具有细胞免疫功能的轻微缺陷，患皮肤鳞状细胞癌和基底细胞癌的风险同样升高[7, 8]。

研究发现无其他免疫系统疾病的皮肤癌患者存在免疫异常。这些患者对皮肤抗原实验呈抑制反应，接触二硝基氯苯后的致敏率下降，后者是由 T 淋巴细胞介导的免疫反应[9,10]。此外，基底细胞癌患者病理活检发现在炎症浸润区调节性 T 细胞明显增加[11]。已发现接受大量补骨脂素联合长

波紫外线光化学疗法治疗的人其发生皮肤肿瘤的几率升高[12, 13]。这些患者接触过敏原产生免疫力的几率下降[14]，同时其外周循环血中的 CD4+ T 细胞的数量降低[15, 16]。

暴露于紫外线辐射产生的光免疫学作用的实验室证据

更多的关于紫外线辐射损害免疫应答的直接证据来源于一系列经典动物实验[17]。长期暴露于紫外线辐射中的小鼠，如人类一样，会发生紫外线诱发肿瘤（图 1A）。将这些肿瘤切除并移植到基因相同的受体小鼠上，最初肿瘤生长，但不再扩大，最终消退，这是由于宿主对肿瘤的免疫反应（图 1B）。另一方面，将同样的肿瘤移植到基因完全相同的小鼠皮肤，后者接受了亚致癌量的紫外线照射，移植的肿瘤生长迅速，不能被免疫清除，最终导致宿主死亡（图 1C）。不同的宿主可导致不同的结局。从这些实验可以得出以下结论：①紫外线辐射，除了导致角质细胞突变外，还可以抑制机体的免疫反应活性。免疫反应能在突变的角质形成细胞发生成临床可见的肿瘤之可前将其破坏。②只有当角质形成细胞突变和紫外线引起的免疫改变两者同时存在时才有可能产生皮肤肿瘤（图 1D）。

紫外线诱导免疫抑制的机制

目前研究的热点是紫外线辐射对免疫系统影响的作用机制。这些研究主要集中在了 5 个方面：①调节性 T 细胞的作用；②抗原呈递细胞（anti-presenting cell，APC）功能改变的作用；③紫外线诱导的细胞因子和可溶性介质的作用；④启动紫外线诱导的免疫抑制的靶分子；⑤ 5Toll 样受体（toll- like receptors，TLRs）和固有免疫的参与。

调节性 T 细胞

研究表明，紫外线辐射改变由 T 细胞介导的免疫反应，产生免疫抑制。在正常情况下，皮肤暴露于抗原，如接触性抗原或皮肤肿瘤表达的肿瘤抗原，引起特异性的效应 T 细胞和调节 T 细胞产生（图 2A）。效应细胞直接针对刺激抗原产生免疫应答，而调节性 T 细胞抑制免疫反应。免疫反应的总体效应取决于产生的效应 T 细胞和调

节 T 细胞的比例（图 2C）。在大量的效应 T 细胞和少量的调节 T 细胞存在的情况下，发生过强的免疫反应；反之，少量的效应 T 细胞和较大比例的调节性 T 细胞存在的情况下，则产生适度的免疫反应。紫外线照射后，调节性 T 细胞的产生是不受影响的，而效应 T 细胞的数量减少[18]（图 2B）。调节性 T 细胞与效应 T 细胞不成比例导致免疫抑制反应（图 2C）。紫外线照射后产生的调节性 T 细胞的表型标记为 CD4+、CD25+、CTLA4+、FoxP3+，分泌的免疫抑制细胞因子白介素 10（IL-10）[19, 20]。此外，数量第二多的细胞是 NKT 细胞，具有自然杀伤（NK）细胞和 T 细胞两者的特性，其表面表达 CD4+ 和 DX5+（CD49b+）蛋白。NKT 细胞经紫外线辐射后抑制免疫应答，产生 Th2、IL-4 因子，抑制抗肿瘤免疫[21]。

抗原提呈细胞（APCs）

调节性 T 细胞参与紫外线辐射后的免疫抑制反应，同时抗原经 APCs 递呈给 T 细胞才能将其激活。皮肤中有几个类型的 APCs，包括表皮朗格汉斯细胞，不同类型的真皮树突状细胞和巨噬细胞 / 单核细胞，其中一部分是在 UVB 暴露后迁移到皮肤的[22]。不同类型的 APC，激活不同的 T 细胞亚群。紫外辐射影响激活效应 T 细胞的树突状细胞的功能，而对激活调节性 T 细胞的 APC 功能没有影响[23, 24]（图 2）。最近动物模型研究表明，表皮朗格汉斯细胞对于紫外线辐射后的调节性 T 细胞的生成是必需的[25]。紫外线辐射可以直接和间接影响皮肤树突状细胞（图 3）。间接影响包括刺激角质形成细胞产生可溶性免疫抑制介质，如 IL-4、IL-10、肿瘤坏死因子（TNF-α）、前列腺素（PGE2）[26-29]，刺激免疫抑制的巨噬细胞向紫外线损伤部位迁移[30, 31]。同时，紫外线照射后所产生的调节性 T 细胞可抑制将抗原递呈给效应 T 细胞的过程，从而产生免疫抑制正反馈通路。

最初分子事件

现在普遍认为紫外线辐射后细胞内 DNA 分子结构的改变可激活免疫抑制效应[32-34]。在太阳光谱范围内，UVB 是能够最有效的引起免疫抑制反应的波段，它同样对 DNA 损伤最大[35]。事实上，着

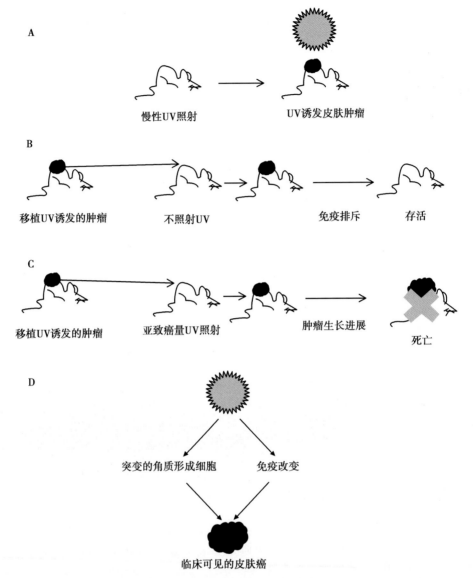

图 1　紫外线引起的免疫抑制和光致癌作用。A. 长期暴露于紫外线辐射中的小鼠，如人类一样，会发生紫外线诱发的非黑色素皮肤肿瘤：B. 将紫外线诱导的肿瘤移植到未接受紫外线辐射的基因相同的受体小鼠，肿瘤最终会被宿主的免疫反应所清除：C. 将紫外线诱导的肿瘤移植到接受亚致癌量紫外线辐射的基因相同的受体小鼠，移植的肿瘤迅速生长，最终导致受体小鼠死亡；D. 只有当角质形成细胞突变和紫外线引起的免疫改变两者同时存在时才有可能产生皮肤肿瘤

色性干皮病是（XP）一种 DNA 损伤修复缺陷的遗传性皮肤病。患者常在较早的年龄发生日光性角化病、基底细胞癌、鳞状细胞癌和黑色瘤。XP患者中迟发型超敏反应（DTH 反应）应答受损，循环中 CD4+T 细胞 /CD8 +T 细胞比例降低，NK细胞功能缺陷，干扰素 γ 生成受损，进一步支持DNA 作为靶向分子参与紫外线辐射诱导的免疫抑制反应 [36-40]。在动物模型中，紫外线诱导的免疫抑制可以被外用 DNA 损伤修复酶逆转 [32, 33, 41]。XP患者局部外用 DNA 修复酶可防止 XP 向日光性角化病和 BCCs 发展 [42]。

反式尿刊酸大量存在于皮肤角质层，紫外线照射后其构象发生改变，变为顺式尿刊酸。已证实顺式尿刊酸介导紫外线诱导免疫抑制反应 [43]。最近的

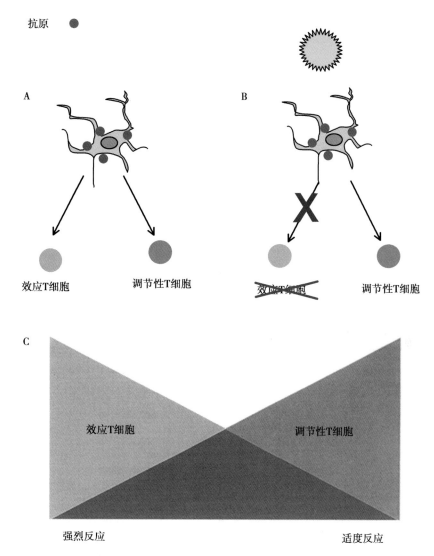

图 2 细胞介导的免疫反应反映了调节性 T 细胞和效应 T 细胞之间的平衡。A. 皮肤中包括肿瘤抗原在内的抗原经树突状细胞递呈，是产生调节性 T 细胞和效应 T 细胞必需的前提条件；B. 皮肤经紫外线辐射后再接触抗原，调节性 T 细胞产生不受影响，而效应性 T 细胞的生成减少；C. 皮肤细胞介导的免疫反应的总体效应取决于生成的调节性 T 细胞和效应性 T 细胞之间的平衡。经紫外线辐射后，产生相对较多的调节性 T 细胞，导致更适当的免疫应答

研究表明，顺式尿刊酸介导免疫抑制作用是通过干扰修复紫外线诱导 DNA 损伤来实现的[34]。

细胞因子和其他可溶性介质

UV 辐射可以刺激表皮生产各种可溶性介质，这些介质包括 TNF-α[44]、PGE2[45, 4]、五羟色胺[47]、血小板 - 激活因子[48, 49]和神经肽如降钙素基因相关肽（CGRP）和 α - 黑色素细胞 - 刺激激素（α-MSH）[50]。紫外线辐射也可以生成活性氧中间体[51]。在实验动物模型中，已经证明这些分子是紫外线诱导免疫抑制的重要介质，干扰其活性，可以逆转它们的免疫抑制作用[27, 28, 46, 47, 49, 52-54]（图 4）。这些因子，包括顺式尿刊酸，血小板活化因子与血清素，都是通过干扰 DNA 修复而产生免疫抑制作用[34]。CGRP 抑制朗格汉斯细胞的抗原呈递功能[55]，这可能是其导致 UV 诱导免疫抑制机制。α-MSH 可以刺激是由角质形成细胞和单核细胞产生 IL-10。

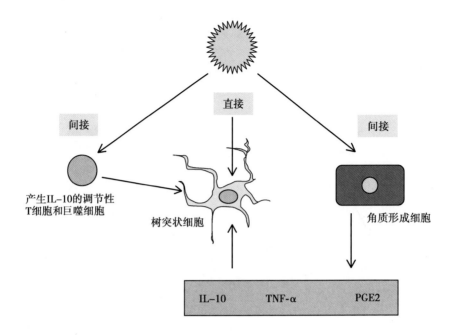

图3 紫外线辐射可以直接和间接影响皮肤树突状细胞的抗原提呈功能。紫外线辐射后，树突状细胞的抗原递呈功能可因 APC 自身和其他的间接因素作用改变。紫外线辐射的角质形成细胞产生可溶性介质，如 IL-10、前列腺素 2（PGE2）、TNF-α，其作用于皮肤的树突状细胞而发挥间接效应。此外，经紫外线辐射后迁移至皮肤的巨噬细胞和调节性 T 细胞均可分泌免疫抑制因子 IL-10，后者能够下调皮肤 APCs 活化效应 T 细胞的能力

另外两种在 UV 诱导的免疫抑制中发挥了突出作用的细胞因子是 IL-10 和 IL-12。IL-10 是一种免疫抑制因子，是由 UV 照射后的角质形成细胞、迁移到紫外线照射部位的巨噬细胞和紫外线照射后产生的调节性 T 细胞分泌的[58-60]。IL-10 作用于树突状细胞，上调调节性 T 细胞的生成。另一方面，IL-12 通过上调效应 T 细胞的生成来促进 T 细胞介导的免疫反应，产生促炎性细胞因子干扰素 γ。动物模型研究表明，IL-12 将可逆转紫外线辐射的免疫抑制效应[61, 62]。IL-12 刺激 UV 损伤 DNA 修复酶的产生[63]，它也有助于终止 UV 的免疫抑制效应。多酚存在于绿茶等和其他天然膳食产品中，目前已证明多酚防止 UV 诱导的免疫抑制和致癌作用部分是通过刺激 IL-12 的产生来实现的[64-67]。

TLRs 和固有免疫

Toll 样受体是高度保守的分子，存在免疫细胞和上皮细胞包括表皮角质形成细胞表面[68]。它们在激活部分固有免疫应答途径中发挥重要作用。TLRs 识别对自身免疫系统为异己的抗原分子，包括外来的病原菌、病原相关分子模式、改变了自身形态的内源性抗原以及损伤相关分子模式。迄今为止，已确定的 13 种 TLRs 中有两种（TLR3 和 TLR4）分别参与紫外线诱导的 RNA 和 DNA 损伤的识别。这些受体的激活可以启动促进 UV 诱导免疫抑制的通路。

TLR3 是一种细胞表面受体，表达于角质形成细胞。UV 照射后，角质形成细胞损伤，导致双链 RNA 和小核 RNA（snRNA）的释放[69]。一旦释放，这些 snRNAs 诱导未照射区域细胞表达 TLR3，然后其与 snRNA 结合。TLR3 活化使角质形成细胞产生促炎细胞因子，如 IL-6 和 TNF-α。TNF-α 是一个已知的 UV 诱导免疫抑制的介质。TLR3 在紫外线诱导的免疫抑制中发挥作用的直接证据来自研究的实验动物模型。表达 TLR3 的 UV 辐射的小鼠接触抗原后发生抑制性 T 细胞介导的接触性超敏反应，而 TLR3 缺陷小鼠免疫反应正常。

TLR4 参与识别 UV 诱导 DNA 损伤。如上文所言，紫外线损伤的 DNA 可以通过 DNA 修复酶修复。在皮肤中，TLR4 主要存在于树突状细胞。

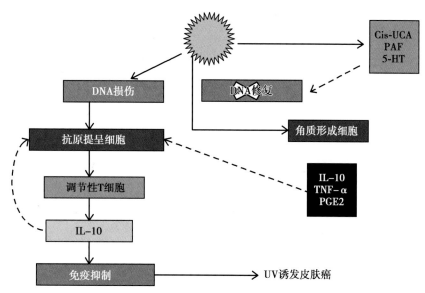

图 4 UV 辐射抑制皮肤细胞介导免疫反应的机制。UV 暴露后，DNA 发生损伤，除了其他的影响，它可以启动光免疫抑制。更进一步的，皮肤暴露于 UV 后可产生溶解性介质，包括血清素（5-HT）、顺式尿刊酸（Cis-UCA）和血小板活性因子（PAF），这些都可以抑制 DNA 修复酶的活化。另外，UV 暴露可以使角质形成细胞产生免疫抑制介质，它可以改变皮肤树突状细胞的抗原提呈功能。调节性 T 细胞产生 IL-10，IL-10 抑制宿主 T 细胞介导的防御机制，促进 UV 诱导肿瘤的生长和发育。实线代表刺激，虚线代表抑制

UV 照射后，表达 TLR4 分子的树突状细胞合成 IL-12 的能力减弱。如前所述，IL-12 刺激 DNA 修复酶的合成。皮肤树突状细胞的 DNA 修复减低使得它们不能够有效地激活效应 T 细胞，导致细胞介导的免疫反应受到抑制。相反的，在实验动物中，TLR4 缺陷的动物修复 UV 诱导 DNA 的能力正常，不出现 UV 诱导的免疫抑制。

光免疫学疾病

多形性日光疹（PMLE），慢性光化性皮炎和皮肤型红斑狼疮等光线性皮肤病的免疫学理论基础来源于 UV 辐射后光免疫作用研究的动物模型和对患者的观察。

多形性日光疹

多形性日光疹是最常见的光线性皮肤病，对不同地理位置的人群调查，患病率可从 1% 到 21% 多少不等[71-73]。

UVA 范围内的波长常常可诱发炎症反应，但在部分患者，UVB 和甚至 UVC[74] 也可诱发疾病。多形性日光疹与皮肤 DTH 反应极为相似。暴露于阳光几小时后，在暴露部位即可检测到浸润的 CD4+T 细胞[75]，随后几天，CD8+T 细胞开始聚集。此外，在多形性日光疹的皮损部位可以检测到黏附分子选择素 -E（CD62）、血管黏附分子 1（CD106，也称为 VCAM1）和细胞间黏附分子 1（CD54，也称为 ICAM1），这些分子可促进 T 细胞向炎症部分迁移和定植，而这些分子在正常皮肤是检测不到的[76]。免疫抑制剂如硫唑嘌呤和环孢素 A 可以控制多形性日光疹的病情，虽然它们不是一线的治疗方法，但这也证明本病是一种免疫介导的疾病。

紫外线不能有效地抑制 PMLE 患者的细胞介导的免疫反应（图 5）。经紫外线照射后，迁移至 PMLE 患者皮肤的分泌 IL-10 的 CD11b+ 的巨噬细胞减少。此外，用 UV 分别照射已被接触性变应原 DNCB 致敏 PMLE 患者和正常对照，结果显示 UV 诱导的针对接触过敏反应的免疫抑制在正常对照中比 PMLE 患者中更加有效[78]。换句话说，PMLE 患者抵抗 UV 辐射产生的免疫抑制效应。

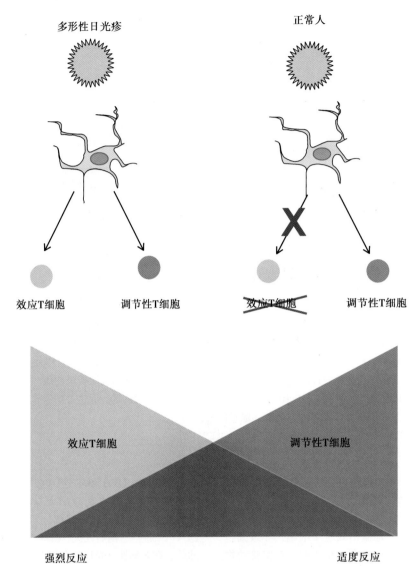

图 5   PMLE 可能的光致病机制。正常对照在经紫外线辐射后免疫应答受到抑制，而 PMLE 患者免疫应答不受抑制

慢性光化性皮炎

慢性光化性皮炎患者（CAD）存在异常的光敏性，因此首先在暴露部位出现亚急性至慢性炎症，最终发展至非暴露部位[79-81]。CAD 患者光变态反应阳性或阴性。但去除致敏物质后，CAD 患者的皮损仍然持续存在。很多患者最初只对 UVB 具有光敏性，但之后可发展至对紫外线甚至可见光都过敏。

目前 CAD 光致病的机制尚未完全阐明，但认为其与免疫有关。CAD 患者皮疹病理组织活检特点与皮肤 DTH 相同，表现为白细胞的亲表皮性，真皮以 T 细胞和表达 MHC Ⅱ 类分子的角质形成细胞的浸润为主[81-83]。免疫抑制剂治疗有效，这也说明 CAD 是免疫介导的疾病[79, 81]。

CAD 的免疫发病机制有两个学说[81]。第一个学说认为这些患者对光致敏物的免疫反应亢进。这种反应，由于某种原因，在 CAD 患者中被激活，而在正常人中，此反应受到抑制。第二个学说认为光致敏原与内源性抗原之间存在交叉反应。在这样的情况下，光致敏原可以激发免疫反应。由于交叉反应，光致敏原消失后，内源性过敏原仍可使反应持续存在。

皮肤型红斑狼疮

皮肤红斑性狼疮患者常有光敏性，可作为本病的诊断标准之一[84, 85]。其发生比例取决于狼疮类型[86, 87]。UVA 和（或）UVB 范围的波长导致皮疹的发生[88, 89]。

UV 照射促进狼疮的发生，加重已有皮疹，引起该病的系统性表现。除肿胀型狼疮之外，皮肤型狼疮和表皮的基底细胞液化变性有关。所有类型的皮肤狼疮都伴有真皮单核细胞浸润。

亚急性和新生儿红斑狼疮 RO 抗原的抗体常阳性（图 6A）。正常情况下，Ro 抗原存在于细胞核；但当角质化形成细胞暴露在紫外线辐射时，它可转位转移到细胞膜表面[90]。然后，抗 Ro 抗体可与之

结合。据推测，表达免疫球蛋白 G（IgG）Fc 受体的细胞能够与抗 Ro 抗体的 Fc 段结合，发挥细胞毒作用，导致角质形成细胞裂解。

皮肤红斑狼疮中细胞的破坏也可能是通过凋亡的角质形成细胞和促炎通路的激活（图 6B）[91, 92]。UV 照射后，角质形成细胞凋亡，在组织学上称为晒伤细胞。正常情况下，变性的角质形成细胞释放的凋亡小体是被巨噬细胞吞噬，通过非炎症途径清除。而红斑狼疮患者的凋亡小体被树突状细胞吞噬，激活细胞介导的免疫过程，最终导致皮肤的狼疮样

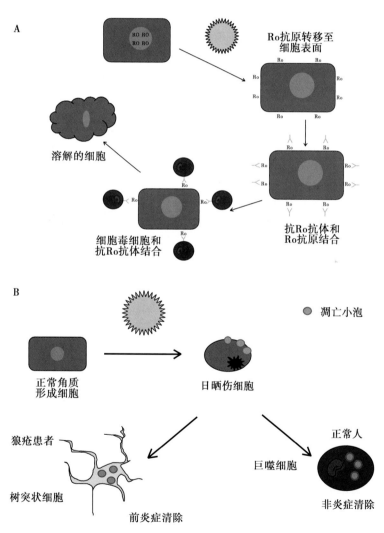

图 6　皮肤狼疮两种可能的光发病机制模式。A.Ro 抗体阳性的狼疮患者，暴露于紫外线后皮肤角质形成细胞 Ro 蛋白迁移到角质形成细胞表面，与抗 Ro 抗体结合。表达 IgG Fc 受体的细胞毒性细胞和抗 Ro 抗体表面的 Fc 位点结合，产生细胞毒作用，引起角质形成细胞溶解。B. 紫外线辐射后，角质形成细胞凋亡（晒伤细胞），产生凋亡小体。在正常个体中，凋亡小体被巨噬细胞通过非炎症机制吞噬。狼疮患者凋亡小体被树突状细胞捕获，进入促炎症反应途径

损害。

光疗的光免疫学效应

认识不同类型 UV 辐射所具有的独特分子和细胞生物学效应有助于产生新的光疗方式[93, 94]。大部分 UVB（290~320nm）范围的波长只能穿透到真皮浅层。尽管 UVB 可引起光化学改变，但其主要作用还是使 DNA 分子形成环丁烷嘧啶二聚体。在角质层中，UV 辐射可使反式尿刊酸转变为顺式尿刊酸。UVB 直接的靶细胞主要是表皮的朗格汉斯细胞和角质形成细胞；UVB 可减少表皮朗格汉斯细胞，刺激角质形成细胞产生免疫抑制因子，改变黏附分子的表达，这些黏附分子介导了 T 细胞与角质形成细胞之间的作用。这些免疫效应有助于解释为何 UVB 和新近的窄谱紫外线辐射可以有效地治疗银屑病[95, 96]、特应性皮炎[97-99]和早期皮肤 T 细胞淋巴瘤[100, 101]。

相比之下，长波紫外线 UVA1（340~400nm）在皮肤穿透的更深，主要作用于真皮中下层[94]。UVA1 照射后主要产生活性氧中间分子。UVA1 能减少真皮层肥大细胞和树突状细胞数量，引起真皮的 CD4+ 的 T 细胞凋亡，刺激成纤维细胞产生基质金属蛋白酶。UVA1 的这些特点可用于特应性皮炎和汗疱疹急性发作期，肥大细胞增多症相关的瘙痒症、硬斑病[102]、硬皮病[102]，以及其他硬皮病样炎症综合征[103] 的治疗。对于特应性皮炎的患者，UVA1 比 UVA 联合 UVB（UVA/UVB）治疗效果更好[104, 105]。UVA1 治疗皮肤 T 细胞淋巴瘤有效[106]，UVA1 可直接作用于 CD4+ T 细胞，导致细胞凋亡[107]。由于 UVA1 能增加基质金属蛋白酶 -1 的表达，其能降解胶原，故 UVA1 治疗硬斑病和其他硬皮病样皮疹亦有效[108, 109]。由于 UVA1 可以消耗肥大细胞，故 UVA1 能有效治疗肥大细胞增多症[102]。

PUVA 光化疗法引起的分子缺陷与 UVB 和 UVA1 不同[94]。光疗中加入补骨脂素对 DNA 功能的影响呈叠加作用。如用于 PUVA 光化学疗法的 UVA1，UVA 可渗透至真皮中下层，改变皮肤树突状细胞，刺激成纤维细胞产生 IL-1，破坏皮肤 CD4 + T 细胞。这些作用有助于解释其在银屑病、皮肤 T 细胞淋巴瘤中的治疗作用。

总结

UV 辐射可以改变皮肤和系统的免疫功能。因此，UV 辐射是非黑色素皮肤肿瘤发病的原因之一，

也参与了狼疮及其他和免疫机制相关的光敏性疾病的发生。另一方面，紫外线辐射免疫作用可用于治疗银屑病、特应性皮炎、皮肤 T 细胞淋巴瘤、硬皮病和肥大细胞增多症等疾病。

（张尔婷　译，周　欣　孟　珍　校，朱慧兰　审）

参考文献：

1. Marks R, Rennie G, Selwood TS. Spontaneous remission of solar keratoses: the case for conservative management. Br J Dermatol 1986;115:649–55.

2. Hartevelt MM, Bouwes Bavinck JN, Kootte AM, et al. Incidence of skin cancer after renal transplantation in the Netherlands. Transplantation 1990;49:506–9.

3. Bouwes-Bavinck JN, Vermeer BJ, van-der-Woude FJ, et al. Relation between skin cancer and HLA antigens in renal-transplant patients. N Engl J Med 1991;325:843–8.

4. Webb MC, Compton F, Andrews PA, et al. Skin tumours posttransplantation: a retrospective analysis of 28 years' experience at a single centre. Transplant Proc 1997;29:828–30.

5. Jensen P, Moller B, Hansen S. Skin cancer in kidney and heart transplant recipients and different long-term immunosuppressive therapy regimens. J Am Acad Dermatol 2000;42:307.

6. Euvrard S, Kanitakis J, Claudy A. Skin cancers after organ transplantation. N Engl J Med 2003;348:1681–91.

7. Mellemgaard A, Geisler CH, Storm HH. Risk of kidney cancer and other second solid malignancies in patients with chronic lymphocytic leukemia. Eur J Haematol 1994;53:218–22.

8. Maule M, Scelo G, Pastore G, et al. Risk of second malignant neoplasms after childhood leukemia and lymphoma: an international study. J Natl Cancer Inst 2007;99:790–800.

9. Weimar VM, Ceilley RI, Goeken JA. Cell-mediated immunity in patients with basal and squamous cell skin cancer. J Am Acad Dermatol 1980;2:143–7.

10. Yoshikawa T, Rae V, Bruins-Slot W, et al. Susceptibility to effects of UVB radiation on induction of contact hypersensitivity as a risk factor for skin cancer in man. J Invest Dermatol 1990;95:530–6.

11. Kaporis HG, Guttman-Yassky E, Lowes MA, et al. Human basal cell carcinoma is associated with Foxp3+ T cells in a Th2 dominant microenvironment. J Invest Dermatol 2007;127:2391–8.

12. Stern RS, Liebman EJ, Vakeva L. Oral psoralen and ultraviolet-A light (PUVA) treatment of psoriasis and persistent risk of nonmelanoma skin cancer.

PUVA follow-up study. J Natl Cancer Inst 1998;90: 1278–84.

13. Stern RS. Carcinogenic risk of psoralen plus ultraviolet radiation therapy: evidence in humans. Natl Cancer Inst Monogr 1984;66:211–6.

14. Volden G, Molin L, Thomsen K. PUVA-induced suppression of contact sensitivity to mustine hydrochloride in mycosis fungoides. Br Med J 1978;2:865–6.

15. Moscicki RA, Morison WL, Parrish JA, et al. Reduction of the fraction of circulating helper-inducer T cells identified by monoclonal antibodies in psoriatic patients treated with long-term psoralen/ultraviolet-A radiation (PUVA). J Invest Dermatol 1982; 79:205–8.

16. Morison WL, Wimberly J, Parrish JA, et al. Abnormal lymphocyte function following long-term PUVA therapy for psoriasis. Br J Dermatol 1983; 108:445–50.

17. Kripke ML. Antigenicity of murine skin tumors induced by ultraviolet light. J Natl Cancer Inst 1974;53:1333–6.

18. Elmets CA, Bergstresser PR, Tigelaar RE, et al. Analysis of mechanism of unresponsiveness produced by haptens painted on skin exposed to low dose ultraviolet radiation. J Exp Med 1983; 158:781–94.

19. Schwarz A, Maeda A, Wild MK, et al. Ultraviolet radiation-induced regulatory T cells not only inhibit the induction but can suppress the effector phase of contact hypersensitivity. J Immunol 2004;172: 1036–43.

20. Schwarz A, Navid F, Sparwasser T, et al. In vivo reprogramming of UV radiation-induced regulatory T-cell migration to inhibit the elicitation of contact hypersensitivity. J Allergy Clin Immunol 2011;128: 826–33.

21. Moodycliffe AM, Nghiem D, Clydesdale G, et al. Immune suppression and skin cancer development: regulation by NKT cells. Nat Immunol 2000; 1:521–5.

22. Xu H, Timares L, Elmets CA. Host defenses in the skin. In: Rich RR, Fleisher TA, Shearer WT, et al, editors. Clinical immunology: principles and practice. 4th edition. St. Louis, MO: Elsevier Saunders; 2013. p. 228–38.

23. Ullrich SE, Byrne SN. The immunologic revolution: photoimmunology. J Invest Dermatol 2012;132: 896–905.

24. Schwarz T. 25 years of UV-induced immunosuppression mediated by T cells-from disregarded T suppressor cells to highly respected regulatory T cells. Photochem Photobiol 2008;84:10–8.

25. Schwarz A, Noordegraaf M, Maeda A, et al. Langerhans cells are required for UVR-induced immunosuppression. J Invest Dermatol 2010;130:1419–27.

26. Shreedhar V, Giese T, Sung VW, et al. A cytokine cascade including prostaglandin E2, IL-4, and IL-10 is responsible for UV-induced systemic immune suppression. J Immunol 1998;160:3783–9.

27. Kurimoto I, Streilein JW. Tumor necrosis factor-alpha impairs contact hypersensitivity induction after ultraviolet B radiation via TNF-receptor 2 (p75). Exp Dermatol 1999;8:495–500.

28. Streilein JW. Sunlight and skin-associated lymphoid tissues (SALT): if UVB is the trigger and TNF alpha is its mediator, what is the message? J Invest Dermatol 1993;100:47S–52S.

29. Yoshikawa T, Streilein JW. Genetic basis of the effects of ultraviolet light B on cutaneous immunity. Evidence that polymorphism at the TNFa and Lps loci governs susceptibility. Immunogenetics 1990; 32:398–405.

30. Meunier L, Bata-Csorgo Z, Cooper KD. In human dermis, ultraviolet radiation induces expansion of a CD36+ CD11b+ CD1- macrophage subset by infiltration and proliferation; CD1+ Langerhans-like dendritic antigen-presenting cells are concomitantly depleted. J Invest Dermatol 1995;105:782–8.

31. Cooper KD, Oberhelman L, Hamilton TA, et al. UV exposure reduces immunization rates and promotes tolerance to epicutaneous antigens in humans: relationship to dose, CD1a-DR+ epidermal macrophage induction, and Langerhans cell depletion. Proc Natl Acad Sci U S A 1992;89: 8497–501.

32. Applegate LA, Ley RD, Alcalay J, et al. Identification of the molecular target for the suppression of contact hypersensitivity by ultraviolet radiation. J Exp Med 1989;170:1117–31.

33. Kripke ML, Cox PA, Alas LG, et al. Pyrimidine dimers in DNA initiate systemic immunosuppression in UV-irradiated mice. Proc Natl Acad Sci U S A 1992;89:7516–20.

34. Sreevidya CS, Fukunaga A, Khaskhely NM, et al. Agents that reverse UV-Induced immune suppression and photocarcinogenesis affect DNA repair. J Invest Dermatol 2010;130:1428–37.

35. Elmets CA, LeVine MJ, Bickers DR. Action spectrum studies for induction of immunologic unresponsiveness to dinitrofluorobenzene following in vivo low dose ultraviolet radiation. Photochem Photobiol 1985;42:391–7.

36. Norris PG, Limb GA, Hamblin AS, et al. Immune function, mutant frequency and cancer risk in the DNA repair defective genodermatoses xeroderma pigmentosum, Cockayne's syndrome and trichothiodystrophy. J Invest Dermatol 1990;94:94–100.

37. Gaspari AA, Fleisher TA, Kraemer KH. Impaired interferon production and natural killer cell activation in patients with the skin cancer-prone disorder, xeroderma pigmentosum. J Clin Invest 1993;92:1135–42.

38. Wysenbeek AJ, Weiss H, Duczyminer-Kahana M, et al. Immunologic alterations in xeroderma pigmentosum patients. Cancer 1986;58:219–21.

39. Morison WL, Bucana C, Hashem N, et al. Impaired immune function in patients with xeroderma pigmentosum. Cancer Res 1985;45:3929–31.

40. Dupuy JM, Lafforet D. A defect of cellular immunity in Xeroderma pigmentosum. Clin Immunol Immunopathol 1974;3:52–8.

41. Cafardi JA, Elmets CA. T4 endonuclease V: review and application to dermatology. Expert Opin Biol Ther 2008;8:829–38.

42. Yarosh D, Klein J, O'Connor A, et al. Effect of topically applied T4 endonuclease V in liposomes on skin cancer in xeroderma pigmentosum: a randomised study. Lancet 2001;357:926–9.

43. Noonan FP, DeFabo EC, Morrison H. Cis-urocanic acid, a product formed by ultraviolet B irradiation of the skin, initiates an antigen presentation defect in splenic dendritic cells in vivo. J Invest Dermatol 1988;90:92–9.

44. Kock A, Schwarz T, Kirnbauer R, et al. Human keratinocytes are a source for tumor necrosis factor a: evidence for synthesis and release upon stimulation with endotoxin or ultraviolet light. J Exp Med 1990;172:1609–14.

45. Pentland AP, Mahoney M, Jacobs SC, et al. Enhanced prostaglandin synthesis after ultraviolet injury is mediated by endogenous histamine stimulation. J Clin Invest 1990;86:566–74.

46. Chung HT, Burnham DK, Robertson B, et al. Involvement of prostaglandins in the immune alterations caused by the exposure of mice to ultraviolet radiation. J Immunol 1986;137:2478–84.

47. Walterscheid JP, Nghiem DX, Kazimi N, et al. Cis-urocanic acid, a sunlight-induced immunosuppressive factor, activates immune suppression via the 5-HT2A receptor. Proc Natl Acad Sci U S A 2006;103:17420–5.

48. Dy LC, Pei Y, Travers JB. Augmentation of ultraviolet B radiation-induced tumor necrosis factor production by the epidermal platelet-activating factor receptor. J Biol Chem 1999;274:26917–21.

49. Zhang Q, Yao Y, Konger RL, et al. UVB radiation-mediated inhibition of contact hypersensitivity reactions is dependent on the platelet-activating factor system. J Invest Dermatol 2008;128:1780–7.

50. Seiffert K, Granstein RD. Neuropeptides and neuroendocrine hormones in ultraviolet radiation-induced immunosuppression. Methods 2002;28:97–103.

51. Black HS. Potential involvement of free radical reactions in ultraviolet light-mediated cutaneous damage. Photochem Photobiol 1987;46:213–21.

52. Garssen J, Buckley TL, Van Loveren H. A role for neuropeptides in UVB-induced systemic immunosuppression. Photochem Photobiol 1998;68:205–10.

53. Legat FJ, Jaiani LT, Wolf P, et al. The role of calcitonin gene-related peptide in cutaneous immunosuppression induced by repeated subinflammatory ultraviolet irradiation exposure. Exp Dermatol 2004;13:242–50.

54. Grabbe S, Bhardwaj RS, Mahnke K, et al. alpha-melanocyte-stimulating hormone induces hapten-specific tolerance in mice. J Immunol 1996;156:473–8.

55. Hosoi J, Murphy GF, Egan CL, et al. Regulation of Langerhans cell function by nerves containing calcitonin gene-related peptide. Nature 1993;363:159–63.

56. Bhardwaj RS, Schwarz A, Becher E, et al. Pro-opiomelanocortin-derived peptides induce IL-10 production in human monocytes. J Immunol 1996;156:2517–21.

57. Redondo P, Garcia-Foncillas J, Okroujnov I, et al. Alpha-MSH regulates interleukin-10 expression by human keratinocytes. Arch Dermatol Res 1998;290:425–8.

58. Rivas JM, Ullrich SE. The role of IL-4, IL-10, and TNF-alpha in the immune suppression induced by ultraviolet radiation. J Leukoc Biol 1994;56:769–75.

59. Rivas JM, Ullrich SE. Systemic suppression of delayed-type hypersensitivity by supernatants from UV-irradiated keratinocytes. An essential role for keratinocyte-derived IL-10. J Immunol 1992;149:3865–71.

60. Toichi E, Lu KQ, Swick AR, et al. Skin-infiltrating monocytes/macrophages migrate to draining lymph nodes and produce IL-10 after contact sensitizer exposure to UV-irradiated skin. J Invest Dermatol 2008;128:2705–15.

61. Schwarz A, Maeda A, Kernebeck K, et al. Prevention of UV radiation-induced immunosuppression by IL-12 is dependent on DNA repair. J Exp Med 2005;201:173–9.

62. Schmitt DA, Walterscheid JP, Ullrich SE. Reversal of ultraviolet radiation-induced immune suppression by recombinant interleukin-12: suppression of cytokine production. Immunology 2000;101:90–6.

63. Schwarz A, Stander S, Berneburg M, et al. Interleukin-12 suppresses ultraviolet radiation-induced apoptosis by inducing DNA repair. Nat Cell Biol 2002;4:26–31.

64. Sharma SD, Katiyar SK. Dietary grape-seed proanthocyanidin inhibition of ultraviolet B-induced immune suppression is associated with induction of IL-12. Carcinogenesis 2006;27:95–102.

65. Vaid M, Singh T, Li A, et al. Proanthocyanidins inhibit UV-induced immunosuppression through IL-12-dependent stimulation of CD8+ effector T cells and inactivation of CD4+ T cells. Cancer Prev Res (Phila) 2011;4:238–47.

66. Katiyar S, Elmets CA, Katiyar SK. Green tea and skin cancer: photoimmunology, angiogenesis and DNA repair. J Nutr Biochem 2007;18:287–96.

67. Meeran SM, Katiyar S, Elmets CA, et al. Silymarin inhibits UV radiation-induced immunosuppression through augmentation of interleukin-12 in mice. Mol Cancer Ther 2006;5:1660–8.

68. Takeda K, Kaisho T, Akira S. Toll-like receptors. Annu Rev Immunol 2003;21:335–76.

69. Bernard JJ, Cowing-Zitron C, Nakatsuji T, et al. Ultraviolet radiation damages self-noncoding RNA and is detected by TLR3. Nat Med 2012;18:1286–90.

70. Ahmad I, Simanyi E, Guroji P, et al. Toll-like receptor-4 deficiency enhances repair of ultraviolet radiation induced cutaneous DNA damage by nucleotide excision repair mechanism. J Invest Dermatol 2013. [Epub ahead of print].

71. Ros AM, Wennersten G. Current aspects of polymorphous light eruptions in Sweden. Photodermatol 1986;3:298–302.

72. Honigsmann H. Polymorphous light eruption. Photodermatol Photoimmunol Photomed 2008;24:155–61.

73. Khoo SW, Tay YK, Tham SN. Photodermatoses in a Singapore skin referral centre. Clin Exp Dermatol 1996;21:263–8.

74. Majoie IM, van Weelden H, Sybesma IM, et al. Polymorphous light eruption-like skin lesions in welders caused by ultraviolet C light. J Am Acad Dermatol 2010;62:150–1.

75. Norris PG, Morris J, McGibbon DM, et al. Polymorphic light eruption: an immunopathological study of evolving lesions. Br J Dermatol 1989;120:173–83.

76. Norris PG, Barker JN, Allen MH, et al. Adhesion molecule expression in polymorphic light eruption. J Invest Dermatol 1992;99:504–8.

77. Kolgen W, Van Weelden H, Den Hengst S, et al. CD11b+ cells and ultraviolet-B-resistant CD1a+ cells in skin of patients with polymorphous light eruption. J Invest Dermatol 1999;113:4–10.

78. Palmer RA, Friedmann PS. Ultraviolet radiation causes less immunosuppression in patients with polymorphic light eruption than in controls. J Invest Dermatol 2004;122:291–4.

79. Roelandts R. Chronic actinic dermatitis. J Am Acad Dermatol 1993;28:240–9.

80. Que SK, Brauer JA, Soter NA, et al. Chronic actinic dermatitis: an analysis at a single institution over 25 years. Dermatitis 2011;22:147–54.

81. Hawk JL, Lim HW. Chronic actinic dermatitis. In: Lim HW, Honigsmann H, Hawk JL, editors. Photodermatology. New York: Informa Health; 2007. p. 169–83.

82. Menage Hdu P, Sattar NK, Haskard DO, et al. A study of the kinetics and pattern of E-selectin, VCAM-1 and ICAM-1 expression in chronic actinic dermatitis. Br J Dermatol 1996;134:262–8.

83. Fujita M, Miyachi Y, Horio T, et al. Immunohistochemical comparison of actinic reticuloid with allergic contact dermatitis. J Dermatol Sci 1990;1:289–96.

84. Foering K, Chang AY, Piette EW, et al. Characterization of clinical photosensitivity in cutaneous lupus erythematosus. J Am Acad Dermatol 2013;69:205–13.

85. Foering K, Goreshi R, Klein R, et al. Prevalence of self-report photosensitivity in cutaneous lupus erythematosus. J Am Acad Dermatol 2012;66:220–8.

86. Kim A, Chong BF. Photosensitivity in cutaneous lupus erythematosus. Photodermatol Photoimmunol Photomed 2013;29:4–11.

87. Scheinfeld N, Deleo VA. Photosensitivity in lupus erythematosus. Photodermatol Photoimmunol Photomed 2004;20:272–9.

88. Kuhn A, Wozniacka A, Szepietowski JC, et al. Photoprovocation in cutaneous lupus erythematosus: a multicenter study evaluating a standardized protocol. J Invest Dermatol 2011;131:1622–30.

89. Lehmann P, Holzle E, Kind P, et al. Experimental reproduction of skin lesions in lupus erythematosus by UVA and UVB radiation. J Am Acad Dermatol 1990;22:181–7.

90. LeFeber WP, Norris DA, Ryan SR, et al. Ultraviolet light induces binding of antibodies to selected nuclear antigens on cultured human keratinocytes. J Clin Invest 1984;74:1545–51.

91. Orteu CH, Sontheimer RD, Dutz JP. The pathophysiology of photosensitivity in lupus erythematosus. Photodermatol Photoimmunol Photomed 2001;17:95–113.

92. Lin JH, Dutz JP, Sontheimer RD, et al. Pathophysiology of cutaneous lupus erythematosus. Clin Rev Allergy Immunol 2007;33:85–106.

93. Cafardi JA, Pollack BP, Elmets CA. Phototherapy. In: Goldsmith LA, editor. Fitzpatrick's dermatology in general medicine. 8th edition. New York: McGraw Hill; 2012. p. 2841–50.

94. Krutmann J, Morita A, Elmets CA. Mechanisms of Photo(chemo)therapy. In: Krutmann J, Hönigsmann H, Elmets CA, editors. Dermatological phototherapy and photodiagnostic methods. 2nd edition. Berlin: Springer-Verlag; 2009. p. 63–77.

95. van Weelden H, De La Faille HB, Young E, et al. A new development in UVB phototherapy of psoriasis. Br J Dermatol 1988;119:11–9.

96. Parrish JA, Jaenicke KF. Action spectrum for phototherapy of psoriasis. J Invest Dermatol 1981;76:359–62.

97. Clayton TH, Clark SM, Turner D, et al. The treatment of severe atopic dermatitis in childhood with narrowband ultraviolet B phototherapy. Clin Exp Dermatol 2007;32:28–33.

98. Ersoy-Evans S, Altaykan A, Sahin S, et al. Phototherapy in childhood. Pediatr Dermatol 2008;25:599–605.

99. Jury CS, McHenry P, Burden AD, et al. Narrowband ultraviolet B (UVB) phototherapy in children. Clin Exp Dermatol 2006;31:196-9.

100. Gathers RC, Scherschun L, Malick F, et al. Narrowband UVB phototherapy for early-stage mycosis fungoides. J Am Acad Dermatol 2002;47:191-7.

101. Boztepe G, Sahin S, Ayhan M, et al. Narrowband ultraviolet B phototherapy to clear and maintain clearance in patients with mycosis fungoides. J Am Acad Dermatol 2005;53:242-6.

102. Stege H, Schopf E, Ruzicka T, et al. High-dose UVA1 for urticaria pigmentosa. Lancet 1996;347:64.

103. Tuchinda C, Kerr HA, Taylor CR, et al. UVA1 phototherapy for cutaneous diseases: an experience of 92 cases in the United States. Photodermatol Photoimmunol Photomed 2006;22:247-53.

104. Krutmann J, Czech W, Diepgen T, et al. High-dose UVA1 therapy in the treatment of patients with atopic dermatitis. J Am Acad Dermatol 1992;26:225-30.

105. Krutmann J, Diepgen TL, Luger TA, et al. High-dose UVA1 therapy for atopic dermatitis: results of a multicenter trial. J Am Acad Dermatol 1998;38:589-93.

106. Plettenberg H, Stege H, Megahed M, et al. Ultraviolet A1 (340-400 nm) phototherapy for cutaneous T-cell lymphoma. J Am Acad Dermatol 1999;41:47-50.

107. Morita A, Werfel T, Stege H, et al. Evidence that singlet oxygen-induced human T helper cell apoptosis is the basic mechanism of ultraviolet-A radiation phototherapy. J Exp Med 1997;186:1763-8.

108. Yin L, Yamauchi R, Tsuji T, et al. The expression of matrix metalloproteinase-1 mRNA induced by ultraviolet A1 (340-400 nm) is phototherapy relevant to the glutathione (GSH) content in skin fibroblasts of systemic sclerosis. J Dermatol 2003;30:173-80.

109. Wlaschek M, Briviba K, Stricklin GP, et al. Singlet oxygen may mediate the ultraviolet A-induced synthesis of interstitial collagenase. J Invest Dermatol 1995;104:194-8.

110. Parrish JA, Fitzpatrick TB, Tanenbaum L, et al. Photochemotherapy of psoriasis with oral methoxsalen and longwave ultraviolet light. N Engl J Med 1974;291:1207-11.

111. Rupoli S, Goteri G, Pulini S, et al. Long-term experience with low-dose interferon-alpha and PUVA in the management of early mycosis fungoides. Eur J Haematol 2005;75:136-45.

112. Herrmann JJ, Roenigk HH Jr, Honigsmann H. Ultraviolet radiation for treatment of cutaneous T-cell lymphoma. Hematol Oncol Clin North Am 1995;9:1077-88.

第4章 光 老 化

Anne Han，Anna L. Chien，Sewon Kang

关键词

● 光老化　● 光损伤　● 皱纹　● 嫩肤

要点

● 光老化是由于皮肤长期暴露于紫外线（ultraviolet，UV）而导致的一种复杂的皮肤改变的过程，这种改变在皮肤暴露部位尤其明显。

● 光老化在肤色白皙的个体更为明显，具有甚小的种族差异性。

● 光老化的临床特点包括皱纹、雀斑、毛细血管扩张、色素斑、纹理粗糙、皮肤松弛和透明度缺乏。

● 患者对其光老化外观的关注，受社会、文化和个人价值的影响。

● 一系列的方法用于预防和治疗光老化，包括光防护，局部使用维A酸、药物化妆品、化学剥脱、神经调质药、软组织填充和光疗（例如激光）。

引言

光老化是由于长期紫外线辐射后引起皮肤一系列的复杂改变，它表现为皮肤过早老化，亦受皮肤自然老化双重影响。不是所有的光老化表现都是相同的，其过程受皮肤类型和种族影响，光老化的程度亦受地理位置（纬度和经度）、职业（户外工作或户内工作）、生活方式和光防护等影响，光防护包括有无使用防晒霜、衣服防护和寻找阴凉地方避光，很多患者采用抗老化的产品或修复产品。

一般而言，患者对其光老化外观的关注，受社会、文化和个人价值的影响。每个人对美学的标准不同，但是保持外表年轻是一个不变的标准。人的年轻外表会随着年龄变化，在这个过程中，光老化也发挥着重要作用[1]。

本文主要讨论光老化的临床特点、流行病学、组织病理学、发病机制和治疗。

历史

光老化这个术语在1986年首次被提出，当时光老化（photoaging）与日射病（dermatoheliosis）两个词可相互交换使用[2]。但是，后者是一个隐含阳光的病理状态的、带有缺陷的词语[3]，故不如photoaging表达精确，本文主要使用photoaging这个术语。

流行病学

皮肤光老化在浅肤色人群中更普遍。Fitzpatrick皮肤类型为Ⅰ、Ⅱ和Ⅲ型人群较Ⅳ、Ⅴ和Ⅵ型人群皮肤更容易发生光老化。种族起源，特别是北欧血统，也起着重要作用。有一研究调查澳大利亚年轻人（<30岁）的皮肤老化情况，结果发现调查者中72%男性和47%女性呈现中重度光老化外观[4]。在深色皮肤人群，皱纹不会立即出现，而是直到50岁以后才显现出来，且比同一年龄段肤色较白的人群程度轻[5]。有一文献报道中国妇女出现皱纹的年

龄比法国妇女平均推迟 10 岁[6]。

光老化与日晒的累积量、年龄的增加密切相关，还与地理位置有关，例如高海拔的接近赤道的地方紫外线辐射带来的危害更大。生活方式，例如户外职业和户外娱乐活动，明显增加了日晒的累积量，例如农民、士兵、建筑工人和机动车辆的司机等人群在其一生中常出现受到阳光照射严重影响的表现，室内日光浴也能明显加速光老化[7]。

严密的光防护措施可以减轻光老化。在亚洲，妇女经常细致的防护脸部，以免被太阳照射到[8]，她们可能戴宽沿帽，打阳伞，避免在海边活动或进行其他户外活动。这些行为会受社会对美和魅力标准的影响。

发病机制

UVA（320~400nm）和 UVB（290~320nm）均参与光老化的形成过程，其中 UVA 发挥了主要的作用，这是因为 UVA 能穿透至真皮，并且到达地球表面的 UVA 的量至少是 UVB 的 10 倍[9]。UVB 辐射主要被表皮的细胞 DNA 吸收，导致损伤形成产物环丁烷嘧啶二聚体。UVB 在光损伤、光致癌和免疫抑制发生中亦发挥主要作用[10]。

累积的 UVA 辐射可损伤真皮基质和血管，它还可通过产生活性氧簇（reactive oxygen species，ROS）而间接损伤 DNA、脂质和蛋白质。活性氧导致细胞组成成分例如细胞膜、线粒体和 DNA 氧化损伤。线粒体是细胞 ADP 转化成 ATP 时产生内源性活性氧的重要部位。内源性活性氧，包括超氧化物类、过氧化氢和单态氧，这些物质激活细胞因子和生长因子受体，从而依次激活转录因子激活蛋白 -1（Activator protein1，AP-1）和 NF-kB。

图 1 显示光老化的发病机制。UV 辐射激活各种生长因子和细胞因子受体，诱导转录因子 AP-1 产生。AP-1 通过上调基质金属蛋白（MMP），包括间质胶原酶（MMP-1）、基质分解素 1（MMP-3）和 92kDa 的白明胶酶（MMP-9），促进胶原分解，这三者共同作用可以使大部分的 I 型和 III 型真皮胶原降解[12]。AP-1 与负责前胶原转录的转录复合物结合或者抑制转化生长因子（TGF-β）的活性，后者（TGF-β）能够促进前胶原的形成，而减少真皮内 I 型和 III 型前胶原的基因表达从而抑制胶原的产生。反复日晒，会使降解的胶原不断累积，胶原产生减少，从而产生一系列光老化的临床表现[13]。

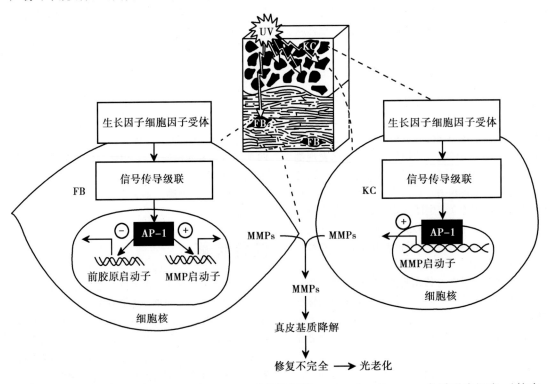

图 1　光老化的病理过程。FB，Fibroblast，成纤维细胞；KC，Keratinocyte，角质形成细胞。（摘自：Fisher GJ，Kang S，Varani J，et al. Mechanisms of photoaging and chronologic skin aging. Arch Dermatol 2002；138：1462）

活性氧（ROS）导致的 NF-kB 活化能调节促炎细胞因子的表达，如 IL-1B、TNF-a、IL-6、IL-8 和各种黏附分子，这些细胞因子反过来扩大 AP-1 和 NF-kB 通路，从而进一步增强对 UV 辐射的反应 [14, 15]。

临床表现

光老化可表现为皱纹、雀斑、毛细血管扩张、色素斑、纹理增粗、透明度缺乏、色泽暗淡、皮肤松弛、缺乏弹性和饱满感。严重的光老化可导致皮脊和沟槽加深、皮革样外观、皮肤严重萎缩、开放性粉刺、粟丘疹、弹性纤维变性呈鹅卵石样、光化性紫癜、表皮和真皮增厚 [16]。自然老化则表现细纹和皮肤松弛，后者主要由于脂肪萎缩而导致软组织的体积减小，重力导致软组织再分布，骨质吸收而导致面部骨骼支持减少引起的。

光老化明显受个体皮肤类型和种族的影响。深色皮肤人群由于皮肤黑素多而较浅色皮肤人群更有利于光保护。一项解剖学研究表明黑色皮肤的黑素对 UV 辐射的光防护作用与白色皮肤相比，其平均防晒系数（SPF）为 13.4 [17]。因此，皮肤 Fitzpatrick 分型较高的个体天生更具有光保护作用，因为他们一般出现光老化的时间推迟 10~20 年，且严重程度降低。

种族在决定光老化的特殊临床特征上起了重要作用。白种人和亚洲人出现皱纹和色素改变的表现不同 [18]。在尼泊尔博卡拉谷进行了一项评估种族和基因对光老化方面影响的研究，在这里生活着亚利安人和蒙古族这两组完全不同的种族 [19]。研究结果发现亚利安人皱纹更深，特别是在眼周和前额，尽管他们的人均肤色更深。因此，种族起源和基因是决定光老化影响的独立因素。另一个流行病学研究通过比较日本妇女和德国的白种人妇女的光老化情况，从而揭示遗传学在光老化中的作用。研究结果发现日本女人皱纹更少，但斑较多。日本女人的空腹血液中有更高的抗氧化水平，因此能减少皱纹的产生；日本女人出现 SLC45A2 等位基因的频率较高，这个基因参与黑色素的合成，因此能促进色素斑的形成 [20]。这些代谢和基因的不同可能进一步阐明种族和基因在光老化的复杂过程中的作用。

组织学改变

光损伤的镜下改变在表皮和真皮。图 2 比较了正常的、有光防护的皮肤和光损伤、光老化皮肤的镜下改变。在光老化的皮肤，其镜下可见表皮萎缩，棘层变薄，表皮真皮连接处变扁平（失去表皮突）或表皮变厚，棘层肥厚 [21]。在真皮，细胞外基质减少，胶原纤维分解，从而临床表现为皱纹 [22]。光老化最突出的特点是弹力纤维断裂，也叫日光性弹性组织变性，导致大量无定形、异常增厚、卷曲和碎片状弹性纤维沉积 [23]。也可看到增多的非典型黑素细胞和角质形成细胞。相比之下，自然老化皮肤的组织学改变更简单，其特点是表皮萎缩，成成纤维细胞和胶原的量减少。

光生物学评估

光老化按特征分为轻到重度不同等级。在这个领域存在多种光老化等级的评价标准。在早期，Griffiths 等人 [24] 在采用 9 分数值法来评估光老化的严重程度（0= 无光老化，8= 重度）的基础上发展为按相片特征分 0、2、4、6、8 共 5 个等级的方法（图 3）。Helfrich 等人 [25] 研究上臂内侧皮肤光防护，得出一个类似 9 分数值法评估自然老化的标准。Chung 等人 [26] 设计两个评估光损伤的标准，分别是从皱纹和色素脱失来评估亚洲人皮肤光老化的损伤程度。Glogau 将光老化分类为 4 个等级：轻、中、重和严重。最主要的衡量标准是皱纹 [27]。皱纹的严重等级和全球美学改善等级都采用 5 分类法来量化面部皱纹（1= 缺失，5= 严重）。其用于临床研究，为评估美容治疗（例如软组织填充）后改善的程度提供量化的客观指标 [28]。Carruthers 等 [29] 建立一套验证等级分类法（0= 无，4= 严重），评估额、前额线、melonmental 褶皱和 crow 脚线的位置，以便于临床和研究目的。

治疗

预防措施和各种美容治疗方法可以极大地阻止光老化的发展，甚至获得某种程度上逆转。最主要预防措施是避光。光防护包括户外时寻找遮阳处，使用防晒霜和衣服防护，这是用于防御光老化的一线措施。这些措施将在其他章节详细介绍。一级预防还包括远离人工光源的 UV 辐射，包括日光浴床，合理的使用各种光疗装置治疗皮肤病。光老化治疗包括各种局部和系统的干预，如局部外用维 A 酸类、药物化妆品、化学剥脱、注射神经调质、组织填充和光疗法。

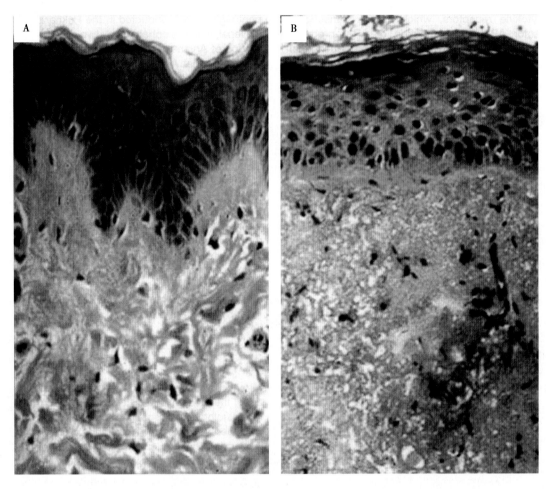

图 2　比较正常皮肤（A）和光老化皮肤（B）的组织学改变。（摘自：Fisher GJ，Kang S，Varani J，et al. Mechanisms of photoaging and chronologic skin aging. Arch Dermatol 2002；138：1462；Kang S，Bergfeld W，Gottlieb AB，et al. Long-term efficacy and safety of tretinoin emollient cream 0.05% in the treatment of photodamaged facial skin. Am J Clin Dermatol 2005；6：245）

外用维 A 酸类

　　外用维 A 酸类是治疗轻中度光老化主要方法。维 A 酸类是一类天然形成或合成的与维生素 A，也叫视黄醇，结构相似的化合物。当其生物性受激发后，维生素 A 在体内能自然转化为最具有生物活性的形式——维 A 酸，或其他衍生物—视黄醛和视黄酯。各种自然和合成的维 A 酸类增加胶原合成，诱导表皮增殖和减少异型角质形成细胞和黑素细胞产生[30-34]。临床上，它们能减少细纹，改善皮肤纹理和增加皮肤弹性，从而延缓光老化的进展。图 4 显示外用维 A 酸改善光老化的疗效对比。

　　维 A 酸或全反式维 A 酸，最常用于改善光老化。0.05％维 A 酸润肤霜和 0.1％他扎罗汀是唯一被美国 FDA 批准的两大治疗光老化的维 A 酸类药物[35]。其他未推荐用于光老化的外用维 A 酸，例如阿达帕林，一种合成衍生物的处方药，许多抗衰老美容产品都含有这种成分[31]。

　　外用维 A 酸类可能引起刺激感，例如脱屑、红斑、烧灼和皮炎，降低了患者的依从性。使用维 A 酸需从最小有效剂量开始，以减轻其不良反应。该药物至少需使用 4 个月，才能显效[36]。他扎罗汀是唯一的 X 类外用维 A 酸，不推荐在怀孕或哺乳期局部外用。

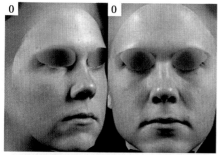
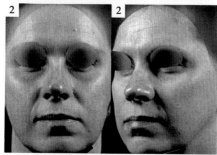
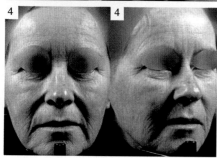
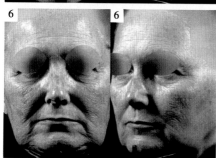
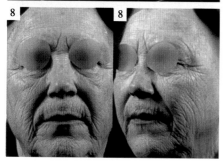

图 3　皮肤光损伤的损伤标准等级（Courtesy of Regents of the University of Michigan，East Lansing，Ml）

药物化妆品

药物化妆品包含一系列不同的非处方外用产品，包括抗氧化剂、维生素、羟酸类和植物提取物[37]。药物化妆品的市场需求取决于它的抗老化功效。它们用于美白，使皮肤有光泽、减少皱纹、遮瑕和全方位嫩肤。尽管有些产品具有科学理论依据，取得良好疗效，但它们未被归类为药物。因为，这些产品未经过严格的实验测试或被正规的组织机构例如 FDA 审查。可是，大多数药物化妆品在美容，尤其是保湿方面起到重要作用，联合局部外用维 A 酸可增强其抗老化的功效。例如，一个小型的随机研究发现，外用非处方药物 1% 维生素 A 改善光老化的疗效类似于 0.02% 维 A 酸[38]。

化学剥脱术

化学剥脱治疗光老化是利用剥脱剂去除受损的皮肤，从而促进皮肤新生、紧致和改善纹理[39]。剥脱剂可使角质层更致密、表皮增厚和黑素分布更均匀[40]。化学剥脱剂根据其剥脱的深度分为：浅度换肤、中度换肤或深度换肤。浅度换肤剥脱剂可促进表皮下层至真皮乳头层剥脱，故患者的耐受性好，恢复期短。这些剥脱剂包括果酸，例如甘醇酸、乳酸、水杨酸和低聚的三氯乙酸（TCA）。Jessner 溶液是包含乳酸、水杨酸和间苯二酚混合物的乙醇溶液。中层换肤剥脱可深达真皮网状层，其有效性和不良反应的风险亦随之增加。经典的中层剥脱剂是 50% 三氯醋酸（TCA），由于其穿透深度较深可能导致不可预料的结果。深度剥脱目前很少使用。Baker-Gordon 包含苯酚和巴豆油，它是传统的深度剥脱剂。巴豆油可能导致心律不齐，故需要进行心电监测[41]。不良反应包括色素沉着，感染，瘢痕，常见于中度和深度剥脱。

神经调质

肉毒素是一种可注射的神经调质，可用于减少细纹和皱纹。它被认为是继整形手术外的一重大发现，合理应用，安全性高。肉毒素是从肉毒杆菌提取出来的神经毒素。它减弱和麻痹骨骼肌，从而改善由于面部肌肉收缩所致的皱纹。常用肉毒素治疗的部位有眉间皱纹、额水平线和眼角鱼尾纹，还包括面中部和下巴等部位[42]。肉毒素注射省时快速，不需要休息。临床疗效是一过性的，从注射后第 1 周开始起效，通常持续 3 ~ 4 个月[43]。目前，通过 FDA 认证用于美容的 3 种肉毒素有 Botox、Dysport 和 Xeomin。

注射肉毒素的绝对禁忌证包括注射部位感染、对肉毒素成分高度敏感。Dysport 绝对不能用于对

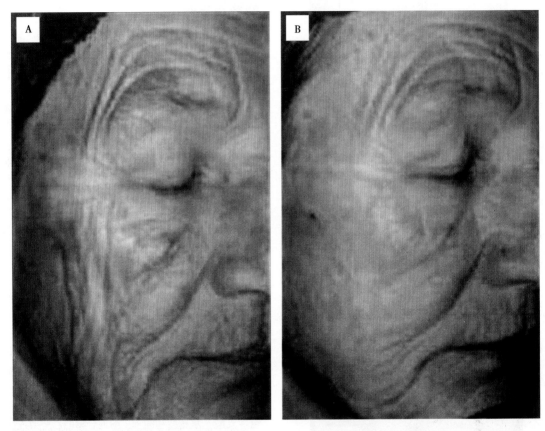

图 4　局部使用维 A 酸类药物治疗光老化的疗效对比：治疗前(A)和治疗后(B)。(摘自：Kang S，Bergfeld W，Gottlieb AB，et al. Long-term efficacy and safety of tretinoin emollient cream 0.05% in the treatment of photodamaged facial skin. Am J Clin Dermatol 2005；6：245)

牛奶蛋白过敏的患者。相对禁忌证包括神经肌肉接点疾病，例如重症肌无力，可能放大肉毒素的作用。如患者服用以下药物，例如奎宁、氨基糖苷类和钙通道阻滞药，这些药物可干扰神经肌肉传递，应该更加谨慎小心[44]。常见的副作用通常较少，且为暂时性，与注射本身有关，例如局部淤青、肿胀和头痛。其他较严重的副作用与药物注射部位不当和药物的弥散有关，导致暂时性形态或功能不协调，例如眉毛下垂和眼睑下垂[45]。一些并发症可能随着肉毒素的代谢而进一步改善。

软组织填充

软组织填充注射可改善粗皱纹和组织容积缩小而用于面部的年轻化。用于美容的组织填充剂品种较多，包括可被生物降解的产品、永久性填充剂和自体脂肪移植。由于填充剂的性质不同，因此需要小心选择和放置合适的填充剂。另外，在治疗前需了解选择的填充剂的禁忌证。生物降解的填充剂如透明质酸，和半永久性填充剂如钙羟磷灰石，最终被身体吸收。这些可持续 6 个月到 2 年。它们具有可逆性的优点，但需要重复治疗而保持理想的疗效。

常见的不良反应包括治疗即刻软组织填充注射部位淤青、渗液和潮红。更严重、更罕见的不良反应是填充剂外渗入血管导致组织坏死。这可能是由于填充剂堵塞或渗入眉间或鼻唇沟血管而引起的。即将发生坏死的表现包括局部发白、网状发紫或明显疼痛[46, 47]。有报道填充剂导致滑车上动脉——眼动脉的分支栓塞，引起视网膜血管栓塞导致患者变盲[48]。填充剂注射后的迟发性不良反应是注射部位形成皮下结节，这可能由于填充剂聚集导致肉芽肿性炎症反应，或是一种慢性亚临床感染[49]。

光疗

激光焕肤技术是针对皮肤光损伤而发展的一项嫩肤技术。激光和其他光源治疗被分为剥脱性和非剥脱性换肤。激光治疗是基于"选择性光热解"理论[50]。剥脱性激光首次应用于 20 世纪 80 年代，通过刺激真皮胶原重排，能显著改善皱纹、色素异常、皮肤松弛和其他光老化的征象。传统的剥脱性激光包括波长为 10 600nm CO_2 激光和 2940nm Er：YAG 激光。可是，由于存在着发生相对较高的不良反应的风险和需要较长的恢复期，点阵剥脱和其他非剥脱性激光后来逐渐发展起来。点阵剥脱和其他非剥脱性激光治疗后出现瘢痕、感染、色素不均和持续性红斑的风险较低。非剥脱性激光的设备包括血管性激光、色素性激光、强脉冲光、红外光、其他光源和射频。

治疗光老化，需根据患者特定的临床特征，包括皮肤类型、种族起源和治疗可能潜在的并发症的不同来选择治疗。近期文献报道化学剥脱和激光嫩肤，与肉毒素和皮肤填充相比，出现色素异常的风险更大[1]，这些并发症包括色素不均、瘢痕疙瘩、增生性瘢痕。如患者的肤色较黑，则应避免中、深度的化学剥脱。针对肤色较黑患者，激光嫩肤具有一定挑战性，需设置合适的参数，例如降低能量密度从而取得良好疗效。表皮冷却可减少多余热损伤和炎症后色素沉着[51]。较为安全的激光器和光源包括 IPL，发光二极管、1064nm 激光、非剥脱点阵激光和射频[52]。

总结

光老化是由于长期紫外线辐射后皮肤出现提前老化。肤色较浅的人群易出现更严重的皮肤改变。临床症状包括皱纹、雀斑、色素斑、缺少透明度和弹性降低，这些症状也受人群种族和基因影响。光老化可能通过多种方法预防和治疗，包括外用局部维 A 酸、药物化妆品、化学剥脱、神经调质注射、软组织填充和光源进行预防。对于许多皮肤病患者，光老化是一个重要的美容问题。种族间差异，甚至是能更有效的预防和治疗，光老化措施的进一步研究是十分必要的。

（马少吟 译，江娜 孟珍 校，朱慧兰 审）

参考文献

1. Davis EC, Callender VD. Aesthetic dermatology for aging ethnic skin. Dermatol Surg 2011;37(7): 901–17.
2. Kligman LH. Photoaging. Manifestations, prevention, and treatment. Dermatol Clin 1986;4(3): 517–28.
3. Bart RS. Dermatoheliosis? J Am Acad Dermatol 1996;35(4):649–50.
4. Green AC. Premature ageing of the skin in a Queensland population. Med J Aust 1991;155(7): 473–4, 477–8.
5. Goh SH. The treatment of visible signs of senescence: the Asian experience. Br J Dermatol 1990; 122(Suppl 35):105–9.
6. Nouveau-Richard S, Yang Z, Mac-Mary S, et al. Skin ageing: a comparison between Chinese and European populations. A pilot study. J Dermatol Sci 2005;40(3):187–93.
7. Urbach F, Forbes PD, Davies RE, et al. Cutaneous photobiology: past, present and future. J Invest Dermatol 1976;67(1):209–24.
8. Chung JH. Photoaging in Asians. Photodermatol Photoimmunol Photomed 2003;19(3):109–21.
9. Yaar M, Gilchrest BA. Photoageing: mechanism, prevention and therapy. Br J Dermatol 2007; 157(5):874–87.
10. Benjamin CL, Ullrich SE, Kripke ML, et al. p53 tumor suppressor gene: a critical molecular target for UV induction and prevention of skin cancer. Photochem Photobiol 2008;84(1):55–62.
11. Fisher GJ, Kang S, Varani J, et al. Mechanisms of photoaging and chronological skin aging. Arch Dermatol 2002;138(11):1462–70.
12. Sternlicht MD, Werb Z. How matrix metalloproteinases regulate cell behavior. Annu Rev Cell Dev Biol 2001;17:463–516.
13. Fisher GJ, Voorhees JJ. Molecular mechanisms of photoaging and its prevention by retinoic acid: ultraviolet irradiation induces MAP kinase signal transduction cascades that induce Ap-1-regulated matrix metalloproteinases that degrade human skin in vivo. J Investig Dermatol Symp Proc 1998;3(1):61–8.
14. Senftleben U, Karin M. The IKK/NF-kappaB pathway. Crit Care Med 2002;30(Suppl 1):S18–26.
15. Yamamoto Y, Gaynor RB. Therapeutic potential of inhibition of the NF-kappaB pathway in the treatment of inflammation and cancer. J Clin Invest 2001;107(2):135–42.
16. Gordon JR, Brieva JC. Images in clinical medicine. Unilateral dermatoheliosis. N Engl J Med 2012; 366(16):e25.
17. Kaidbey KH, Agin PP, Sayre RM, et al. Photoprotection by melanin–a comparison of black and Caucasian skin. J Am Acad Dermatol 1979;1(3): 249–60.
18. Shirakabe Y, Suzuki Y, Lam SM. A new paradigm for the aging Asian face. Aesthetic Plast Surg 2003;27(5):397–402.
19. Timilshina S, Bhuvan KC, Khanal M, et al. The influence of ethnic origin on the skin photoageing: Nepalese study. Int J Cosmet Sci 2011;33(6):553–9.
20. Vierkotter A, Krutmann J. Environmental influences on skin aging and ethnic-specific manifestations. Dermatoendocrinol 2012;4(3):227–31.
21. Kurban RS, Bhawan J. Histologic changes in skin

associated with aging. J Dermatol Surg Oncol 1990;16(10):908–14.

22. Varani J, Warner RL, Gharaee-Kermani M, et al. Vitamin A antagonizes decreased cell growth and elevated collagen-degrading matrix metalloproteinases and stimulates collagen accumulation in naturally aged human skin. J Invest Dermatol 2000;114(3):480–6.

23. Tsuji T. Loss of dermal elastic tissue in solar elastosis. Arch Dermatol 1980;116(4):474–5.

24. Griffiths CE, Wang TS, Hamilton TA, et al. A photonumeric scale for the assessment of cutaneous photodamage. Arch Dermatol 1992;128(3): 347–51.

25. Helfrich YR, Yu L, Ofori A, et al. Effect of smoking on aging of photoprotected skin: evidence gathered using a new photonumeric scale. Arch Dermatol 2007;143(3):397–402.

26. Chung JH, Lee SH, Youn CS, et al. Cutaneous photodamage in Koreans: influence of sex, sun exposure, smoking, and skin color. Arch Dermatol 2001;137(8):1043–51.

27. Glogau RG. Aesthetic and anatomic analysis of the aging skin. Semin Cutan Med Surg 1996;15(3): 134–8.

28. Day DJ, Littler CM, Swift RW, et al. The wrinkle severity rating scale: a validation study. Am J Clin Dermatol 2004;5(1):49–52.

29. Carruthers A, Carruthers J. A validated facial grading scale: the future of facial ageing measurement tools? J Cosmet Laser Ther 2010;12(5):235–41.

30. Cho S, Lowe L, Hamilton TA, et al. Long-term treatment of photoaged human skin with topical retinoic acid improves epidermal cell atypia and thickens the collagen band in papillary dermis. J Am Acad Dermatol 2005;53(5):769–74.

31. Kang S, Duell EA, Fisher GJ, et al. Application of retinol to human skin in vivo induces epidermal hyperplasia and cellular retinoid binding proteins characteristic of retinoic acid but without measurable retinoic acid levels or irritation. J Invest Dermatol 1995;105(4):549–56.

32. Bhawan J, Olsen E, Lufrano L, et al. Histologic evaluation of the long term effects of tretinoin on photodamaged skin. J Dermatol Sci 1996;11(3): 177–82.

33. Fisher GJ, Datta SC, Talwar HS, et al. Molecular basis of sun-induced premature skin ageing and retinoid antagonism. Nature 1996;379(6563):335–9.

34. Griffiths CE, Russman AN, Majmudar G, et al. Restoration of collagen formation in photodamaged human skin by tretinoin (retinoic acid). N Engl J Med 1993;329(8):530–5.

35. CenterWatch. FDA approved drugs in dermatology. [cited 2013 November 17, 2013]. Available at: http://www.centerwatch.com/drug-information/fda-approvals/drug-areas.aspx?AreaID=3. Ac-

cessed November 17, 2013.

36. Samuel M, Brooke RC, Hollis S, et al. Interventions for photodamaged skin. Cochrane Database Syst Rev 2005;(1):CD001782.

37. Draelos ZD. The art and science of new advances in cosmeceuticals. Clin Plast Surg 2011;38(3): 397–407, vi.

38. Chien A, Cheng N, Shin J, et al. Topical retinol, a precursor to tretinoin, can deliver comparable efficacy to tretinoin in treatment. J Invest Dermatol 2012;132(S1):S93.

39. Kligman D, Kligman AM. Salicylic acid peels for the treatment of photoaging. Dermatol Surg 1998; 24(3):325–8.

40. Fabbrocini G, De Padova MP, Tosti A. Chemical peels: what's new and what isn't new but still works well. Facial Plast Surg 2009;25(5):329–36.

41. Landau M. Cardiac complications in deep chemical peels. Dermatol Surg 2007;33(2):190–3 [discussion: 193].

42. Carruthers J, Carruthers A. The evolution of botulinum neurotoxin type A for cosmetic applications. J Cosmet Laser Ther 2007;9(3):186–92.

43. Carruthers A. Botulinum toxin type A: history and current cosmetic use in the upper face. Dis Mon 2002;48(5):299–322.

44. Allergan I. Botox Cosmetic (botulinum toxin type A) purified neurotoxin complex (prescribing information). Irvine (CA): Allergan; 2005.

45. Klein AW. Complications, adverse reactions, and insights with the use of botulinum toxin. Dermatol Surg 2003;29(5):549–56 [discussion: 556].

46. Bachmann F, Erdmann R, Hartmann V, et al. The spectrum of adverse reactions after treatment with injectable fillers in the glabellar region: results from the Injectable Filler Safety Study. Dermatol Surg 2009;35(Suppl 2):1629–34.

47. Grunebaum LD, Bogdan Allemann I, Dayan S, et al. The risk of alar necrosis associated with dermal filler injection. Dermatol Surg 2009;35(Suppl 2):1635–40.

48. McCleve DE, Goldstein JC. Blindness secondary to injections in the nose, mouth, and face: cause and prevention. Ear Nose Throat J 1995;74(3): 182–8.

49. Gladstone HB, Cohen JL. Adverse effects when injecting facial fillers. Semin Cutan Med Surg 2007; 26(1):34–9.

50. Anderson RR, Parrish JA. Selective photothermolysis: precise microsurgery by selective absorption of pulsed radiation. Science 1983;220(4596):524–7.

51. Munavalli GS, Weiss RA, Halder RM. Photoaging and nonablative photorejuvenation in ethnic skin. Dermatol Surg 2005;31(9 Pt 2):1250–60 [discussion: 1261].

52. Elsaie ML, Lloyd HW. Latest laser and light-based advances for ethnic skin rejuvenation. Indian J Dermatol 2008;53(2):49–53.

第5章 光致癌性：紫外线与皮肤肿瘤的流行病学展望

Bonita Kozma，Melody J. Eide

关键词

● 黑色素瘤 ● 非黑色素细胞癌 ● 光致癌性 ● 紫外线辐射 ● 流行病学

要点

● 紫外线照射是明确的可致皮肤肿瘤发生的危险因素。
● 室内晒黑增加紫外线暴露的累积量，加大罹患皮肤肿瘤的风险，尤其是年轻的金发人群。
● 皮肤光致癌机制与紫外线辐射、皮肤细胞、分子机制、DNA 和免疫系统之间复杂的相互作用有关。

引言

皮肤肿瘤是世界上最常见的恶性肿瘤，包括美国在内的许多国家，其发病率不断增长。2013 年，仅在美国就有约有 350 万非黑色素皮肤肿瘤（NMSC）新发病例以及约 7.6 万例新发黑色素瘤[1]，其中约有 9 千例因黑色素瘤死亡的病例[1, 2]。

紫外线辐射是公认的可致皮肤肿瘤发生的危险因素。尽管人类每天都会接受紫外线照射，但照射量会随着人们选择娱乐和工作方式而增加。因此，通过有意识地提高对各种因素的认识以及避免光暴露是减少这种风险的关键。国际癌症研究机构（IARC）将日光辐射分类为具有人类致癌性的物质[3]。文章对紫外线及其致皮肤细胞突变、最终致癌变的生物学作用进行了简要的概述。分别论述了非黑色素皮肤肿瘤与黑色素瘤的流行病学、各种皮肤肿瘤的基因易感性以及肿瘤的发生与发展。另外，对紫外线照射，如晒黑、工作环境的暴露、维生素 D 缺乏等公共卫生问题也进行了简单讨论。

紫外线的生物学效应

阳光辐射包括紫外线、可见光以及红外线。紫外线光谱分为 UVC（200~290nm）、UVB（290~320nm）、UVA2（320~340nm），以及 UVA1（340~400nm）。绝大部分 UVC 被地球的臭氧层所吸收，能到达地球表面的为 UVA 和 UVB。波长越长，穿透能力越深。UVB 穿透表皮基底层及真皮浅层，UVA 可达真皮深层[4]。除了 DNA 损伤，UVA 与 UVB 对皮肤产生的效应不同。UVB 比 UVA 更易引起皮肤晒伤，而 UVA 可导致即刻（曝晒后持续数分钟）与持久的（曝晒后持续数小时）色素沉着，同时，UVA 可穿透窗户玻璃，并且与多数的光敏和光毒效应有关。UVB 和 UVA 都与光致癌性有关[5]。图 1 概括了紫外线诱导的光致癌性机制。

DNA 损伤

皮肤在吸收紫外线照射后产生生物学效应。UVB 引起嘧啶二聚体和 4，6 光产物形成，同时，C 到 T 以及 CC 到 TT 的突变，常为 UVB 引起突变的标志。UVA 的致癌性是通过自由基的形成而引

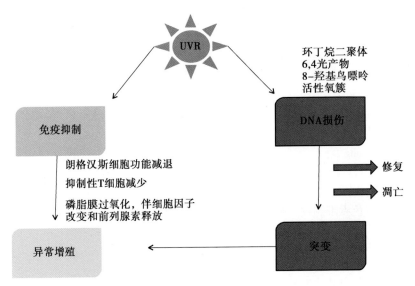

图 1 紫外线诱导的光致癌性机制

起 DNA 间接损伤。鸟嘌呤被氧化为 8- 羟基鸟嘌呤是 UVA 所致的常见突变[6]。同时，UVA 也可以引起嘧啶二聚体的形成。紫外线辐射可引起 DNA 单链、双链的断裂和交联[7]。一旦突变形成，DNA 可能会被修复，但如果损伤过于严重可致细胞凋亡。这个过程通过 p53（肿瘤抑制基因，在细胞修复、凋亡及细胞周期阻滞中发挥核心作用）完成。紫外线辐射可致正常角质形成细胞中 p53 的水平上升[6]。如果 p53 突变，细胞将不能自我修复，导致持续损伤，细胞也将对自我凋亡产生抵抗[8]。光暴露部位皮肤、日光性角化、鳞状细胞癌、基底细胞癌及黑色素瘤等疾病常有 p53 突变[6]。

基底细胞发生 p53 突变的危害比完全分化的角质形成细胞更严重，因为基底细胞能够表达干细胞样表型。基底细胞 p53 突变会导致角质形成细胞 p53 突变率增加。p53 突变细胞克隆常见于慢性光暴露部位皮肤，提示 p53 的突变是光致癌的早期表现[9,10]。

细胞周期阻滞

准确无误地修复细胞突变需要时间，细胞周期分为 G1（DNA 合成前期）、S（DNA 合成期）、G2 与 M（有丝分裂期）。细胞周期在各个点的阻滞可使 DNA 的损伤得到修复。G1 期关卡很重要，因为它阻止细胞损伤的 DNA 模板进入 S 期。细胞周期是否能够进入 S 期取决于细胞周期蛋白依赖激酶（CDK），尤其是 D-CDK4（6）使视网膜母细胞瘤（Rb）磷酸化。

Rb 蛋白去磷酸化受转录因子 E2F 的影响。紫外线曝晒后 p-53 水平的增加导致 P21（一种周期素激酶抑制剂）表达，使细胞周期阻滞于 G1 期[11]，该过程也可不依赖 P53。

毛细血管扩张性共济失调突变（ATM）蛋白与 ATM-Rad3 相关蛋白（ATR）可检测 DNA 损伤，这些蛋白激酶是通过其他分子进行细胞修复的标志。ATM 与 ATR 在修复 DNA 损伤中有特异性识别特点。UVA 与 UVB 可以产生不同比例的光产物，因此 UVA 和 UVB 通过 ATM 和（或）ATR 转导途径诱发不同的修复机制。ATM 是依赖功能性 p53，而 ATR 不需要[12]。

某些细胞周期对紫外线损伤具有更强的耐受性，以 S 期为甚。ATM 磷酸化 Chk2、BRCA1 及 NBS1 等，它们都是 DNA 修复及 S 期重要的参与者。其次是 G2 期，该期是防止损伤 DNA 复制和将突变信息传递给子代细胞的最后机会。如果细胞在 G2 期损伤，它们需要 ATM 和 BRCA1 通过周期阻滞，如果细胞在 S 期损伤进入 G2 期，它们通过 ATR 以非 ATM 依赖方式停滞。多途径调节 G2 期阻滞最终促进了通过磷酸化及随后的激活或失活方式调控 CDK1 活性[12]。

DNA 修复

一旦细胞发生周期阻滞，DNA 损伤就进行修复。碱基切除修复（BER）参与了损伤碱基的识别与切除，使 DNA 螺旋不会发生明显的扭曲。BER 在防止由 UVA 引起的 DNA 的氧化损伤中起重要作用，大串核苷酸链的损伤，比如由 UVB 引起的嘧啶二聚体、6，4 光产物等，由核苷酸切除修复（NER）进行修复。两组核苷酸切除修复（NER）是否运行，取决于损伤发生的部位是在转录活性还是沉默基因位点[12]。

修复速度因机制不同。在活跃基因中转录偶联修复损伤快，而在不活跃基因中全基因组修复过程中修复速度慢[13]。修复速度还因嘧啶二聚体、6，4 光产物而有所不同，Young 及同事等[14] 研究发现，大二聚体的修复比较缓慢，在辐射后的人类皮肤中其半衰期是 33.3 小时，而 6，4 光产物的半衰期仅为 2.3 小时。推测可能是由于 DNA 螺旋中 2 类产物的扭曲程度不同。尽管 6，4 产物小，但是它导致螺旋的扭曲程度比嘧啶二聚体大[15]。

凋亡

如果细胞损伤太多而不能被修复，细胞将启动凋亡机制以防止突变。P53 肿瘤抑制蛋白在促凋亡中起重要作用，与野生型小鼠相比，p53 基因缺陷小鼠在紫外线辐射后凋亡细胞减少[9]，Bax 是一种促凋亡蛋白，p53 能增加 Bax 的转录；同时，当 2 种分子形成异二聚体时，bcl-2 能抑制 Bax[13]。角质形成细胞在紫外线辐射下比黑色素细胞容易出现凋亡，因此与角质形成细胞相比，黑色素细胞有更多的 bcl-2 聚集。紫外线辐射后，bcl-2 在皮肤正常细胞中的表达受到抑制，导致细胞容易出现凋亡。高水平的 bcl-2 可见于黑色素细胞瘤、鳞状上皮癌、基底细胞癌、日光性角化等疾病[13]。Park 和 Lee[17] 等研究表明，UVB 辐射将减少 Bcl-Xl 表达，可能因蛋白酶体介导的降解引起。因此，促凋亡剂可能为 NMSC 的治疗提供替代治疗方法。

紫外线对免疫系统的影响

除了引起 DNA 的损伤，紫外线也可通过影响免疫系统而间接增加其致癌性。紫外线的辐射削弱免疫系统对损伤细胞的监视[18]，将肿瘤细胞移植到受辐射和非曝光的小鼠上，接受过辐射的小鼠肿瘤细胞可生长，而在非曝光的小鼠上肿瘤细胞不增殖。

免疫抑制通过细胞因子、可溶性因子的变化以及朗格汉斯细胞、皮肤 T 细胞功能改变完成的。角质形成细胞受辐射后促炎症因子和前列腺素，如 IL-10、肿瘤坏死因子 α、前列腺素 E2 随之增加[19]。Simon 等[20] 研究显示，紫外线辐射后的朗格汉斯细胞可呈递抗原给 Th2 细胞但不能呈递给 Th1 细胞。增加的 Th2 细胞因子如 IL-4、IL-5、IL-6 及 IL-10 等，可降低抗原呈递给 T 细胞的能力。皮肤暴露于 UVB 后，表皮中出现反式尿刊酸及其异构体顺式尿刊酸，顺式尿刊酸可降低抗原呈递给 T 细胞的作用，同时诱导抑制性 T 细胞的产生[21]。

自由基也可通过膜脂质过氧化引起免疫抑制。形成的自由基引起表皮血小板激活因子（PAF）的释放。自由基和血小板激活因子主要攻击脂膜的不饱和脂肪酸，通过双链的直接氧化或自由基导致的链式反应引起脂质损伤。脂质过氧化损伤导致前列腺素合成和细胞因子释放，最终激活调节性 T 细胞并引起免疫抑制[19, 22]。

非黑色素细胞肿瘤

流行病学

非黑色素细胞肿瘤主要包括基底细胞癌（BCC）和鳞状上皮细胞癌（SCC）。尽管非黑色素细胞癌（NMSC）主要见于老年人[23]，但该类疾病的发病率在年轻女性中也有所增加[24]。

BCC 是最常见的 NMSC，占皮肤肿瘤的 80%。它是一种生长缓慢、局部侵袭性及死亡率低的肿瘤。目前已确定的散发性 BCC 的危险因素包括儿童期与青春期间歇性的紫外线暴露史、Ⅰ型与Ⅱ型皮肤、电离辐射、砷暴露、家族史、免疫抑制、男性、老年人等[25]。

BCC 年轻化的问题越来越得到关注，Bakos 等[26] 对 40 岁以下罹患 BCC 的危险因素研究显示，女性比男性更易感，且好发于面颈部。晒黑床的使用史、吸烟史与 40 岁以下 BCC 的散发有关。防晒霜对其有防护作用。尽管在这个年龄段 BCC 的发病有增加，但整体 BCC 的患病率仍保持较低水平。

SCC 的发病与紫外线的累积暴露有较强关联性，好发于头颈等日光曝晒部位。与 BCC 不同，SCC 死亡率高，如不治疗容易转移[27]。SCC 发生的危险因素与 BCC 的类似，但与 BCC 相比，器官移植所致的免疫抑制是 SCC 发病中更危险的因素[28]。

NMSC 的遗传易感性

由于遗传素质，某些患者发生 NMSC 的危险性升高，紫外线的暴露可放大该作用。痣样基底细胞癌综合征或 Gorlin 综合征以常染色体显性方式遗传。在 Gorlin 综合征中，PTCH 肿瘤抑制基因（该基因可阻止 G 蛋白偶联受体 SMO 于基线水平）发生突变，音猬因子（Sonic Hedgehog）可结合

PTCH 基因并释放 SMO、激活下游 Gli 转录因子，最终促细胞增殖（图 2）[29]。患者临床特点是掌跖点状凹陷，牙源性角化囊肿、硬膜钙化、肋骨异常、卵巢纤维瘤、髓母细胞瘤[30]。尽管某些疾病中光致癌性增加了罹患皮肤肿瘤的机会，但在 Gorlin 综合征光致癌性并未增加[31]。

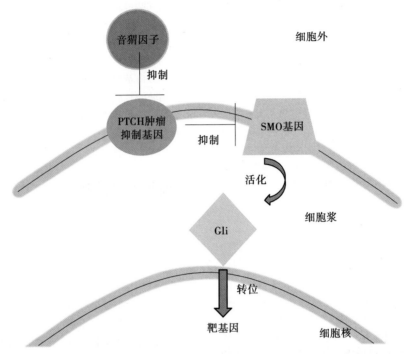

图 2   音猬因子途径：在正常情况下，PTCH 抑制 SMO 释放。结合音猬因子可结合并抑制 PTCH，促使 SMO 释放。被 SMO 激活的 Gli 移位至细胞核，作用于靶基因致增殖。（数据来源 Bale AE，Yu K. The hedgehog pathway and basal cell carcinomas. Hum Mol Genet 2001；10（7）：757–62.）

其他的遗传性疾病，如着色性干皮病患者（XP），由于增加了光致癌性而易患 BCC、SCC 及黑色素瘤。该病为常染色体隐性遗传，分为严重型（XPA-XPG）与 XP 变异型。XP 发病与清除紫外线产生的 6，4 光产物和嘧啶二聚体的切除修复突变有关。清除 DNA 损伤产物的功能失效或减效则诱发突变、癌变[15]。有研究证实，XP 患者中添加脂质体 DNA 修复酶 T4 核酸内切酶 V，可降低 BCC 与 AK 的发生[32]。

NMSC 的散发

紫外线辐射导致的获得性 DNA 突变与散发 NMSC 有关。基底细胞的突变可致散发的 BCC，而当有潜在增殖能力的角质形成细胞发生突变引起恶变时可致散发的 SCC。如前所述，紫外线辐射导致直接或间接的 DNA 损伤、干扰细胞周期阻滞、改变凋亡并影响免疫系统[6]。长时间或不定期的暴露于高剂量的紫外线辐射下（尤其是间歇性的暴露），易诱发 BCC。BCC 多见于头、颈部[33]。在 BCC 中最常发生肿瘤抑制基因 PTCH 与 p53 突变，尤其是 PTCH[6]。PTCH 蛋白的功能是延迟细胞中生长调节信号入核[26]，BCC 由 C 到 T 的 PTCH 基因突变常为 UVB 辐射引起。BCC 中，PTCH 的突变早于 p53[34]。

与 BCC 不同的是，SCC 可出现如 AKs、Bowen 病的癌前期皮损。累积的紫外线暴露剂量在 SCC 发病中更为重要[27]。在某一年中，由 AK 发展为 SCC 的进展率为 0.025%~16%，而只有约 25% 的 AK 可消退[35]。与 BCC 类似的是，SCC 有 p53 的突变。并且已经有研究证实，在正常皮肤中，曝光部位的 p53 突变率高于非曝光部位，导致曝光部位皮肤细胞更易癌变。约有 58% 的 SCC 有 UVB 诱导的 p53 突变[36]。

职业性暴露与 NMSC

尽管 BCC 是最常见的皮肤肿瘤。紫外线辐射在其发病过程中发挥了重要作用，但是关于职业性暴露与工作场所的预防措施的文献比较少。工作环境暴露与 SCC 的发病密切相关[6]。

Bauer 及其同事[37]的 meta 分析纳入了 23 个流行病学研究发现户外工作与 BCC 关联的混合优势比（OR）是 1.43（95% 的置信区间 1.23~1.66，$P = 0.0001$）。研究发现地理纬度与 BCC 的发病风险呈反比关系。但研究仍有局限性，如有些研究未完全区分职业与非职业性紫外线暴露，室内与室外职业。另外，有些研究未能考虑 Fitzpatrick 皮肤类型、回忆偏差及自选偏差（即室外工作者职业的特点）。因此，作者推测的风险比 meta 分析的高。

一项对 18 个 SCC 与工作场所紫外线暴露研究的 meta 分析显示户外工作与罹患 SCC 风险的混合优势比（OR）为 1.77（95% 置信区间 1.40~2.22；$P < 0.001$）[27]。这项分析的局限性与前述 BCC 和工作场所暴露的 meta 分析类似，即许多研究没有量化曝光量，没有准确地对室内与户外工作进行分类，没有说明例如年龄、性别、对紫外线的敏感性等混淆因素。尽管对有些紫外线暴露严重的职业已经采取了安全规定及预防措施，但是目前仍没有关于紫外线暴露的法律规定。

室内晒黑与 NMSC

娱乐活动中的紫外线辐射也促进了 BCC 与 SCC 的发生。室内晒黑多发生在成年人与青少年中。大约有 2 到 3 百万的室内晒黑者为青少年，其中 24% 为 13~19 岁[38]。与普通人相比，晒黑床使用者罹患 BCC 的几率高 1.5 倍，罹患 SCC 的几率高 2.5 倍[39]。在 2007 年，国际癌症研究机构（IARC）推断室内晒黑导致黑色素瘤与 SCC 的发生率增加，但有关 BCC 的数据暂无定论[40]。

支持室内晒黑在 BCC 致病机制中起作用的证据陆续有报道。Ferrucci 及其同事[41]完成一项 376 个 BCC 患者与 390 个 40 岁以下的对照组的课题，该研究显示室内晒黑增加罹患 BCC 的风险。在女性、多发性 BCC 患者中风险更高，以及躯干、四肢罹患 BCC 与室内晒黑的相关风险性更高。研究对室内晒黑时晒伤的人数与早发性 BCC 的剂量 - 反应关系也做了阐述。由于缺乏足够的人数，研究没有推算室内晒黑对男性的影响。

张及其同事发表于 2012 年的[42]的队列研究测试了 73494 名患者，收集他们一年晒黑次数、晒黑的年龄等数据。研究显示在中学、大学或 25~30 岁就开始晒黑的人群中，罹患 BCC 的风险增加，尤其是那些从中学到大学就晒黑的人群。一年晒黑 4 次罹患 BBC 风险将增加 15%，提示它们存在量效关系。在研究中已控制户外晒黑及当地紫外线指数等干扰因素。

恶性黑素瘤

美国恶性黑素瘤的发病率男性比女性高[43]。年轻人的发病率也有不同。2008 年的研究显示，每十万人群中，男性的发病率为 28.3，女性为 18.5。在 45 岁以下的人群中的趋势却相反，男性发病率为 5.3，女性为 8.2[44]。这种性别分布反映了室内晒黑的人口统计数据。年轻女性中发病率增加的多为浅表型的黑色素瘤[45]。40 岁以下女性中，BCC 的发病率也不成比例地增加[24]。男性恶性黑素瘤好发于躯干和上肢，女性则好发于下肢[40]。

不同类型的恶性黑素瘤发病率存在种族差异。在非洲裔美国人中，肢端雀斑痣样型最常见，而在其他种族中，浅表扩散型最常见[46]。2004—2006 年，在高加索人中，有 57.2% 的恶性黑素瘤为非特异型，28.8% 为浅表扩散性型，6.9% 为结节型，6% 为恶性雀斑样痣型，1% 为肢端雀斑痣样型[40]。

恶性黑素瘤有明显的个体易感性，包括性别、体型及环境因素。皮肤白皙、眼睛与发色浅、雀斑、多于 20 颗痣、至少有 3 颗不典型痣、着色性干皮病以及有黑色素瘤或发育不良痣的家族史等的人群都有较高罹患黑色素瘤的风险[40]。免疫抑制、至少经历 3 次晒伤、有周期性过度紫外线暴露或晒黑沙龙史等的人群也都可能增加罹患黑色素瘤的风险[40]。

随着逐渐远离赤道，高加索人群中黑色素瘤的发病率也随之下降。西欧则例外，北方的发病高于南方，估计可能是由于北欧人在南方度假时接受了间歇性及强烈的阳光曝晒[47]。在美国，高加索人群中发现的黑色素瘤的发病与低纬度及紫外线指数有关[48]。2012 年紫外线指数与城市纬度的相关性更新的数据分析见图 3。

个人目前的地理居住点并不是评价紫外线暴露的单一因素。在迁居之前及以前的日常曝晒也是重要考评因素。澳大利亚西部的 Holman 与 Armstrong 等[49]研究英国移民及澳大利亚原住民，提示了早期阳光曝晒的重要性。在 10 岁以前移民的与原住民有相类似的黑色素瘤罹患风险，而该风险在 15 岁后移民的则降低。作者发现预测黑色素瘤的罹患风险指标中，参考移民的年龄比在当地居住时间的长短好。因此，儿童时期紫外线曝晒史是不完全个人曝晒史，不能完全决定黑色素瘤的风险。同样的，Mack 与 Floderus 等[50]研究了 4611 例从 1972 年到 1982 年被诊断为黑色素瘤的洛杉矶原住民。那些从更高纬度移居到洛杉矶的移民与原住民相比，罹患黑色素瘤风险较小，而移民后的时间似乎不影响黑色素瘤的发病率。类似的情况也见于其他国家，包括以色列[51]。

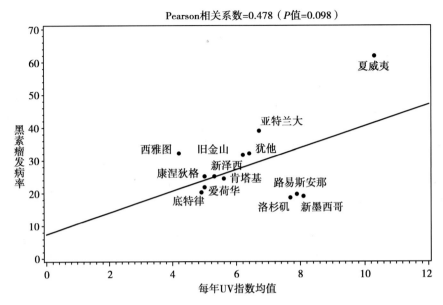

Pearson相关系数=0.478（*P*值=0.098）

图3　UV 指数与年龄散点图。在登记在册的白种非西班牙裔的人群中，调整后的黑色素瘤的发病率。（数据来源：Howlader N，Noone AM，Krapcho M，et al.SEER cancer statistics review，1975-2008. Bethesda（MD）：National Cancer Institute；2011. Available at：http：//seercancergov/csr/1975-2008/. Based on November 2010 SEER data submission，posted to the SEER web site. Accessed November 6，2013.）

黑色素瘤遗传易感性

部分恶性黑素瘤有遗传易感性。估计约 5% ~11% 的恶性黑素瘤与遗传有关[52]。着色性干皮病等遗传性综合征 DNA 损伤修复缺陷，通过增加 DNA 突变及黑色素细胞的恶变使其易患恶性黑素瘤[15]。家族性非典型痣恶性黑素瘤综合征（FAMMM）来源于肿瘤抑制基因 CDKN2A 突变，占遗传性恶性黑素瘤的 25% ~ 40%[53]。本病为常染色体显性遗传，由于其表达程度的不同，有多种临床表型。患者常有巨大不规则的痣，有家族恶性黑素瘤病史，与 FAMMM 有关最常见的内脏恶性肿瘤为胰腺癌，其他肿瘤亦有报道。CDKN2A 基因编码蛋白 P16、P15、P18 等，这些蛋白在 G1/S 期起重要作用。当这些蛋白的产生受损时，细胞从 G1 期到 S 期出现异常，最终可致增殖失控[53]。

近来家族遗传性恶性黑素瘤发现 BAP1 种系突变。遗传性 BAP1 肿瘤易感综合综合征包括葡萄膜黑色素瘤、皮肤黑色素瘤、间皮瘤、肾细胞癌、BAP1 突变的非典型黑素细胞皮内肿瘤[54]。同时还有报道卵巢肿瘤、肝内胆管癌、乳腺癌与 BAP1 突变有关。美国癌症联合协会建议携带此突变的人应从 11 岁开始每年进行眼科检查，从 22 岁起进行皮肤科检查，从 40 岁起追踪肿瘤筛选指标[55]。还有

其他家族性恶性黑素瘤的突变未被发现。有恶性黑素瘤家族史的人十分有必要进行光防护。

散发性恶性黑素瘤

散发性恶性黑素瘤多由强烈和间歇性暴露于高强度紫外线辐射而引起，尤其是儿童时期的紫外线接触[13]。Whiteman 及其同事[56] 提出"发散途径"理论来解释散发于不同解剖部位的恶性黑素瘤。理论提出对于遗传性黑素细胞增殖旺盛的个体，恶性黑素瘤好发于如躯干等幼年期曝光的部位，而对于无遗传性黑素细胞增殖旺盛的个体，恶性黑素瘤好发于慢性曝光部位。

黑色素细胞产生的黑色素能保护皮肤免受紫外线辐射伤害。在紫外光辐射下，黑色素细胞上调黑素皮质素受体 1（MC1-R）及 α - 促黑激素引起色素产生[13]。出现 MC1-R 突变放的个体因其产生黑素功能的缺失而被褐黑素取代，增加了黑色素瘤发生的风险。皮肤紫外线辐射后产生活性氧或导致抗氧化储存的消耗，褐黑素也与紫外线辐射后氧化应激的增加有关[57]。

除产生色素产物外，MC1-R 的激活引起环磷酸腺苷（cAMP）、小眼畸形相关转移子、蛋白酶 A、酪氨酸酶、酪氨酸酶相关蛋白 1 水平的增加。

cAMP 增加导致 GTP 结合 RAS 水平增加和信号 BRAF 激活。BRAF 是丝氨酸 - 苏氨酸蛋白激酶，可激活丝裂原活化蛋白激酶（MAPK）/细胞外调节激酶信号途径（该途径与分化、增殖、凋亡的功能有关）[58]。

大约有 50% 的恶性黑素瘤中表达活化的 BRAF 突变，90% 的突变为 BRAFV600E。BRAF 突变主要发生在接受间歇性的紫外线辐射部位，例如四肢与躯干[52]。约 15%~20% 的恶性黑素瘤有 RAS 的突变，尤其是 NRAS 突变，HRAS 与 KRAS 较少见[59]。其他在恶性黑素瘤发生和发展中受影响的途径是磷脂酰肌醇 -3- 激酶途径（PI3K/Akt）。PI3K 被

生长因子激活并生成磷脂酰肌醇三磷酸（PIP3）。PIP3 激活 Akt，导致细胞凋亡减少和增殖的增加。磷酸酶和张力蛋白同源物（PTEN）可引起 PIP3 水平的下降。PTEN 抑制物或 Akt 的激活物可减少黑色素瘤细胞的凋亡（图 4）[60]。癌基因 KIT 突变常出现在慢性光曝露部位、肢端或黏膜的恶心黑素瘤中。KIT 是酪氨酸激酶，参与 MAPK 途径与 PI3K/Akt 途径的调节。其突变将导致途径组成成分的激活，引起细胞增殖及凋亡的减少[61]。最后，恶性黑素瘤亦可发生 P53 的突变，可达 25%，但相较于在 NMSC 中的突变，P53 被认为是后续发生的突变[62]。

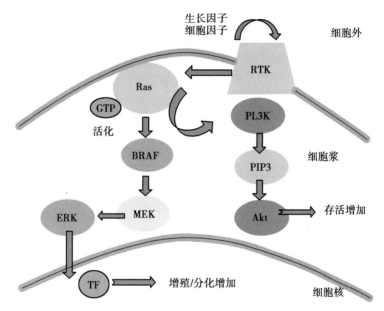

图 4　黑色素瘤的发病机制。被激活的 RTK 可激活 RAS，BRAF 激动剂通过细胞外相关激酶引起转录因子磷酸化，生长因子激活 PI3K 导致磷脂酰肌醇三磷酸积聚、增加 Akt 的活性及减少凋亡。ERK，细胞外相关激酶；MEK，丝裂原活化蛋白激酶；PI3K，磷脂酰肌醇 -3- 激酶；PIP3，磷脂酰肌醇三磷酸；RTK，酪氨酸激酶受体；TF，转录因子。（数据来源：Morgan AM, Lo J, Fisher DE. How does pheomelanin synthesis contribute to melanomagenesis? Bioessays 2013；35：672–6.）

职业暴露与恶性黑素瘤

工作场所的阳光或人工紫外线暴露均可增加恶性黑素瘤的发病率。由于恶性黑素瘤比 NMSC 少见，我们对紫外线的职业性暴露对恶性黑素瘤的发展作用所知较少。Elwood 与 Jopson[63] 回顾了 35 例对照研究，研究恶性黑素瘤的发生率与工作场所间歇性的紫外线暴露关系，发现两者有虽小但是有统计学意义的关系。也有个别回顾性研究显示职业性暴露越强，恶性黑素瘤的发生率越低，但具体的分析揭

示它们可能为非线性相关。可能是暴露于高强度紫外线条件下的短期工作增加了罹患恶性黑素瘤的风险，而长期紫外线暴露则不增加其风险。来自澳大利亚、法国、西班牙的关于职业暴露的流行病学研究显示，恶性黑素瘤的发生与间歇性暴露和总暴露量二者都有很强的联系。作者推测在很高的紫外线辐射量条件下，长期与间歇性的紫外线暴露没有区别。尽管最终的研究数据一直更新，但有关紫外线辐射的职业性暴露问题还是值得重视，需要倡导对工人采取更有效的防护措施。

室内晒黑与恶性黑素瘤

有明确的数据揭示室内晒黑与恶性黑素瘤有关。尽管早期对两者关联性的研究有阴性与阳性结果，2005 年 Gallagher 与其同事 [64] 的 meta 分析发现晒黑床的使用增加了罹患恶性黑素瘤的风险。初始使用室内晒黑的人越年轻，罹患恶性黑素瘤的风险越高。晒黑床的使用与恶性黑素瘤的阳性关联已被其他一些研究所证实 [65,66]。现在普遍认识到室内晒黑是恶性黑素瘤危险因素之一。

以前许多观点认为室内晒黑光源中的 UVB 相对较少，因此声称晒黑比自然暴露安全。值得注意的是，在 20 世纪 80 年代，晒黑灯发射 99％ UVA 和 1％ UVB，而这几十年间，晒黑灯中 UVB 光源的比例已较前增长。夏季阳光包含约 95％ 的 UVA 与 5％ 的 UVB，而且发射的紫外线在不同的晒黑床中变化极大，通常室内晒黑者比室外晒黑者接触紫外线辐射的体表面积更大 [67]，另外，人工日光浴的使用与培训都没有进行很好的规范，目前，仍缺乏对使用者进行人工日光浴前的教育。

紫外线辐射、维生素 D 与皮肤肿瘤

尽管已经意识到紫外线辐射可增加皮肤肿瘤发生的风险，有人质疑紫外线照射对维生素 D 合成的重要性是否超过光致癌性。毫无疑问，维生素 D 缺乏与骨骼健康息息相关，同时也在其他疾病，包括结肠癌、乳腺癌和皮肤肿瘤中的作用也已经得到了人们的关注 [68]。

维生素 D 在肿瘤发病机制中具有抗增殖及肿瘤抑制的作用。在黑色素细胞、角质形成细胞、皮肤免疫细胞中可见维生素 D 的受体（VDR），在恶性黑素瘤、NMSC、维生素 D 内分泌系统中可有多态性的 VDR [68]。结合了 1，25-（OH）2-D 的 VDR 可调节维生素 D 相关基因在靶组织中的表达。肾脏是转换 25-OH-D 到 1，25-（OH）2-D 的主要器官 [69]，近来显示许多其他器官，如乳腺、前列腺、结肠、皮肤等都可以通过 1，25 α-羟化酶将 25-OH-D 转化为 1，25-（OH）2D。局部产生的 1，25-（OH）2-D 可对其产生的细胞产生调节效应，因此，缺乏维生素 D 的个体不仅出现骨骼肌肉的退化，而且发生其他疾病，如结肠癌、乳腺癌和皮肤肿瘤、自身免疫性疾病、肾病、心血管疾病等的潜在风险也随之增高 [68]。

皮肤在紫外线照射下可合成维生素 D。UVB 可使 7-脱氢胆固醇（7DHC）转化为维生素 D 前体，异构化形成维生素 D（图 5）。而只有少于 15％ 的 7DHC 在皮肤中转化 [63]，Terushkin 及其同事 [70]

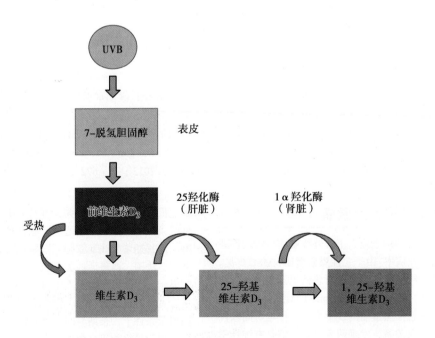

图 5　维生素 D 的合成。（数据来源：Vanchinathan V，Lim HW. A dermatologist's perspective on Vitamin D. Mayo Clin Proc 2012；87（4）：372–80.）

估算了在波士顿与迈阿密地区中，合成维生素 D 所需要的阳光照射量与口服补充维生素 D 进行比较。紫外线照射合成维生素 D 的时间取决于居住地、照射的年限与天数、暴露的体表面积（BSA）等。在夏季、中午、浅肤色人群中，阳光充沛的地区（如迈阿密）合成维生素 D 较快。在迈阿密地区，合成 400 国际单位（IU）的维生素 D 需要短时间照射（中午 3~6 分钟，25％ 的 BSA 即可）；而在波士顿，估计同样剂量的合成，由于 BSA 明显减少，如在冬季则需要超过 2 小时。考虑到由于合成充足的维生素 D 所需紫外线照射的剂量不同及光致癌性的风险，推荐这时口服补充维生素 D[71]。目前医学机构推荐成人及 1 岁以上儿童的日摄入量是 600IU[72]。

总结

　　紫外线诱导的光致癌性涉及紫外线辐射、皮肤细胞、分子途径、DNA、免疫系统之间复杂的相互作用。随着皮肤肿瘤发病率的持续增加，采取光防护措施预防紫外线辐射诱发的皮肤肿瘤十分重要。公共卫生信息必须强调室内晒黑的危险性及保持充足的维生素 D 水平的安全方法。

（黄茂芳　译，周欣　张倩雯　校，朱慧兰　审）

参考文献

1. American Cancer Society. Fact sheet on skin cancer. Available at: http://www.cancer.org/acs/groups/content/@nho/documents/document/skincancerpdf.pdf. Accessed October 20, 2013.
2. Lomas A, Leonardi-Bee J, Bath-Hextall F. A systematic review of worldwide incidence of non-melanoma skin cancer. Br J Dermatol 2012;166:1069–80.
3. El Ghissassi F, Baan R, Straif K, et al. A review of human carcinogens—part D: radiation. Lancet Oncol 2009;10:751–2.
4. de Laat A, van Tilburg M, van der Leun JC, et al. Cell cycle kinetics following UVA irradiation in comparison to UVB and UVC irradiation. Photochem Photobiol 1996;63:492.
5. Lim HW, Hawk JL. Photodermatologic disorders. In: Bolognia J, Jorizzo JJ, Schaffer JV, editors. Dermatology. 3rd edition. St Louis (MO): Mosby/Elsevier; 2012. p. 1480–4.
6. Hussein MR. Ultraviolet radiation and skin cancer: molecular mechanisms. J Cutan Pathol 2005;32:191–205.
7. Ikehata H, Kawai K, Komura J, et al. UVA1 genotoxicity is mediated not by oxidative damage but by cyclobutane pyrimidine dimers in normal mouse skin. J Invest Dermatol 2008;128:2289–96.
8. Woo DK, Eide MJ. Tanning beds, skin cancer, and vitamin D: an examination of the scientific evidence and public health implications. Dermatol Ther 2010;23:61–71.
9. Ziegler A, Jonason AS, Leffell DJ, et al. Sunburn and p53 in the onset of skin cancer. Nature 1994;372:773–6.
10. Jonason AS, Kunala S, Price GJ, et al. Frequent clones of p53-mutated keratinocytes in normal human skin. Proc Natl Acad Sci U S A 1996;93:14025.
11. Wilson GD. Radiation and the cell cycle, revisited. Cancer Metastasis Rev 2004;23:209–25.
12. Placzek M, Pryzbilla B, Kerkmann U, et al. Effect of ultraviolet (UV) A, UVB, or ionizing radiation on the cell cycle of human melanoma cells. Br J Dermatol 2007;156:843–7.
13. Jhappan C, Noonan FP, Merlino G. Ultraviolet radiation and cutaneous malignant melanoma. Oncogene 2003;22:3099–112.
14. Young AR, Chadwick CA, Harrison GI, et al. The in situ repair kinetics of epidermal thymine dimers and 6,4 photoproducts in human skin types I and II. J Invest Dermatol 1996;106:1307–13.
15. Black HS, deGruijl FR, Forbes PD, et al. Photocarcinogenesis: an overview. J Photochem Photobiol B 1997;40:29–47.
16. Morales-Ducret CR, van de Rijn M, Smoller BR. Bcl-2 expression in melanocytic nevi, Insights into the biology of dermal maturation. Arch Dermatol 1995;131:915.
17. Park K, Lee J. BCL-Xl protein is markedly decreased in UVB-irradiated basal cell carcinoma cell lines through proteasome mediated degradation. Oncol Rep 2009;21:689–92.
18. Kripke ML. Anitgenecity of murine skin tumors induced by ultraviolet light. J Natl Cancer Inst 1974;53(5):1333–6.
19. Ullrich SE. Mechanism underlying UV-induced immune suppression. Mutat Res 2005;571(1–2):185–205.
20. Simon JC, Tigelaar RE, Bergstresser PR, et al. Ultraviolet B radiation converts Langerhans cells from immunogenic to tolerogenic antigen-presenting cells. Induction of specific clonal anergy in in CD4+ T helper 1 cells. J Immunol 1991;146(2):485–91.
21. Kondo S, Sauder DN, McKenzie RC, et al. The role of cis-urocanic acid in UVB-induced suppression of contact hypersensitivity. Immunol Lett 1995;48:181–6.
22. Garmyn M, Yarosh DB. The molecular and genetic effects of ultraviolet radiation exposure on skin cells. In: Lim HW, Honigsmann H, Hawk JL, editors. Photodermatology. New York: Informa Health Care; 2007. p. 41–54.

23. Rogers HW, Weinstock MA, Harris AR, et al. Incidence estimate of nonmelanoma skin cancer in the United States, 2006. Arch Dermatol 2010;146:283–7.

24. Christenson LJ, Borrowman TA, Vachon CM, et al. Incidence of basal cell and squamous cell carcinomas in a population younger than 40 years. JAMA 2005;294(6):681–90.

25. Zak-Prelich M, Narbutt J, Sysa-Jedrzejowska A. Environamental risk factors predisposing to the development of basal cell carcinoma. Dermatol Surg 2004;30:248–52.

26. Bakos RM, Kriz M, Muhlstadt M, et al. Risk factors for early onset basal cell carcinoma in a German institution. Eur J Dermatol 2011;21(5):705–9.

27. Schmitt J, Seidler A, Diepgen TL, et al. Occupational ultraviolet light exposure increases the risk for the development of cutaneous squamous cell carcinoma: a systematic review and meta-analysis. Br J Dermatol 2011;164:291–307.

28. Ng JC, Cumming S, Leung V, et al. Accrual of non-melanoma skin cancer in renal transplant recipients: experience of a Victorian tertiary referral institution. Australas J Dermatol 2014;55(1):43–8. http://dx.doi.org/10.1111/ajd.12072.

29. Lesiak A. The role of sonic hedgehog pathway in skin carcinogenesis. Pol Merkur Lekarski 2010;170:141–3.

30. Gorlin RJ. Nevoid basal cell carcinoma syndrome. Dermatol Clin 1995;13:113–25.

31. Brellier F, Valin A, Chevallier-Lagente O, et al. Ultraviolet responses of Gorlin syndrome primary skin cells. Br J Dermatol 2008;159(2):445–52.

32. Yarosh D, Klein J, O'Connor A, et al. Effect of topically applied T4 endonuclease V in liposomes on skin cancer in xeroderma pigmentosum: a randomised study. Xeroderma Pigmentosum Study Group. Lancet 2001;357(9260):926–9.

33. Rosso S, Zanetti R, Matinez C, et al. The multicenter south European study 'Helios'. II. Different sun exposure patterns in the aetiology of basal cell carcinoma and squamous cell carcinoma of the skin. Br J Cancer 1996;73:1447–54.

34. D'Errico M, Calcagnile A, Canzona F, et al. UV mutation signature in tumor suppressor genes involved in skin carcinogenesis in xeroderma pigmentosum patients. Oncogene 2000;19:463.

35. Marks R, Rennie G, Selwood TS. Malignant transformation of solar keratoses to squamous cell carcinoma. Lancet 1988;1(8589):795–7.

36. Ratushny V, Gober MD, Hick R, et al. From keratinocyte to cancer: the pathogenesis and modeling of cutaneous squamous cell carcinoma. J Clin Invest 2012;122(2):464–72.

37. Bauer A, Diepgen TL, Schmitt J. Is occupational solar ultraviolet irradiation a relevant risk factor for basal cell carcinoma? A systematic review and meta-analysis of the epidemiological literature. Br J Dermatol 2011;165:612–25.

38. Lim HW, James WD, Rigel DS, et al. Adverse effects of ultraviolet radiation from the use of indoor tanning equipment: time to ban the tan. J Am Acad Dermatol 2011;64:51–60.

39. Karagas MR, Stannard VA, Mott LA, et al. Use of tanning devices and risk of basal cell and squamous cell skin cancers. J Natl Cancer Inst 2002;94:224–6.

40. International Agency for Research on Cancer Working Group on artificial ultraviolet (UV) light and skin cancer. The association of use of sunbeds with cutaneous melanoma and other skin cancers: a systematic review. Int J Cancer 2007;120:1116–22.

41. Ferrucci LM, Cartmel B, Molinaro AM, et al. Indoor tanning and risk of early-onset basal cell carcinoma. J Am Acad Dermatol 2011;67:552–62.

42. Zhang M, Qureshi AA, Geller AC, et al. Use of tanning beds and incidence of skin cancer. J Clin Oncol 2012;30:1588–93.

43. Little EG, Eide MJ. Update on the current state of melanoma incidence. Dermatol Clin 2012;30:355–61.

44. Howlader N, Noone AM, Krapcho M, et al. SEER cancer statistics review, 1975-2008. Bethesda (MD): National Cancer Institute; 2011. Available at: http://seercancergov/csr/1975_2008/. Based on November 2010 SEER data submission, posted to the SEER Web site. Accessed November 6, 2013.

45. Jemal A, Saraiya M, Patel P, et al. Recent trends in cutaneous melanoma incidence and death rates in the United States, 1992-2006. J Am Acad Dermatol 2011;65:S17–25.

46. Wu XC, Eide MJ, King J, et al. Racial and ethnic variations in incidence and survival of cutaneous melanoma in the United States, 1999-2006. J Am Acad Dermatol 2011;65:S26–37.

47. De Vries E, Willem Coebergh J. Cutaneous malignant melanoma in Europe. Eur J Cancer 2004;40:2355–66.

48. Eide MJ, Weinstock MA. Association of UV index, latitude, and melanoma incidence in nonwhite populations–US Surveillance, Epidemiology, and End Results (SEER) Program, 1992 to 2001. Arch Dermatol 2005;141:477–81.

49. Holman CD, Armstrong BK. Cutaneous malignant melanoma and indicators of total accumulated exposure to the sun: an analysis separating histogenetic types. J Natl Cancer Inst 1984;73:75–82.

50. Mack TM, Floderus B. Malignant melanoma risk by place of nativity, place of residence at diagnosis, and age at migration. Cancer Causes Control 1991;2:401–11.

51. Levine H, Afek A, Shamiss A, et al. Country of origin, age at migration and risk of cutaneous

melanoma: a migrant cohort study of 1,100,000 Is-
raeli men. Int J Cancer 2013;133(2):486–94.

52. Eckerle Mize D, Bishop M, Resse E, et al. Familial
atypical multiple mole melanoma syndrome. In: Rie-
gert-Johnson DL, Boardman LA, Hefferon T, et al,
editors. Cancer syndromes [Internet]. Bethesda
(MD): National Center for Biotechnology Information
(US); 2009. Available at: http://www.ncbi.nlm.nih.
gov/books/NBK7030/; 2009.

53. Goldstein AM, Chan M, Harland M, et al. High-risk
melanoma susceptibility genes and pancreatic
cancer, neural system tumors, and uveal mela-
noma across GenoMEL. Cancer Res 2006;66(20):
9818–28.

54. Abdel-Rahman MH, Pilarski R, Cebulla CM, et al.
Germline BAP1 mutation predisposes to uveal mel-
anoma, lung adenocarcinoma, meningioma, and
other cancers. J Med Genet 2011;48:856–9.

55. Pilarski R, Cebulla CM, Massengill JB, et al. Ex-
panding the clinical phenotype of hereditary
BAP1 cancer predisposition syndrome, reporting
three new cases. Genes Chromosomes Cancer
2014;53(2):177–82. http://dx.doi.org/10.1002/gcc.
22129.

56. Whiteman DC, Watt P, Purdie DM, et al. Melano-
cytic nevi, solar keratoses, and divergent pathways
to cutaneous melanoma. J Natl Cancer Inst 2003;
95(11):806–12.

57. Morgan AM, Lo J, Fisher DE. How does pheomela-
nin synthesis contribute to melanomagenesis? Bio-
essays 2013;35:672–6.

58. Sharma A, Shah SR, Illum H, et al. Vemurafenib:
targeted inhibition of mutated BRAF for treat-
ment of advanced melanoma and its potential
in other malignancies. Drugs 2012;72(17):
2207–22.

59. Ball NJ, Yohn JJ, Morelli JG, et al. Ras mutations in
human melanoma: a marker of malignant progres-
sion. J Invest Dermatol 1994;102(3):285–90.

60. Stahl JM, Sharma A, Cheung M, et al. Deregulated
Akt3 activity promotes development of malignant
melanoma. Cancer Res 2004;64(19):7002–10.

61. Curtin JA, Fridlyand J, Kageshita T, et al. Distinct
sets of genetic alterations in melanoma. N Engl J
Med 2005;353(20):2135–47.

62. Hussein MR, Hamel AK, Wood GS. Apoptosis and
melanoma: molecular mechanisms. J Pathol 2003;
199:275.

63. Elwood JM, Jopson J. Melanoma and sun expo-
sure: an overview of published studies. Int J Can-
cer 1997;73:198–203.

64. Gallagher RP, Spinelli JJ, Lee TK. Tanning beds,
sunlamps, and risk of cutaneous malignant mela-
noma. Cancer Epidemiol Biomarkers Prev 2005;
14(3):562–6.

65. Lazovich D, Vogel RI, Berwick M, et al. Indoor tan-
ning and risk of melanoma: a case control study in
a highly exposed population. Cancer Epidemiol
Biomarkers Prev 2010;19(6):1557–68.

66. Boniol M, Autier P, Boyle P, et al. Cutaneous mela-
noma attributable to sunbed use: systematic re-
view and meta-analysis. BMJ 2012;345:e4757.

67. Berwick M. Are tanning beds "safe"? Human
studies of melanoma. Pigment Cell Melanoma
Res 2008;21:517–9.

68. Mason RS, Reichrath J. Sunlight, vitamin D, and
skin cancer. Anticancer Agents Med Chem 2013;
13:83–97.

69. Dusso AS, Tokumuto M. Defective renal mainte-
nance of the vitamin D endocrine system impairs
vitamin D renoprotection: a downward spiral in
kidney disease. Kidney Int 2011;79:715–29.

70. Terushkin V, Bender A, Psaty EL, et al. Estimated
equivalency of vitam D production from natural
sun exposure versus oral vitamin D supplementa-
tion across seasons at two US latitudes. J Am
Acad Dermatol 2010;62:929.e1–9.

71. World Health Organization: International Agency
for Cancer Research. Vitamin D and Cancer. Avail-
able at: http://www.iarc.fr/en/Media-Centre/IARC-
News/Vitamin-D-and-Cancer. Accessed November
14, 2013.

72. Report Brief. Dietary reference intakes for calcium and
vitamin D. Available at: http://www.iom.edu/Reports/
2010/Dietary-Reference-Intakes-for-Calcium-and-
Vitamin-D/Report-Brief.aspx. Accessed December 1,
2013.

第6章 多形性日光疹：临床表现与发病机制

Alexandra Gruber-Wackernagel，Scott N. Byrne，Peter Wolf

关键词

- 多形性日光疹（PMLE） ● 多形性 ● 光变应原 ● 免疫抑制 ● 细胞因子 ● 趋化因子
- 光保护 ● 皮肤肿瘤

要点

- PMLE 是最常见的光敏性皮肤病，尤其在温带气候的年轻女性中其发病率高达近百分之二十。
- PMLE 以曝光部位不同形式的瘙痒性皮损为特点，常发生于春季或初夏，好发于光暴露部位；尽管 PMLE 的皮损有自限性及不留瘢痕的特点，但患者仍有明显的不适及生活质量的降低。
- 对紫外线辐射诱导的免疫抑制抵抗（存在于健康个体的生理现象）和随后的针对光变应原发生的迟发型超敏反应是该病发生的关键要素。
- 标准的治疗是通过 UVB 辐射所产生医学性光硬化、使用光谱防晒剂和衣物的防护，同时局部和（或）系统使用类固醇激素来缓解症状。
- 最新的预防性和（或）治疗性的手段包括使用具有抗氧化及抗炎特性的药物，或者是那些能干预皮肤黑化作用、DNA 修复或者维生素 D 通路的物质。

引言

多形性日光疹（polymorphous light eruption，PMLE）是最常见的光敏性皮肤病，尤其在温带气候的年轻女性中其发病率高达将近百分之二十[1-5]。春季或初夏初次接触一定强度的阳光数小时或数天后，曝光部位开始出现不同形态的瘙痒性、无瘢痕性的皮损。避免进一步的阳光照射后，这些皮损一般会在数天后消退[1-2]，随着夏天到来和接收重复的日光照射后，许多人会发生硬化现象。这就意味着上述皮损可能很少发生，或者不如早春时严重，这些也使得 PMLE 患者更能耐受长时间的日光照射[1]。PMLE 皮损一般在春季或初夏初次接触一定强度的阳光后发生[1, 4, 6]，Rhodes 及其同事们[5]发现大部分的患者在暑期的时候经历过暴晒。被晒过的部位，尤其是那些在冬天被覆盖的部位，如上胸部、颈部

和上臂的伸侧等，这些部位最容易受影响。可能是因为日常的太阳照射以及由此而产生的持续而自然的光硬化使得 PMLE 患者的脸和手部常得以幸免[7]。

历史

PMLE 是 1942 年由 Epstein 使用夏季痒疹一词来描述。他首次假设 PMLE 是一种对光变应原的迟发型超敏反应的形式[8]。

流行病学

一般流行病学

类似于其他的自身免疫性疾病，PMLE 好发于女性，主要发病年龄为 20 岁到 30 岁[1, 2]。儿童及老年人也可发病[1, 2]。在孩童时期 PMLE 的发病率（20%）

不及光化性痒疹普遍[4]。女性的发病率是男性的4倍[1,2]。

PMLE 能影响所有皮肤类型和种族，包括非洲人、亚洲人和土著的美洲人[4, 9, 10]。Rhodes 和同事们[5]曾报导 Ⅰ 型皮肤人群中 PMLE 的发病率最高（女性 33.4%，男性 28.6%），其发病率在 Ⅱ 型（女性 30.8%，男性 15.0%）和Ⅲ型皮肤（女性 18.9%，男性 7.9%）中依次减少，在Ⅳ型及以上的皮肤类型的人群中的发病率最低（女性 11.2%，男性 4.0%）。然而最近底特律的一项研究中，在对比非洲籍美国人和白人患者光敏性皮肤病表现形式后，Nakamura 和同事们[10]发现86%的非洲籍美国人患者和54%的白人患者被诊断为 PMLE，这与同一机构早期的研究结果一致[11]。

PMLE 有很广的地域分布，但在温带气候中更加多发[1]。例如在英国，PMLE 的发病率将近 15%，而在阳光充足的澳大利亚其发病率低于 5%[3]。这些差异很有可能是由于这些地域间紫外线照射量不同所致，而与文化、饮食或种族的因素无关。

PMLE 的发病率及严重程度随着北半球纬度的升高而增加，以及夏季与冬季间 UVB 的明显的差异都提示着 UV 适应的重要性。在冬天，皮肤对 UV 辐射的适应性减弱，使得患者在春天出现光敏性，而这种现象对疾病发生至关重要[12]。相反，在地中海到斯堪的纳维亚半岛的国家的多中心调查中，Rhodes 和同事们[5]发现，欧洲人群中 PMLE 的发病率为 18%，而纬度的增加与其发病率无相关性。尽管 PMLE 在欧洲人群中的发病率较为普遍，发病率最高的是最南部的城市（Athens，19.5%），而最北部的发病率最低（Turku/Finland，13.6%）。

临床特点

顾名思义，皮损可为丘疹、丘疱疹、斑块、多形红斑样和虫咬样（丘疹性荨麻疹型）等多种形态（图 1）[1, 2]。需与日光性荨麻疹、光敏性多形红斑

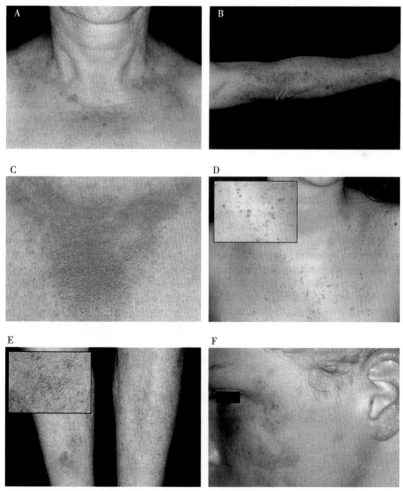

图 1　PMLE 的临床形态及种类 。A. 斑块型 PMLE。B. 丘疹型 PMLE。C. 水疱型 PMLE。D.Mallorca 痤疮，插入图为放大倍数图。E.R 日光性紫癜，插入图为放大倍数图。F. 疱疹后多型红斑表现得类似青少年春季爆发疹

和红斑狼疮相鉴别[13]。

然而，就个别患者而言，其皮损往往是单一的[1, 2]。事实上，在对 114 例 PMLE 患者常达 7 年的随访研究后，Jansen 和 Karvonen[14] 发现 76％ 的患者在随后的观察期间保持稳定的皮损形态。大部分 PMLE 患者的病程长且病情极少缓解[14, 15]。然而 64 位患者（57％）在光照射后的不适感减少，其中有 12 位患者在之前的两年里对日光的敏感性完全消失[14]。Mallorca 痤疮（见图 1D）[16]，其特征为上胸部曝光部位痤疮样皮损，以及青少年春季爆发疹[15, 16]，即年轻男孩耳部的局限性瘙痒性丘疱疹，被认为是与 PMLE 有相同病理表现的一种亚型[17, 18]。有时，疱疹后的多型红斑表现得类似于青少年春季爆发疹（见图 1F）。皮肤类型为 IV 型和 VI 型的人群常表现为易变的针状丘疹[19]。日光性紫癜也被认为是另一种少见的 PMLE 的异型，主要表现为胫下端的皮肤改变（见图 1E）[20-25]。另外，也有报道称存在名为良性夏季日光疹的轻型异型 PMLE，和另一种被叫做无皮损的异型 PMLE，其特征为曝光部位的剧烈瘙痒同时不伴有肉眼可见的皮损改变[26-28]。近期也有报道仅累及肘部的局限性的异型 PMLE[29]。伴发头疼、发热、寒战、恶心等系统性症状虽罕见，但还是被认为可能与 PMLE 有关[4, 30]；关于系统性症状是否直接与 PMLE 本身有关或是伴随的（严重的）光晒伤反应导致尚不清楚。事实上，系统性的 UV 暴露可导致许多细胞因子的产生与释放，如可影响内源性致热源活性的 IL-1 和 IL-6[31, 32]。

生活质量

PMLE 患者在春夏季节都会有明显的不适感，生活质量降低[34, 37]。PMLE 患者常伴发较强的焦虑和沮丧感[34]。尤其是年轻以及面部受累的患者可能需要心理指导[34, 37]。为了量化疾病的严重程度，在春夏季期间，基于皮损出现情况和生活质量等问题进行 PMLE 的严重度评分[33]。另外的评分系统与这些季节疾病的严重程度的相关性更强[39-42]。

与红斑狼疮的相关性

在某些情况下，红斑狼疮的光敏症状与 PMLE 无明显的差异性[43-46]。狼疮患者中抗核抗体的存在是用以区别 PMLE 的早期标志；然而一些研究也表明，PMLE 患者尽管缺乏其他明显的狼疮症状，也可伴有抗核抗体滴度的升高[14, 15, 47-49]。据报道，狼疮患者易伴发 PMLE，同时，在患有亚急性皮肤型红斑狼疮和慢性皮肤型（盘状）红斑狼疮患者的一

级亲属中有 PMLE 群集发生现象，表明 PMLE 与皮肤型红斑狼疮有着共同的发病基础[45, 46]。尽管对 PMLE 患者的长期随访研究并未显示其向狼疮转归的比例增高，但是 PMLE 皮损可能发生在狼疮发展之前[45]，并且已有研究者提出 PMLE 能向狼疮进展这一观点[14, 15]。

组织学和免疫组织化学

PMLE 的组织学无特异性，取决于其临床形态（图 2）。在丘疹水疱型中，可以看到皮肤棘层细胞水肿的小囊泡、表皮下水肿和在真皮浅深层血管周围以淋巴细胞为主的浸润[17, 50]。相反，在多形红斑型的 PMLE 中可能存在细胞的空泡化和真表皮交界处液化变性[17]。最近报道了伴有少见的中性粒细胞浸润的 PMLE 潜在组织学亚型，类似光分布的 Sweet 综合征。

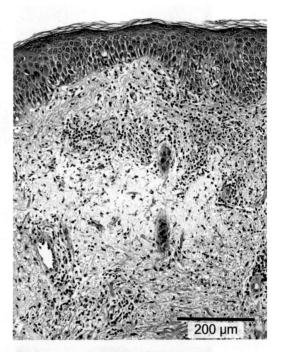

200 μm

图 2 PMLE 的组织学。苏木素伊红染色显示，表皮下水肿，真皮浅深层可见混合性以淋巴细胞为主的管周浸润。在真表皮交界处的轻微的细胞空泡化与液化变性

长久以来认为 PMLE 发病机制为增强的免疫应答。PMLE 的皮疹主要由活化的 Ia+（HLA+）CD4+T 细胞所浸润，类似于 DTH 反应的组织病理学特征[52]。1984 年 Moncada 和同事们[53] 发现浸润真皮的细胞主要有 Th 细胞和 Ia 抗原高表达的细

胞，表明 PMLE 的组织损伤主要是由异常的免疫应答造成。这些特征支持了 1942 年 Epstein 所提出的 PMLE 是一种针对光诱导的抗原的 DTH 形式的假说[8]。1989 年 Norris 和同事们[54]在免疫组织化学的研究中观察到 PMLE 患者皮肤暴露于 UVB 后可导致在早期的皮损内最初有 CD4+T 淋巴细胞汇入，时间可长达 72 小时，随后稳定期的皮损由 CD8+T 淋巴细胞取代，这也与细胞介导的免疫应答是构成 PMLE 的发病机制的基础的说法一致。血管周围以淋巴细胞为主的浸润与 UV 暴露 5 小时后导致真皮内巨噬细胞与树突状细胞和表皮郎罕细胞数目的增加有关。PMLE 的免疫基础由于与 DTH 表达内皮淋巴细胞黏附因子 1、细胞间黏附因子 1（ICAM-1）和血管细胞黏附因子 1 的相似性被进一步支持[55, 56]。这些结论也进一步支持了 PMLE 不单纯是对 UV 的异常反应，同时也对 PMLE 潜在的免疫学基础提出更深入的了解[55, 56]。

光生物学诊断

波段方面

　　诱导 PMLE 的 UV 光谱范围很广。大部分 PMLE 患者对 UVA 敏感，但其皮损也可能单独由 UVB 诱发，而一些患者对两个波段的光谱都敏感[1]。大部分 PMLE 患者表现出对透过玻璃窗的阳光敏感和单纯吸收 UVB 的防晒剂不能对其起防护作用，证实 UVA 在诱发 PMLE 皮疹中的作用[13, 57, 58]。也有报道认为，日晒伤并不是 PMLE 皮疹发展的必要性因素。除此之外，PMLE 的高发病区是在春秋季仍具有高强度 UVA 的温带气候地区也支持了 UVA 的重要性。

　　PMLE 患者对 UV 曝露所致的红斑（生理性）无异常敏感性，其 UVB 或 UVA 诱导的最小红斑量（MED）也是正常的。Epstein 首先报道称每天对同一部位皮肤进行 UVA 或 UVB 的重复暴露而非一次性暴露可激发此曝光部位出现 PMLE 样皮损[59]。这一概念奠定了目前临床实践光激发的基础，激发 PMLE 皮疹是目前被广泛接受用的、可以用来明确 PMLE 诊断的有效方法。其原理在于通过在限定部位皮肤的好发位点进行重复曝光，以此增加 UVR 的亚红斑剂量或者接近红斑剂量从而激发病理反应。单独 UVA 或 UVB[4, 48, 60, 61]或是太阳模拟器发射的 UVR（图 3）[62, 63]都能用于光激发 PMLE 皮疹。尽管使用了不同的方法，一般情况下光激发的原则如下：两个对称性的局限

性的试验部位，最好为之前的发病部位，每天接受 UVA 或 UVB 辐射，连续 4~5 天。光激发的时间及位点的选择有严格标准；在之前未发病部位进行试验可能造成假阴性的结果，同样的假阴性结果也可由于试验选择时间太晚而出现（比如春末或夏季）[4]，这可能是由于自然的光硬化而产生的耐受反应。因此，光激发试验最好在阳光充沛的夏季来临之前，最好是早春进行。基于以上方法，PMLE 皮疹能在 60% 到 90% 的受累患者中可复制，而其中大多数患者表现出对 UVA 或 UVB 敏感[4, 48, 60-64]。最近，为了评估 PMLE 患者测试区域内皮疹的严重程度，研究者提出了一种基于皮损面积，皮损浸润深度，测试区瘙痒的严重程度的特殊评分，评分跨度为 0~12 分[62, 63]。

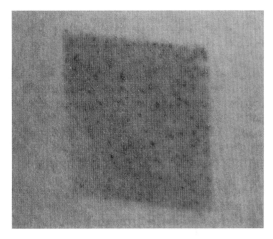

图 3　一例 44 岁女性患者光激发试验结果。在反复的太阳模拟器辐射亚红斑量后在测试区域出现典型的丘疹 PMLE

发病机制

遗传

　　遗传因素在 PMLE 的发病中起到一定的作用[1, 46, 65-68]。两项研究更详细地研究了 PMLE 的遗传方面，其结果显示多基因模式可能解释 PMLE 的遗传形式[65, 66]。例如，PMLE 患者的一级亲属中，受累的双生儿高达 12%，而未受累的双生儿仅为 4%，这也为其家族群聚性发病提供了证据[66]。最近报道了谷胱甘肽 -S- 转移酶 GSTP1 等位基因反向连接为 PMLE 的第一关联基因，这也支持了相关活性氧族在 PMLE 的发病机制中的潜在作用[69]。然而这一结果在另一项研究中并却未得到证实[70]。

PMLE 中的潜在抗原

　　PMLE 发病机制中的关键因素在于 UVR 对皮肤成分的作用。已有假设提出，有易感基因的个体，UVR 诱导特定的皮肤分子发生改变并使之具有免疫原性（图4）。PMLE 患者的表皮细胞被暴露于高剂量的 UVA 或 UVB 辐射后，这些细胞能强烈地刺激自体外周血单核细胞，这表明在 PMLE 患者的皮肤中 UVR 诱导了免疫敏感的抗原的形成[71]，这一试验证明了上述假设。尽管这种抗原的具体成分尚不清楚，但是在西方国家中有 10%~20% 的成人有 PMLE 的症状，这表明假定存在的（光）抗原应该普遍存在。

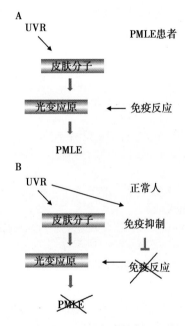

图4　PMLE 中对 UVR 的免疫抑制。A.UVR 使皮肤中的分子形成光变应原。PMLE 患者中，针对光变应原的免疫反应的形成，最终导致 PMLE 发病。B. 在健康人群中，免疫反应被 UVR 诱导的同步免疫抑制废除

　　鉴于其在如红斑狼疮等自身免疫过程的重要性，热休克蛋白 65（HSP 65）被认为是 PMLE 皮损中的可能的光变应原[72]。运用试验诱导的 PMLE 皮损进行皮肤组织活检，McFsdden 和他的同事们[72] 发现，1 小时辐射后表皮的角质形成细胞和真皮的内皮细胞 HSP 表达显著增加。在 UV 辐射 5 小时到 6 天后，真皮的树突状细胞的 HSP 表达同样增加。然而在健康人群中 HSP 65 的表达却未增加。

　　单纯疱疹病毒（HSV）常见于 EM 的皮损中（见图1F），类似于 PMLE，可能涉及细胞介导的（自身）免疫活性。然而，尽管 EM 对类似 HSV 的相关抗原有反应，PMLE 抗原仍旧不明确[17,74]。有报道称 PMLE 患者，因为口服抗病毒的阿昔洛韦而缓解了 PMLE 的症状[75]，同样，在另外一些病例中 EM 的反复发作常可诱发 PMLE，这一切意味着 HSV 可能是 PMLE 皮损的光变应原。然而，多聚合酶链反应和 DNA 杂交并未在 PMLE 皮肤样本中检测到 HSV 的 DNA，而在 EM 皮损中其表达为 32%[77]。因此皮损中对 HSV 抗原的直接免疫反应不太可能涉及 PMLE 的发病机制[77]。

一般免疫因素

　　尽管 PMLE 确切的病因及发病机制尚不清楚，但研究者提出了对 UV 诱导的免疫抑制的抵抗和随后的针对 UV 诱导皮肤的免疫反应的概念（见图4、框1）。UVB 辐射可修饰细胞内蛋白、DNA 等有机分子，使之成为新的物质或改变皮肤成分，而被免疫系统识别为外来物。尽管这些光变应原有激发（自身）免疫反应的潜能，但在无 PMLE 的健康人中，这些不良反应可被 UVR 的免疫抑制成分所阻止[78-80]。

框1　PMLE 发病机制中有意义模式的异常
异常（模式或方法）
针对自身 UVR 改变的皮肤抗原的免疫致敏（细胞增殖试验）[71]
热休克蛋白 65 作为可能的光变应原[73]
对 UVR 诱导的免疫抑制的抵抗（CHS 模式[87,88]）
减弱 UV 诱导的免疫耐受（CHS 模式[89]）
LCs 对 UVR 的抵抗（免疫组化印记[105]）
UVB 诱导的 PMLE 皮损中与 LCs 迁移和 Th1 抑制相关的细胞因子表达的减少（TNF-α，IL-4，IL-10）（免疫组化印记[123]）
UVB 照射后皮肤中嗜中性粒细胞浸润的减少（免疫组化印记[117]）
嗜中性粒细胞对化学引诱物（LTB4，fMLP）异常但是可逆（光硬化后）的趋化反应（流试细胞学，形态改变试验[119]）
皮肤中调节性 T 细胞的异常浸润（免疫组化和免疫荧光染色[62,141]）
可通过光硬化调节 PMLE 全身性细胞因子水平的改变（特别是 IL-1β）（复合串珠阵列免疫试验[183]）
血清中 25 羟基维生素 D3 水平的降低（酶免疫试验）[172]

缩写：CHS，接触性超敏反应；LC，朗格汉斯细胞；PMLE，多形性日光疹；UV，紫外线；UVR，紫外线辐射来自参考文献[62,73,87-89,105,117,119,123,141,172,183]

30 年前，UVR 的免疫抑制特性由 Fisher 和 Kripke 所证实[81]。将肿瘤接种在接受 UVR 照射后的受体上可导致免疫原性生物皮肤肿瘤，而这种肿瘤在正常受试个体上很难进一步地生长[81]。除了对抗肿瘤免疫反应的抑制，UVR 也抑制了特应性接触性皮炎中细胞介导的免疫反应[78, 80]。在健康人群中，UVR 可明显抑制接触性变应原激发 T 细胞介导的免疫反应的能力[82-86]。除了不能激发初次免疫应答，这种方式处理的个体可产生免疫耐受，其不能被相同的半抗原再次激活，即使稍后局部应用也不行。由于针对另一种不相干的半抗原的敏感性并未受影响，故这种紫外线诱导的耐受是半抗原特异性的。

因此，UV 免疫抑制减低、针对异常抗原形成的免疫耐受或对普遍皮肤抗原的免疫活性升高可能导致了 PMLE。两项研究发现与正常的个体相比，PMLE 患者对接触性激活的反应未见增加。然而，PMLE 患者表现出对 UV 诱导的免疫抑制出现功能性的抵抗，尤其在特定环境下 UV 诱导抗原产生时的 DTH 反应[87, 88]。Van de Pas 和他的同事们[87] 的工作发现，这种免疫抑制抵抗是存在一个窄谱的 UV 剂量反应窗内，同时这种显著差异存在于接受太阳模拟器发射 1MED 的群体中，而不是那些接受 0.6 或 2MED 的群体种。在这项研究中使用的最高 UVR 剂量是 2MED，此剂量下可强烈地对 PMLE 患者和对照组产生免疫抑制，将近完全的（90%）免疫抑制[87]。近期，Koulu 和同事们[89] 认为 UV 对接触性变应原产生的耐受在 PMLE 患者中是减弱的。在他们这项 24 例 PMLE 患者和 24 例性别年龄匹配的正常人群对照组的研究中，他们发现如果早一些暴露于太阳模拟器所发射的 UVR 下，实验组和对照组对二苯基环丙烯酮有较弱的接触性超敏反应[89]。然而，13 例 PMLE 患者中只有 1 例（8%）10 到 24 个月后对相同的变应原显示出 UV 诱导的免疫耐受状态，而 11 例正常对照组中有 6 例（55%）[89]。由此推断，UVR 诱导的变应原特异的免疫耐受的受损倾向可能促进了复发性 PMLE 的产生[89]。

细胞转移模式和细胞因子

在正常人群中 UVR 诱导的接触性高敏反应（CHS）的耐受反应[78] 包括细胞因子的释放，尤其是肿瘤坏死因子、IF-4 和 IL-10。HLA-DR+/CD11b+/CD1a- 的巨噬细胞亚群的浸润，与 LCs 从表皮的迁出是另一标志性生物特征[90]。UVB 辐射造成了皮肤细胞因子环境的暂时性改变，使得微环境变得有利于 Th2 细胞样免疫反应的发生[91]。

健康人的皮肤暴露于 UVR 后可致 LC 从表皮移入引流的淋巴结中[92, 93]，我们认为是这些 DNA 损伤的 DCs 诱导了免疫耐受[94-97]。IL-1β、TNF-α，和 IL-18 的释放能调控 LC 移出皮肤[98-104]。Kölgen 和他的同事们[105] 的早期工作显示在 PMLE 患者中，UVB 辐射不能成功地耗尽 CD1a+ 表皮 LCs[105]，表明这是 PMLE 发病的关键因素。他们随后的研究也证实在健康人的皮肤中，UVB 诱导的 LC 耗竭主要由迁移而非凋亡引起[106]。UV 暴露后 CD1a+LCs 的耗竭同时伴有真皮中 CD36+CD11b+CD1- 细胞的出现，而在健康人群中它们是在表皮中浸润的[107]。这些 CD11b+ 巨噬细胞样细胞在诱导 UVB 辐射后的免疫抑制和耐受中起重要的作用[78, 108, 109]。

表达 CD15 和 CD11b 的嗜中性粒细胞也在 UV 辐射后移入人体皮肤[55,110-113]。Teunissen 和同事们[110] 发现 UVB 辐射诱导正常人皮肤中 IL-4+ 嗜中性粒细胞短暂出现。这也暗示着嗜中性粒细胞和有力 Th2 极化的细胞因子 IL-4 的存在[114]，促进了 UVB 暴露的皮肤中 Th2 反应超过 Th1 反应。由于 IL-4 均参与了 DTH[115] 和 CHS[116] 中 UV 诱导的抑制，因此这是相关的。

Kölgen 和同事们[105] 发现暴露于高剂量的 UVB 使不同的巨噬细胞亚群迁入 PMLE 患者的皮肤中。然而移入健康志愿者皮肤的巨噬细胞大多是 CD68 阴性的，极少数浸润 PMLE 患者皮肤的 CD11b+ 细胞都是 CD68 阳性的[105]。这一发现与 Schornagel 和同事们[117] 的发现一致，后者在一免疫组织化学研究中发现暴露于 UVB 的 PMLE 患者的皮肤无 CD11b+CD68- 的嗜中性粒细胞。由于嗜中性粒细胞能产生大量免疫抑制细胞因子（IL-4 和 IL-10）并可调节免疫反应[110, 113, 118]，因此这些研究得出结论，即 PMLE 患者皮肤在 UVB 辐射后可减少嗜中性粒细胞浸润而导致皮肤免疫反应的活化而非抑制[117]。PMLE 异常的细胞迁移模式和结果的具体描述见图 5。

PMLE 患者的皮肤中为何没有具有免疫抑制性的嗜中性粒细胞浸润的原因尚不清楚。在 PMLE 患者和健康对照组中，内皮细胞上的黏附因子的表达（ICAM-1 和 E-选择素）对两组中细胞迁移相当重要；两者在 UVB 辐射 6 小时后都增加[117]。嗜中性粒细胞对 IL-8 和 CD5a 的趋化反应，另外与黏附和趋化相关的细胞表面标志的表达，这两者在 PMLE 患者和健康对照组中类似[117]。相反的，

Gruber-Wackernagel 和同事们[119] 报道称 PMLE 可抑制嗜中性粒细胞对趋化因子白三烯 B4 和光硬化后可修复的甲酰 - 甲硫氨酰 - 亮氨酸 - 苯丙氨酸的反应。白细胞也可能被激化进入皮肤组织的同时伴随着局部脂质介质例如血小板活化因子（PAF）[120, 121] 和白三烯的释放[122]。重要的是，被用做光硬化的光化学治疗可下调 PAF[121]。Kolgen 和同事们[123] 认为缺乏嗜中性粒细胞的浸润可能解释了 TNF-α、IL-4 以及在较小的范围内 UV 暴露下的 PMLE 皮肤中的 IL-10 表达的减少。Th1 相关的细胞因子（IL-12、IFN-γ 和 IL-6）的表达没有差异。观察者得出，UVB 辐射诱导的 PMLE 皮损中嗜中性粒

细胞分化的 TNF-α，IL-4 和 IL-10 表达的减少导致了 LC 迁移的减少和不能成功地抑制患者体内的 Th1 反应。相反，Wackernagel 和同事们[124] 发现 UV 诱导的细胞迁移（CD1a+ LCs、CD11b+ 细胞和 CD68+ 细胞）或皮肤细胞因子（TNF-α、IL-1β、IL-10 或 IL-12）在 PMLE 患者和正常对照组中的表达没有显著差异。这两项研究结论存在明显差异，可能与光谱（Kolgen 和同事们[123] 用的是窄谱 UVB；而在 Wackernagel 和同事们的研究[124] 中使用日光模拟器）、剂量（前者使用 6MED；而后者为 1 MED、2 MED 和 3MED）和动力学（前者为 48~72 小时；后者为 6~24 小时）的不同来解释。

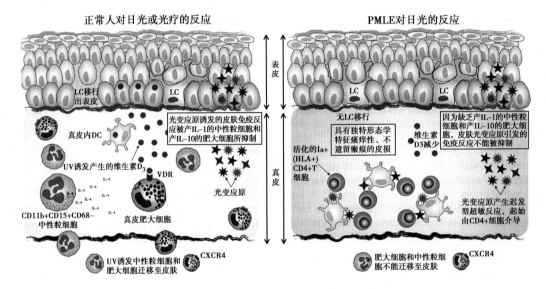

图 5　PMLE 中异常细胞的迁移模式。与对照组相比，UVR 的暴露可减少 PMLE 患者皮肤内嗜中性粒细胞的浸润。这种嗜中性粒细胞浸润的减少（由减少的化学趋化减少导致）与 IL-4 与 IL-10 的产生和释放减少有关。另外，肥大细胞浸润受抑制，然而 LCs 可抵抗 UV 触发的迁移。总的说来，这导致了非免疫抑制的皮肤微环境和随之的在 PMLE 患者而非正常健康人群对光变应原的 DTH 反应。CXCR4，C-X-C 主要受体 4；VDR，维生素 D 受体

一些其他细胞类型，如包括类浆细胞（pDCs）也可能在 PMLE 发病中起作用。pDCs 和天然 I 型干扰素产生细胞完全相同[125]，后者是由病毒感染能合成大量的 I 型干扰素的 CD4+/ 主要组织相容性复合物 II + 群[126]。除了经典的抗病毒和抗增殖作用，I 型干扰素样的 IFN-α 也起到重要的免疫调节功能，包括促进 Th1 细胞活化和分化、自身抗体的形成以及最终促进自身免疫[127-129]。Farkas 和同事们[130] 初次报道 pDCs 在慢性皮肤型（盘状）红斑狼疮和系统性红斑狼疮皮肤的皮损中积累，且其密度肯定与大量 I 型 IFN 诱导的蛋白 MXA+ 细胞数目相关（IFN-α 和 IFN-β 是这些皮损的代表性标

志）。狼疮患者中常可发现 I 型干扰素水平的增高，与疾病的严重性与活动性有关。在这些发现的启发指引下，Wackernagel 及同事[131] 调查 pDCs 是否聚集在 UV 暴露的 PMLE 皮损中并参与 PMLE 发病机制。对免疫组织化学印记物的显微镜检测确定了 CD68+/CD123+ pDCs 存在于许多 LE 的组织标本中（10/11，91%），PMLE 患者中却不存在。PMLE 患者皮损中 pDCs 的完全缺失提示在 PMLE 的皮肤免疫调节中未尚累及这些细胞。

由于肥大细胞缺失的老鼠可抵抗 UVB 的作用，因此肥大细胞是另一种 UV 诱导的免疫抑制中重要的免疫细胞。肥大细胞作用是把 UV 辐射致皮肤产

生的抑制信号传输给免疫系统[133]。UV 辐射可诱导肥大细胞向曝光部位的迁移并最终被淋巴结所引流，这个过程需要活化的调节细胞参与[133, 134]。当这一迁移被阻断，UV 诱导的免疫抑制[133] 和随后发展的皮肤肿瘤也被阻断。UVB 诱导人类肥大细胞向曝光区皮肤中的迁移的事实已被证实[134]。最近的一项研究提示 PMLE 患者中肥大细胞数目的低下可能在 PMLE 发病机制中起作用[136]。这也与最近把肥大细胞缺陷的 Kit^{W-Sh/W-Sh} 鼠当成光敏性皮肤病模型测试中的结论一致[137]。事实上，肥大细胞分化的细胞因子如 IL-10 可能导致了如 Tregs 等其他免疫细胞因子的归巢，这些可能潜在性地防止了自身免疫的发生[138-140]。在 PMLE 患者皮肤中发现 Treg 浸润低下，进一步支持了肥大细胞在这一疾病中的潜在作用[62, 141]。

抗菌肽

尽管 UVR 抑制了适应性 T 细胞介导的免疫反应[142]，但其激发固有免疫应答，特别是抗菌肽（AMP），可阻止任何潜在的皮肤感染增加的风险[143]。这些小的肽类能维持机体内环境，具有潜在的抗微生物活性[144]。它们同时也能通过刺激促炎性细胞因子和趋化因子的产生来调节炎性反应[145]，或是通过抑制单核细胞和巨噬细胞产生和释放细胞因子（TNFα）来调节炎性反应[146]。AMPs 能对效应细胞发挥趋化作用，这些效应细胞包括嗜中性粒细胞、单核细胞、巨噬细胞、树突状细胞和淋巴细胞等，另外 AMPs 也可激活树突状细胞调节 T 细胞的活化和功能[147-150]。研究显示 AMP（防御素）能通过诱导调节性 T 细胞而促进免疫抑制[151]。Felton 和同事们[152] 认为异常调节的 UVR 诱导的这些促炎性蛋白可能在某些阳光导致的免疫介导疾病的发病机制中起作用。然而在健康个体和未经照射的 PMLE 患者皮肤中，AMP 的表达没有异常。在 PMLE 患者中，UVR 以一种非典型的方式诱导 AMPs，尤其在 PMLE 早期阶段的皮损中，极大的上调和改变 AMPs 表达[152]。因此，UVR 导致 AMP 的异常表达[152] 在 PMLE 患者的免疫抑制异常的过程中发挥了一定的作用[88]。

激素因子

与男性相比，女性对 UV 的免疫抑制作用相对抵抗，需要超过 3 倍的量来达到和男性相同的免疫抑制水平[86]。尽管这可能解释为什么男人更有可能得皮肤癌[153, 154]，这也可能解释在女性中不成比例的 PMLE 的高发病率。尽管女性激素 17β 雌二醇

很有可能引起这种高发病率，其能通过限制角质形成细胞释放具有免疫抑制性的 IL-10，从而来阻止 UVR 诱导的抑制[155, 156]，但是其中确切的化学机制并不明确。这种假设被 Widyarini 及其同事的开创性研究所支持[157]，他们发现通过雌激素受体（ER）的信号可保护女性免于 UV 诱导的免疫抑制。研究者发现阻断 ERs 显著地加重了 UVR 导致的免疫抑制，表明 ER 在光免疫保护中的自然作用[157]。同时，给老鼠局部应用 17-β-雌二醇可提供剂量依赖性的光免疫保护，这种保护可被 ER 拮抗剂所抑制。这一保护作用归功于它的抗氧化剂活性[158] 以及顺式尿刊酸下游过程的灭活[157]，而这是 UV 诱导的具有潜在免疫抑制能力的关键光产物[157]。尽管如此，它们的使用与 PMLE 之间也没有明确的联系，因此口服激素避孕药的作用是有争议的[159, 160]。由于性别的差异，未来需要进一步的研究来阐释是否对 UV 诱导的免疫抑制的抵抗降低了 PMLE 患者皮肤肿瘤的风险的问题。

维生素 D

除了具有对骨骼新陈代谢、钙和磷酸平衡的作用，维生素 D 也调节免疫系统。它能抑制 T 细胞的活化、改变细胞因子的分泌模式、调节细胞增生及介导凋亡，甚至诱导调节性 T 细胞[161]。一些研究显示在 Th1 细胞介导的自身免疫性疾病的发病率、纬度、光照与维生素 D 缺乏之间存在联系[162, 163]。研究显示维生素 D 能调节免疫系统并影响自身免疫的环境因素，故维生素 D 水平失衡能促进自身免疫[162]。在一些自身免疫性疾病中发现血清中用以分类维生素 D 状态的 25-羟基维生素 D（25[OH]D）水平的降低，这被认为是自身免疫发展的可疑风险因素[164, 165]。然而，这一"原因和结果"归因于低维生素 D 水平还是阳光照射量不足仍旧是一具争议的话题[166]。与自然的阳光照射相似，银屑病患者进行光疗，可通过诱导皮肤维生素 D 的产生，同时上调血清 25[OH]D 至正常水平[167-170]。就如在其他自身免疫性疾病中观察到的[171]，PMLE 患者血清 25[OH]D 水平相比正常人群显著减低[172]。这也与最近高光敏感性的患者也发现其低维生素 D 状态的风险升高的报道相一致[173]。这也许并不奇怪，如果我们考虑到如避免阳光暴露等基本光防护措施可有效预防 PMLE。然而，用 311nm UVB 光疗所致的光硬化显著增加了维生素 D 的水平，因此我们不仅要猜想，增加的维生素 D 水平可能在改善 PMLE 的不良作用方面也很重要[172]。

与皮肤肿瘤形成的相关性

日光性 UVR 是皮肤肿瘤的主要环境病因，Ⅰ和Ⅱ型皮肤类型的患者比暗哑型皮肤患者罹患皮肤肿瘤的风险性高许多[174]。1998 年，Kelly 和同事[84]证实单次暴露于日光模拟器发射的 UVR 会导致所有受试者出现高度的免疫抑制。单次 3MEDs 的 UVR 辐射小面积的皮肤可完全抑制局部（12/12 志愿者）和系统性（10/12 志愿者）的 CHS[84]。在接下来的研究中，这些研究者报道[175]对日光的敏感性与 UVR 诱导皮肤中细胞介导的免疫的抑制的易感性有关[175]。然而单次 0.25 或 0.5MED 亚红斑照射可抑制Ⅰ型和Ⅱ型皮肤中 CHS 反应，分别是 50% 和 80%，而在Ⅲ / Ⅳ型皮肤中需要 2~4 倍以上剂量（或 1MED）出现 40% 的抑制 CHS 反应[175]。给一定水平的阳光照射来提高Ⅰ / Ⅱ型皮肤的敏感性，这可能在其更患皮肤肿瘤的高易感性中起一定作用[175]。在欧洲国家对不同皮肤类型中 PMLE 的发病率的研究报道很难达成一致，在这些研究中，Ⅰ型皮肤的人群 PMLE 的发病率最高，在Ⅱ和Ⅲ型皮肤次之，在Ⅳ型或更高型皮肤中发病率最低[5]。

另外一项关于健康肌肤人群的研究显示，仅有 40%（12/32）的受试者被认为是对 UVR 免疫抑制的易感者[80]。在 1990 年的一项研究中，Yoshikawa 和同事们[80]对比了健康志愿者人群与有皮肤黑色素瘤病史患者分别在急性的、低剂量的 UVB 暴露后对二硝基甲苯（DNCB）形成 CHS 反应的能力。然而将近 60% 的健康志愿者对涂在 UV 辐射试验位点的 DNCB 产生了强烈地 CHS 反应（标记为 UV 抵抗）。超过 90% 的皮肤肿瘤的患者在暴露于 UVB 和 DNCB 后不能产生 CHS 反应。将近一半的这些"UVB 易感"者维持在无反应状态，提示他们已经对抗原产生免疫耐受。因此，患者对来自 UVB 辐射的免疫抑制作用的易感性是皮肤肿瘤形成的危险因素[80]。如果皮肤肿瘤患者对 UV 诱导的免疫抑制有增加的易感性，这可能使发展成 PMLE 的可能性降低。Lembo 和同事的研究也支持了这一假设[176]，他们报道了相比健康人群的 21.4%，皮肤肿瘤患者中 PMLE 发病率降低至 7.5%（包括基底细胞癌、鳞癌和（或）黑素细胞瘤）。他们发现对比性别和年龄匹配的对照组 PMLE 患者皮肤肿瘤发病率存在降低趋势（分别为 4% 和 7.1%）。这些研究为对 UV 诱导的免疫抑制抵抗可能是罹患 PMLE 的危险因素提供了强有力的支持。

治疗

预防

PMLE 的治疗重在预防（表 1），病情轻微的患者对基本的光保护措施反应良好，例如避免日光照射，使用含有强 UVA 防护的宽谱遮光剂和穿防护衣[177]。Bissonnette 和同事们[178]研究遮光剂的类型和其使用量对 PMLE 的防护作用。结果显示当 2mg/cm² 时，当使用有 UVA 高防护的遮光剂时无患者发生 PMLE，然而当使用 UVA 低防护的遮光剂时，有 73% 的患者出现 PMLE[178]。在 1mg/cm² 分别应用 UVA 高、低防护的遮光剂时，分别有 33% 和 80% 的患者出现 PMLE[178]。这些结论显示含有 UVA 高防护的 SPF 值高的遮光剂在低浓度应用时也能保护绝大多数患者免受 UV 诱导的 PMLE 反应[178]。

表 1　PMLE 的治疗概念

项目	机制
遮光剂	UVA+UVB 光防护[178]
	皮肤晒黑[1, 179-181]
光硬化治疗	恢复 UV 诱导的 LC 耗竭和中性粒细胞向皮肤的浸润[182]
	恢复中性粒细胞潜在的异常化学趋化作用[119]
	增加血清 25- 羟基维生素 D₃ 水平[172]
氯喹	调节免疫和抗炎性特性[189]
口服水龙骨提取物	抗氧化和抗炎性作用[61, 190]
含有番茄红素的营养补充剂，β 胡萝卜素和约氏乳杆菌	抗氧化作用[191]
局部的 DNA 修复酶	消除潜在的抗原触发器[63]
维生素 D₃	类似于 UVR，具有免疫调节剂和免疫抑制特性[62]
阿法诺肽	皮肤黑化作用[200]

缩写：LC，朗格罕细胞；PMLE，多形性日光疹；UV，紫外线；UVR，紫外线辐射

光硬化

在春季，即在初次强阳光照射之前，可对 PMLE 患者进行预防性的光硬化治疗。PMLE 常暴发于夏季或高强度太阳辐射的度假区，而硬化治疗可明显地减少这种情况发生。用于光硬化的光治疗模式包括宽谱 UVB（290~320nm）、窄谱 UVB（311nm）或是补骨脂素联合 UVA 光疗[1]。光硬化通常用亚红斑剂量，每周 2~3 次，持续 4 到 6 周。此治疗刺激了自然发生的硬化现象，其目的在于通过使用小剂量的、谨慎调节不诱发皮疹的 UV 剂量从而来诱发光适应性[1, 2]。然而，在医学光硬化的过程中常伴发轻微的 PMLE 发作（图 6）。此时，需暂停光硬化治疗。

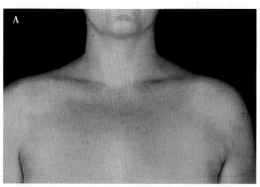

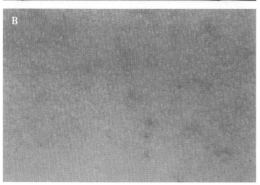

图 6　32 岁的 PMLE 女性患者。A. 在用 UVB 进行光硬化治疗 14 次后导致在颈前 V 区出现了 PMLE 发作；B. 典型的丘疹 - 水疱型 PMLE 皮损的高倍镜下图

光硬化作用的化学机制包括皮肤的黑变作用、角质层的增厚和（或）UVR 诱导的免疫学的改变[1, 179-181]。就像之前描述的那样，PMLE 患者皮疹暴发可能是因为细胞迁移模式的受扰所致[105, 117]。光硬化也有可能是通过修复暴露 UV 后正常免疫细胞的迁移发挥作用[105, 182]。例如，采用 6MED UVB 照射达到满意

的硬化治疗后 48 小时可发现 LCs 从表皮的迁移增加[105]。近期 Janssens 和同事[182] 更多的研究工作揭示，和健康的人群相比，在硬化治疗前，UV 诱导了 PMLE 患者 LC 的耗竭和中性粒细胞浸润障碍。伴随着光疗成功，正常细胞迁移反应重建，与健康对照组无明显区别[182]。光硬化诱发的系统性细胞因子水平（特别是 IL-1β）和中性粒细胞趋化反应的正常化可能是预防作用的关键因素（见表 1）[119, 183]。此外，因为 PMLE 患者较少发展成 UV 诱导的免疫抑制，所以光硬化所导致的充分免疫抑制可阻止对 UV 诱导的抗原随之产生的迟发型高敏反应[87-89]。

明确的治疗方式

在 PMLE 皮损暴发后，局部应用激素和必要时口服抗组胺药能减少炎症和瘙痒反应，并缩短病程[4, 6, 184]。进一步的 PMLE 治疗取决于疾病的严重程度和治疗对生活方式的影响[177, 184]。PMLE 暴发可短期口服皮质类固醇（强的松，0.6~1.0mg/kg，7~10 天）或者考虑让患者预防性地去阳光充沛区域过冬季假期以阻止其暴发[185, 186]。病情严重时选择硫唑嘌呤[187]、抗疟药[13, 188, 189] 及沙利度胺[13] 等药物可缓解 PMLE 的症状。但是，其涉及的确切机制尚不明确。

试验性的方法

表 1 列出了标准的和试验性阻断 PMLE 的方法。Tanew 和他的同事们[61] 最近研究了口服亲水性水龙骨（PL）提取物。这种从热带蕨类植物树叶而来的自然提取物发挥了潜在的抗氧化与抗炎症作用从而阻止 PMLE 的发生。在他们的研究中，30 名患者在反复的 UVA 辐射后诱发了 PMLE 皮损。在这些患者中，18 名患者也对 UVB 产生反应。在 PL 治疗后，分别有 9 名（30%）和 5 名（28%）患者对重复的 UVA 和 UVB 辐射不产生反应。在余下的患者中，诱发 PMLE 所需要的 UVA 和 UVB 辐射的平均量分别从 1.95 和 2.38 显著增加至 2.62 和 2.92[61]。在一项对 25 例 PMLE 患者的分离研究中，Caccialanza 和同事[190] 发现对 PL 提取物可在统计学上显著减少皮肤反应和疾病症状，且与二者存在相关性。同时，这两项研究提示口服 PL 治疗可阻止 PMLE 发病。沿着这条线索，Marini 和同事[191] 最近在一项随机安慰剂对照的双盲研究中发现，口服 12 周含有番茄红素的营养补充物，如 β - 胡萝卜素和约式乳杆菌，PMLE 的症

状也能够消失。

另一较新的研究是维生素 D3 衍生物，例如钙泊三醇。局部应用钙泊三醇可剂量依赖性的减少表皮 LCs 的数量及其功能。钙泊三醇对 LCs 的这一作用与用强效皮质类固醇激素莫米松糠酸观察做对比[192]。其也显示出其和 UV 一样是一种高效的免疫抑制剂[192, 193]。考虑到接受光疗的患者增加了罹患皮肤肿瘤的风险[194]，维生素 D3 衍生物的使用（而不是 UV）对 PMLE 患者来说可能是一种充满希望的、更为安全的预防性的治疗方法。为此，我们最近报道了钙泊三醇的局部治疗是如何显著地减少 PMLE 发作和（或）其严重程度[62]。在一项应用钙泊三醇局部治疗 PMLE 的随机安慰剂对照的体内试验中，13 例患者在光模拟器的辐射测试开始前，预先在其皮肤受试位点给予每天两次，连续 7 天的钙泊三醇。在初次光激发 48、72 和 144 小时后，钙泊三醇的预处理 8% 到 83% 的 12 例 PMLE 患者中减少了 PMLE 评分，包括受累面积、皮肤的浸润程度和瘙痒程度。把所有的时间点结合在一起考虑，对比安慰剂，钙泊三醇减少了所有 12 例光预处理患者的 PMLE 评分[62]。这些结论提示局部应用二羟基维生素 D 衍生物可为 PMLE 患者提供一种新的预防性治疗选择。

另一有应用前景的方法是通过局部应用脂质体 DNA 修复酶来提高 DNA 修复，例如由藤黄微球菌溶解产物产生的内切酶和绿藻所产生的光裂合酶[195-199]。这些酶可通过脂质体掺入遮光剂或晒后修复乳。在志愿者中，提高 UV 辐射后即刻的 DNA 修复可显著地消除光模拟器辐射的 UVR 所激发人类志愿者 PMLE 的症状[63]。这种结果并没有被预计到，因为 DNA 破坏被认为是 UV 诱导的免疫抑制的某项触发物[196-199]。尽管确切的机制尚不明确，可能 UV 诱导的 DNA 光产物清除的提高可能已经清除了 PMLE 患者 UV 暴露的皮肤中内在的抗原免疫病因[63]。

皮肤的黑色由 α 黑色素所诱发，是作为一种皮下的植入的 α-黑素细胞刺激素的类似物，目前，其在欧洲和美国正处于包括 PMLE 等皮肤疾病的 Ⅱ 和 Ⅲ 期试验中。

总结和展望

临床和实验室的证据支持了在 UV 暴露的 PMLE 皮肤中存在异常细胞免疫反应的假设。这也提示在 PMLE 皮肤中光变应原的形成和（或）UV 诱导的免疫抑制紊乱。迄今，尚未明确 PMLE 皮肤中可能的光变应原，然而研究显示 UV 诱导的免疫抑制紊乱与 PMLE 皮肤中细胞干扰和细胞因子变化相关。这与 PMLE 的发病机制和光硬化治疗的治疗作用相关。最近，已证实局部使用具有抗氧化和抗炎特性的制剂可提高 DNA 修复以及维生素 D 水平，提供了一种新型治疗机会。对 UV 诱导的免疫抑制抵抗的现象有了更好的理解，连同任何与 PMLE 相关的潜在好处（例如，降低皮肤肿瘤的风险），不仅可帮助形成新的治疗和预防疾病的策略，而且也帮助建立与光致癌相关的机制。

（杨艳　译，江娜　张倩雯　校，朱慧兰　审）

参考文献

1. Gruber-Wackernagel A, Byrne SN, Wolf P. Pathogenic mechanisms of polymorphic light eruption. Front Biosci (Elite Ed) 2009;1:341–54.
2. Wolf P, Byrne SN, Gruber-Wackernagel A. New insights into the mechanisms of polymorphic light eruption: resistance to ultraviolet radiation-induced immune suppression as an aetiological factor. Exp Dermatol 2009;18(4):350–6.
3. Pao C, Norris PG, Corbett M, et al. Polymorphic light eruption: prevalence in Australia and England. Br J Dermatol 1994;130(1):62–4.
4. Stratigos AJ, Antoniou C, Katsambas AD. Polymorphous light eruption. J Eur Acad Dermatol Venereol 2002;16(3):193–206.
5. Rhodes LE, Bock M, Janssens AS, et al. Polymorphic light eruption occurs in 18% of Europeans and does not show higher prevalence with increasing latitude: multicenter survey of 6,895 individuals residing from the Mediterranean to Scandinavia. J Invest Dermatol 2010;130(2):626–8.
6. Naleway AL. Polymorphous light eruption. Int J Dermatol 2002;41(7):377–83.
7. Gonzalez E, Gonzalez S. Drug photosensitivity, idiopathic photodermatoses, and sunscreens. J Am Acad Dermatol 1996;35(6):871–85 [quiz: 886–7].
8. Epstein S. Studies in abnormal human sensitivity to light. IV. Photoallergic concept of prurigo aestivalis. J Invest Dermatol 1942;5:289–98.
9. Wadhwani AR, Sharma VK, Ramam M, et al. A clinical study of the spectrum of photodermatoses in dark-skinned populations. Clin Exp Dermatol 2013;38(8):823–9.
10. Nakamura M, Henderson M, Jacobsen G, et al. Comparison of photodermatoses in African-Americans and Caucasians: a follow-up study.

Photodermatol Photoimmunol Photomed 2013. [Epub ahead of print].

11. Kerr HA, Lim HW. Photodermatoses in African Americans: a retrospective analysis of 135 patients over a 7-year period. J Am Acad Dermatol 2007; 57(4):638–43.

12. van der Leun JC, van Weelden H. Light-induced tolerance to light in photodermatoses. J Invest Dermatol 1975;64:280.

13. Holzle E, Plewig G, von Kries R, et al. Polymorphous light eruption. J Invest Dermatol 1987; 88(Suppl 3):32s–8s.

14. Jansen CT, Karvonen J. Polymorphous light eruption. A seven-year follow-up evaluation of 114 patients. Arch Dermatol 1984;120(7):862–5.

15. Hasan T, Ranki A, Jansen CT, et al. Disease associations in polymorphous light eruption. A long-term follow-up study of 94 patients. Arch Dermatol 1998;134(9):1081–5.

16. Hjorth N, Sjolin KE, Sylvest B, et al. Acne aestivalis—Mallorca acne. Acta Derm Venereol 1972; 52(1):61–3.

17. Wolf P, Soyer HP, Fink-Puches R, et al. Recurrent post-herpetic erythema multiforme mimicking polymorphic light and juvenile spring eruption: report of two cases in young boys. Br J Dermatol 1994; 131(3):364–7.

18. Lava SA, Simonetti GD, Ragazzi M, et al. Juvenile spring eruption: an outbreak report and systematic review of the literature. Br J Dermatol 2013;168(5): 1066–72.

19. Isedeh P, Lim HW. Polymorphous light eruption presenting as pinhead papular eruption on the face. J Drugs Dermatol 2013;12(11):1285–6.

20. Wood BA, LeBoit PE. An 'inflammatory' variant of solar purpura: a simulant of leukocytoclastic vasculitis and neutrophilic dermatoses. Pathology 2013; 45(5):484–8.

21. Waters AJ, Sandhu DR, Green CM, et al. Solar capillaritis as a cause of solar purpura. Clin Exp Dermatol 2009;34(8):e821–4.

22. Kalivas J, Kalivas L. Solar purpura appearing in a patient with polymorphous light eruption. Photodermatol Photoimmunol Photomed 1995;11(1):31–2.

23. Guarrera M, Parodi A, Rebora A. Solar purpura is not related to polymorphous light eruption. Photodermatol 1989;6(6):293–4.

24. Ros AM. Solar purpura—an unusual manifestation of polymorphous light eruption. Photodermatol 1988;5(1):47–8.

25. Latenser BA, Hempstead RW. Exercise-associated solar purpura in an atypical location. Cutis 1985; 35(4):365–6.

26. Verheyen AM, Lambert JR, Van Marck EA, et al. Polymorphic light eruption—an immunopathological study of provoked lesions. Clin Exp Dermatol 1995;20(4):297–303.

27. Guarrera M, Cardo P, Rebora AE, et al. Polymorphous light eruption and benign summer light eruption in Italy. Photodermatol Photoimmunol Photomed 2011;27(1):35–9.

28. Dover JS, Hawk JL. Polymorphic light eruption sine eruption. Br J Dermatol 1988;118(1):73–6.

29. Molina-Ruiz AM, Sanmartin O, Santonja C, et al. Spring and summer eruption of the elbows: a peculiar localized variant of polymorphous light eruption. J Am Acad Dermatol 2013;68(2):306–12.

30. Jansen CT. Heredity of chronic polymorphous light eruptions. Arch Dermatol 1978;114(2):188–90.

31. Granstein RD, Sauder DN. Whole-body exposure to ultraviolet radiation results in increased serum interleukin-1 activity in humans. Lymphokine Res 1987;6(3):187–93.

32. Urbanski A, Schwarz T, Neuner P, et al. Ultraviolet light induces increased circulating interleukin-6 in humans. J Invest Dermatol 1990;94(6):808–11.

33. Ling TC, Richards HL, Janssens AS, et al. Seasonal and latitudinal impact of polymorphic light eruption on quality of life. J Invest Dermatol 2006; 126(7):1648–51.

34. Richards HL, Ling TC, Evangelou G, et al. Evidence of high levels of anxiety and depression in polymorphic light eruption and their association with clinical and demographic variables. Br J Dermatol 2008;159(2):439–44.

35. Richards HL, Ling TC, Evangelou G, et al. Psychologic distress in polymorphous light eruption and its relationship to patients' beliefs about their condition. J Am Acad Dermatol 2007;56(3):426–31.

36. Jong CT, Finlay AY, Pearse AD, et al. The quality of life of 790 patients with photodermatoses. Br J Dermatol 2008;159(1):192–7.

37. Rizwan M, Haylett AK, Richards HL, et al. Impact of photosensitivity disorders on the life quality of children. Photodermatol Photoimmunol Photomed 2012;28(6):290–2.

38. Rizwan M, Reddick CL, Bundy C, et al. Photodermatoses: environmentally induced conditions with high psychological impact. Photochem Photobiol Sci 2013;12(1):182–9.

39. Janssens AS, Pavel S, Ling T, et al. Susceptibility to UV-A and UV-B provocation does not correlate with disease severity of polymorphic light eruption. Arch Dermatol 2007;143(5):599–604.

40. Schornagel IJ, Knol EF, van Weelden H, et al. Diagnostic phototesting in polymorphous light eruption: the optimal number of irradiations. Br J Dermatol 2005;153(6):1234–6.

41. Palmer RA, van de Pas CB, Young AR, et al. Validation of the 'polymorphic light eruption severity index'. Br J Dermatol 2006;155(2):482–4.

42. Schornagel IJ, Guikers KL, Van Weelden H, et al. The polymorphous light eruption-severity assessment score does not reliably predict the results of

phototesting. J Eur Acad Dermatol Venereol 2008; 22(6):675–80.

43. Orteu CH, Sontheimer RD, Dutz JP. The pathophysiology of photosensitivity in lupus erythematosus. Photodermatol Photoimmunol Photomed 2001; 17(3):95–113.

44. Bickers DR. Sun-induced disorders. Emerg Med Clin North Am 1985;3(4):659–76.

45. Nyberg F, Hasan T, Puska P, et al. Occurrence of polymorphous light eruption in lupus erythematosus. Br J Dermatol 1997;136(2):217–21.

46. Millard TP, Lewis CM, Khamashta MA, et al. Familial clustering of polymorphic light eruption in relatives of patients with lupus erythematosus: evidence of a shared pathogenesis. Br J Dermatol 2001;144(2): 334–8.

47. Petzelbauer P, Binder M, Nikolakis P, et al. Severe sun sensitivity and the presence of antinuclear antibodies in patients with polymorphous light eruption-like lesions. A form fruste of photosensitive lupus erythematosus? J Am Acad Dermatol 1992;26(1):68–74.

48. Mastalier U, Kerl H, Wolf P. Clinical, laboratory, phototest and phototherapy findings in polymorphic light eruptions: a retrospective study of 133 patients. Eur J Dermatol 1998;8(8):554–9.

49. Murphy GM, Hawk JL. The prevalence of antinuclear antibodies in patients with apparent polymorphic light eruption. Br J Dermatol 1991;125(5): 448–51.

50. Epstein JH. Polymorphous light eruption. Dermatol Clin 1986;4(2):243–51.

51. Foroozan M, Balme B, Depaepe L, et al. Polymorphic light eruption with unusual neutrophilic infiltration. Eur J Dermatol 2012;22(2):262–3.

52. Lever WF, Schaumburg-Lever G. Noninfectious vesicular and bullous disease. 7th edition. Philadelphia: JB Lippincott; 1990.

53. Moncada B, Gonzalez-Amaro R, Baranda ML, et al. Immunopathology of polymorphous light eruption. T lymphocytes in blood and skin. J Am Acad Dermatol 1984;10(6):970–3.

54. Norris PG, Morris J, McGibbon DM, et al. Polymorphic light eruption: an immunopathological study of evolving lesions. Br J Dermatol 1989;120(2): 173–83.

55. Norris P, Poston RN, Thomas DS, et al. The expression of endothelial leukocyte adhesion molecule-1 (ELAM-1), intercellular adhesion molecule-1 (ICAM-1), and vascular cell adhesion molecule-1 (VCAM-1) in experimental cutaneous inflammation: a comparison of ultraviolet B erythema and delayed hypersensitivity. J Invest Dermatol 1991; 96(5):763–70.

56. Norris PG, Barker JN, Allen MH, et al. Adhesion molecule expression in polymorphic light eruption. J Invest Dermatol 1992;99(4):504–8.

57. Hönigsmann H. Polymorphous light eruption. In: Lim HW, Soter NA, editors. Clinical photomedicine. New York: Marcel Dekker Inc; 1993. p. 167–80.

58. Diffey BL, Farr PM. An evaluation of sunscreens in patients with broad action-spectrum photosensitivity. Br J Dermatol 1985;112(1):83–6.

59. Epstein JH. Polymorphous light eruptions: phototest technique studies. Arch Dermatol 1962;85: 502–4.

60. Ortel B, Tanew A, Wolff K, et al. Polymorphous light eruption: action spectrum and photoprotection. J Am Acad Dermatol 1986;14(5 Pt 1):748–53.

61. Tanew A, Radakovic S, Gonzalez S, et al. Oral administration of a hydrophilic extract of Polypodium leucotomos for the prevention of polymorphic light eruption. J Am Acad Dermatol 2012;66(1):58–62.

62. Gruber-Wackernagel A, Bambach I, Legat FJ, et al. Randomized double-blinded placebo-controlled intra-individual trial on topical treatment with a 1,25-dihydroxyvitamin D(3) analogue in polymorphic light eruption. Br J Dermatol 2011;165(1): 152–63.

63. Hofer A, Legat FJ, Gruber-Wackernagel A, et al. Topical liposomal DNA-repair enzymes in polymorphic light eruption. Photochem Photobiol Sci 2011; 10(7):1118–28.

64. van de Pas CB, Hawk JL, Young AR, et al. An optimal method for experimental provocation of polymorphic light eruption. Arch Dermatol 2004; 140(3):286–92.

65. McGregor JM, Grabczynska S, Vaughan R, et al. Genetic modeling of abnormal photosensitivity in families with polymorphic light eruption and actinic prurigo. J Invest Dermatol 2000;115(3):471–6.

66. Millard TP, Bataille V, Snieder H, et al. The heritability of polymorphic light eruption. J Invest Dermatol 2000;115(3):467–70.

67. Millard TP, Kondeatis E, Cox A, et al. A candidate gene analysis of three related photosensitivity disorders: cutaneous lupus erythematosus, polymorphic light eruption and actinic prurigo. Br J Dermatol 2001;145(2):229–36.

68. Millard TP, Kondeatis E, Vaughan RW, et al. Polymorphic light eruption and the HLA DRB1*0301 extended haplotype are independent risk factors for cutaneous lupus erythematosus. Lupus 2001; 10(7):473–9.

69. Millard TP, Fryer AA, McGregor JM. A protective effect of glutathione-S-transferase GSTP1*Val(105) against polymorphic light eruption. J Invest Dermatol 2008;128(8):1901–5.

70. Zirbs M, Purner C, Buters JT, et al. GSTM1, GSTT1 and GSTP1 gene polymorphism in polymorphous light eruption. J Eur Acad Dermatol Venereol 2013;27(2):157–62.

71. Gonzalez-Amaro R, Baranda L, Salazar-Gonzalez JF, et al. Immune sensitization against

epidermal antigens in polymorphous light eruption. J Am Acad Dermatol 1991;24(1):70–3.

72. Kaufmann SH. Heat shock proteins and the immune response. Immunol Today 1990;11(4): 129–36.

73. McFadden JP, Norris PG, Cerio R, et al. Heat shock protein 65 immunoreactivity in experimentally induced polymorphic light eruption. Acta Derm Venereol 1994;74(4):283–5.

74. Norris PG. The idiopathic photodermatoses: polymorphic light eruption, actinic prurigo and hydroa vacciniforme. In: Hawk JL, editor. Photodermatology. London: Arnold; 1999. p. 178–90.

75. Baby O. Polymorphous light eruption: is herpes virus the culprit? Photodermatol Photoimmunol Photomed 2002;18(3):162.

76. Fraser-Andrews EA, Morris-Jones R, Novakovic L, et al. Erythema multiforme following polymorphic light eruption: a report of two cases. Clin Exp Dermatol 2005;30(3):232–4.

77. Wackernagel A, Zochling N, Back B, et al. Presence of herpes simplex virus DNA in erythema multiforme but not polymorphic light eruption. Br J Dermatol 2006;155(5):1084–5.

78. Cooper KD, Oberhelman L, Hamilton TA, et al. UV exposure reduces immunization rates and promotes tolerance to epicutaneous antigens in humans: relationship to dose, CD1a-DR+ epidermal macrophage induction, and Langerhans cell depletion. Proc Natl Acad Sci U S A 1992;89(18): 8497–501.

79. Cooper KD. Cell-mediated immunosuppressive mechanisms induced by UV radiation. Photochem Photobiol 1996;63(4):400–6.

80. Yoshikawa T, Rae V, Bruins-Slot W, et al. Susceptibility to effects of UVB radiation on induction of contact hypersensitivity as a risk factor for skin cancer in humans. J Invest Dermatol 1990;95(5): 530–6.

81. Fisher MS, Kripke ML. Systemic alteration induced in mice by ultraviolet light irradiation and its relationship to ultraviolet carcinogenesis. Proc Natl Acad Sci U S A 1977;74(4):1688–92.

82. Damian DL, Barnetson RS, Halliday GM. Low-dose UVA and UVB have different time courses for suppression of contact hypersensitivity to a recall antigen in humans. J Invest Dermatol 1999;112(6): 939–44.

83. Wolf P, Hoffmann C, Quehenberger F, et al. Immune protection factors of chemical sunscreens measured in the local contact hypersensitivity model in humans. J Invest Dermatol 2003;121(5): 1080–7.

84. Kelly DA, Walker SL, McGregor JM, et al. A single exposure of solar simulated radiation suppresses contact hypersensitivity responses both locally and systemically in humans: quantitative studies with high-frequency ultrasound. J Photochem Photobiol B 1998;44(2):130–42.

85. Fourtanier A, Moyal D, Maccario J, et al. Measurement of sunscreen immune protection factors in humans: a consensus paper. J Invest Dermatol 2005; 125(3):403–9.

86. Damian DL, Patterson CR, Stapelberg M, et al. UV radiation-induced immunosuppression is greater in men and prevented by topical nicotinamide. J Invest Dermatol 2008;128(2):447–54.

87. van de Pas CB, Kelly DA, Seed PT, et al. Ultraviolet-radiation-induced erythema and suppression of contact hypersensitivity responses in patients with polymorphic light eruption. J Invest Dermatol 2004;122(2):295–9.

88. Palmer RA, Friedmann PS. Ultraviolet radiation causes less immunosuppression in patients with polymorphic light eruption than in controls. J Invest Dermatol 2004;122(2):291–4.

89. Koulu LM, Laihia JK, Peltoniemi HH, et al. UV-induced tolerance to a contact allergen is impaired in polymorphic light eruption. J Invest Dermatol 2010;130(11):2578–82.

90. Ullrich SE. Modulation of immunity by ultraviolet radiation: key effects on antigen presentation. J Invest Dermatol 1995;105(Suppl 1):30S–6S.

91. Duthie MS, Kimber I, Norval M. The effects of ultraviolet radiation on the human immune system. Br J Dermatol 1999;140(6):995–1009.

92. Noonan FP, Bucana C, Sauder DN, et al. Mechanism of systemic immune suppression by UV irradiation in vivo. II. The UV effects on number and morphology of epidermal Langerhans cells and the UV-induced suppression of contact hypersensitivity have different wavelength dependencies. J Immunol 1984;132(5):2408–16.

93. Toews GB, Bergstresser PR, Streilein JW. Epidermal Langerhans cell density determines whether contact hypersensitivity or unresponsiveness follows skin painting with DNFB. J Immunol 1980;124(1):445–53.

94. Vink AA, Strickland FM, Bucana C, et al. Localization of DNA damage and its role in altered antigen-presenting cell function in ultraviolet-irradiated mice. J Exp Med 1996;183(4):1491–500.

95. Vink AA, Moodycliffe AM, Shreedhar V, et al. The inhibition of antigen-presenting activity of dendritic cells resulting from UV irradiation of murine skin is restored by in vitro photorepair of cyclobutane pyrimidine dimers. Proc Natl Acad Sci U S A 1997; 94(10):5255–60.

96. Applegate LA, Ley RD, Alcalay J, et al. Identification of the molecular target for the suppression of contact hypersensitivity by ultraviolet radiation. J Exp Med 1989;170(4):1117–31.

97. Stingl G, Gazze-Stingl LA, Aberer W, et al. Antigen presentation by murine epidermal Langerhans

cells and its alteration by ultraviolet B light. J Immunol 1981;127(4):1707–13.

98. Cumberbatch M, Kimber I. Dermal tumour necrosis factor-alpha induces dendritic cell migration to draining lymph nodes, and possibly provides one stimulus for Langerhans' cell migration. Immunology 1992;75(2):257–63.

99. Cumberbatch M, Griffiths CE, Tucker SC, et al. Tumour necrosis factor-alpha induces Langerhans cell migration in humans. Br J Dermatol 1999; 141(2):192–200.

100. Cumberbatch M, Dearman RJ, Kimber I. Interleukin 1 beta and the stimulation of Langerhans cell migration: comparisons with tumour necrosis factor alpha. Arch Dermatol Res 1997;289(5):277–84.

101. Cumberbatch M, Dearman RJ, Kimber I. Langerhans cells require signals from both tumour necrosis factor-alpha and interleukin-1 beta for migration. Immunology 1997;92(3):388–95.

102. Boonstra A, Savelkoul HF. The role of cytokines in ultraviolet-B induced immunosuppression. Eur Cytokine Netw 1997;8(2):117–23.

103. Tominaga K, Yoshimoto T, Torigoe K, et al. IL-12 synergizes with IL-18 or IL-1beta for IFN-gamma production from human T cells. Int Immunol 2000; 12(2):151–60.

104. Byrne SN, Halliday GM, Johnston LJ, et al. Interleukin-1beta but not tumor necrosis factor is involved in West Nile virus-induced Langerhans cell migration from the skin in C57BL/6 mice. J Invest Dermatol 2001;117(3):702–9.

105. Kölgen W, Van Weelden H, Den Hengst S, et al. CD11b+ cells and ultraviolet-B-resistant CD1a+ cells in skin of patients with polymorphic light eruption. J Invest Dermatol 1999;113(1):4–10.

106. Kolgen W, Both H, van Weelden H, et al. Epidermal Langerhans cell depletion after artificial ultraviolet B irradiation of human skin in vivo: apoptosis versus migration. J Invest Dermatol 2002;118(5): 812–7.

107. Meunier L, Bata-Csorgo Z, Cooper KD. In human dermis, ultraviolet radiation induces expansion of a CD36+ CD11b+ CD1– macrophage subset by infiltration and proliferation; CD1+ Langerhans-like dendritic antigen-presenting cells are concomitantly depleted. J Invest Dermatol 1995;105(6): 782–8.

108. Hammerberg C, Duraiswamy N, Cooper KD. Reversal of immunosuppression inducible through ultraviolet-exposed skin by in vivo anti-CD11b treatment. J Immunol 1996;157(12):5254–61.

109. Kang K, Hammerberg C, Meunier L, et al. CD11b+ macrophages that infiltrate human epidermis after in vivo ultraviolet exposure potently produce IL-10 and represent the major secretory source of epidermal IL-10 protein. J Immunol 1994;153(11): 5256–64.

110. Teunissen MB, Piskin G, di Nuzzo S, et al. Ultraviolet B radiation induces a transient appearance of IL-4+ neutrophils, which support the development of Th2 responses. J Immunol 2002;168(8): 3732–9.

111. Hawk JL, Murphy GM, Holden CA. The presence of neutrophils in human cutaneous ultraviolet-B inflammation. Br J Dermatol 1988;118(1):27–30.

112. Gilchrest BA, Soter NA, Hawk JL, et al. Histologic changes associated with ultraviolet A–induced erythema in normal human skin. J Am Acad Dermatol 1983;9(2):213–9.

113. Piskin G, Bos JD, Teunissen MB. Neutrophils infiltrating ultraviolet B-irradiated normal human skin display high IL-10 expression. Arch Dermatol Res 2005;296(7):339–42.

114. Kopf M, Le Gros G, Bachmann M, et al. Disruption of the murine IL-4 gene blocks Th2 cytokine responses. Nature 1993;362(6417):245–8.

115. el-Ghorr AA, Norval M. The role of interleukin-4 in ultraviolet B light-induced immunosuppression. Immunology 1997;92(1):26–32.

116. Hart PH, Grimbaldeston MA, Jaksic A, et al. Ultraviolet B-induced suppression of immune responses in interleukin-4–/– mice: relationship to dermal mast cells. J Invest Dermatol 2000;114(3): 508–13.

117. Schornagel IJ, Sigurdsson V, Nijhuis EH, et al. Decreased neutrophil skin infiltration after UVB exposure in patients with polymorphous light eruption. J Invest Dermatol 2004;123(1):202–6.

118. Terui T, Tagami H. Mediators of inflammation involved in UVB erythema. J Dermatol Sci 2000; 23(Suppl 1):S1–5.

119. Gruber-Wackernagel A, Heinemann A, Konya V, et al. Photohardening restores the impaired neutrophil responsiveness to chemoattractants leukotriene B4 and formyl-methionyl-leucyl-phenylalanin in patients with polymorphic light eruption. Exp Dermatol 2011;20(6):473–6.

120. Wolf P, Nghiem DX, Walterscheid JP, et al. Platelet-activating factor is crucial in psoralen and ultraviolet A-induced immune suppression, inflammation, and apoptosis. Am J Pathol 2006;169(3):795–805.

121. Singh TP, Huettner B, Koefeler H, et al. Platelet-activating factor blockade inhibits the T-helper type 17 cell pathway and suppresses psoriasis-like skin disease in K5.hTGF-beta1 transgenic mice. Am J Pathol 2011;178(2):699–708.

122. Baggiolini M. Chemokines and leukocyte traffic. Nature 1998;392(6676):565–8.

123. Kolgen W, van Meurs M, Jongsma M, et al. Differential expression of cytokines in UV-B-exposed skin of patients with polymorphous light eruption: correlation with Langerhans cell migration and immunosuppression. Arch Dermatol 2004;140(3): 295–302.

124. Wackernagel A, Back B, Quehenberger F, et al. Langerhans cell resistance, CD11b+ cell influx, and cytokine mRNA expression in skin after UV exposure in patients with polymorphous light eruption as compared with healthy control subjects. J Invest Dermatol 2004;122(5):1342–4.

125. Siegal FP, Kadowaki N, Shodell M, et al. The nature of the principal type 1 interferon-producing cells in human blood. Science 1999;284(5421):1835–7.

126. Fitzgerald-Bocarsly P. Human natural interferon-alpha producing cells. Pharmacol Ther 1993; 60(1):39–62.

127. Bogdan C. The function of type I interferons in anti-microbial immunity. Curr Opin Immunol 2000;12(4): 419–24.

128. Akbar AN, Lord JM, Salmon M. IFN-alpha and IFN-beta: a link between immune memory and chronic inflammation. Immunol Today 2000;21(7):337–42.

129. Sinigaglia F, D'Ambrosio D, Rogge L. Type I interferons and the Th1/Th2 paradigm. Dev Comp Immunol 1999;23(7–8):657–63.

130. Farkas L, Beiske K, Lund-Johansen F, et al. Plasmacytoid dendritic cells (natural interferon- alpha/beta-producing cells) accumulate in cutaneous lupus erythematosus lesions. Am J Pathol 2001; 159(1):237–43.

131. Wackernagel A, Massone C, Hoefler G, et al. Plasmacytoid dendritic cells are absent in skin lesions of polymorphic light eruption. Photodermatol Photoimmunol Photomed 2007;23(1):24–8.

132. Hart PH, Grimbaldeston MA, Swift GJ, et al. Dermal mast cells determine susceptibility to ultraviolet B-induced systemic suppression of contact hypersensitivity responses in mice. J Exp Med 1998; 187(12):2045–53.

133. Byrne SN, Limon-Flores AY, Ullrich SE. Mast cell migration from the skin to the draining lymph nodes upon ultraviolet irradiation represents a key step in the induction of immune suppression. J Immunol 2008;180(7):4648–55.

134. Kim MS, Kim YK, Lee DH, et al. Acute exposure of human skin to ultraviolet or infrared radiation or heat stimuli increases mast cell numbers and tryptase expression in human skin in vivo. Br J Dermatol 2009;160(2):393–402.

135. Sarchio SN, Scolyer RA, Beaugie C, et al. Pharmacologically antagonizing the CXCR4-CXCL12 chemokine pathway with AMD3100 inhibits sunlight-induced skin cancer. J Invest Dermatol 2014;134(4):1091–100.

136. Wolf P, Gruber-Wackernagel A, Legat FJ, et al. Successful phototherapy of polymorphic light eruption patients is associated with a recruitment of mast cells into the skin [abstract]. J Invest Dermatol 2010;130(Suppl 2):50.

137. Schweintzger N, Gruber-Wackernagel A, Reginato E, et al. Mast cell-deficient KitW-sh/W-sh mice as a photodermatosis model [abstract]. J Invest Dermatol 2013;133:S33.

138. Lu LF, Lind EF, Gondek DC, et al. Mast cells are essential intermediaries in regulatory T-cell tolerance. Nature 2006;442(7106):997–1002.

139. Singh TP, Schon MP, Wallbrecht K, et al. 8-methoxypsoralen plus ultraviolet A therapy acts via inhibition of the IL-23/Th17 axis and induction of Foxp3+ regulatory T cells involving CTLA4 signaling in a psoriasis-like skin disorder. J Immunol 2010; 184(12):7257–67.

140. Singh TP, Schon MP, Wallbrecht K, et al. 8-Methoxypsoralen plus UVA treatment increases the proportion of CLA+ CD25+ CD4+ T cells in lymph nodes of K5.hTGFbeta1 transgenic mice. Exp Dermatol 2012;21(3):228–30.

141. Gambichler T, Terras S, Kampilafkos P, et al. T regulatory cells and related immunoregulatory factors in polymorphic light eruption following ultraviolet A1 challenge. Br J Dermatol 2013;169(6): 1288–94.

142. Schwarz T. 25 years of UV-induced immunosuppression mediated by T cells—from disregarded T suppressor cells to highly respected regulatory T cells. Photochem Photobiol 2008;84(1):10–8.

143. Glaser R, Navid F, Schuller W, et al. UV-B radiation induces the expression of antimicrobial peptides in human keratinocytes in vitro and in vivo. J Allergy Clin Immunol 2009;123(5):1117–23.

144. Zanetti M. Cathelicidins, multifunctional peptides of the innate immunity. J Leukoc Biol 2004;75(1): 39–48.

145. Niyonsaba F, Ushio H, Nakano N, et al. Antimicrobial peptides human beta-defensins stimulate epidermal keratinocyte migration, proliferation and production of proinflammatory cytokines and chemokines. J Invest Dermatol 2007;127(3): 594–604.

146. Mookherjee N, Brown KL, Bowdish DM, et al. Modulation of the TLR-mediated inflammatory response by the endogenous human host defense peptide LL-37. J Immunol 2006;176(4):2455–64.

147. Yang D, Chertov O, Bykovskaia SN, et al. Beta-defensins: linking innate and adaptive immunity through dendritic and T cell CCR6. Science 1999; 286(5439):525–8.

148. Biragyn A, Ruffini PA, Leifer CA, et al. Toll-like receptor 4-dependent activation of dendritic cells by beta-defensin 2. Science 2002;298(5595): 1025–9.

149. Wuerth K, Hancock RE. New insights into cathelicidin modulation of adaptive immunity. Eur J Immunol 2011;41(10):2817–9.

150. Morgera F, Pacor S, Creatti L, et al. Effects on antigen-presenting cells of short-term interaction with the human host defence peptide beta-defensin 2. Biochem J 2011;436(3):537–46.

151. Navid F, Boniotto M, Walker C, et al. Induction of regulatory T cells by a murine beta-defensin. J Immunol 2012;188(2):735–43.

152. Felton S, Navid F, Schwarz A, et al. Ultraviolet radiation-induced upregulation of antimicrobial proteins in health and disease. Photochem Photobiol Sci 2013;12(1):29–36.

153. Molife R, Lorigan P, MacNeil S. Gender and survival in malignant tumours. Cancer Treat Rev 2001;27(4):201–9.

154. Foote JA, Harris RB, Giuliano AR, et al. Predictors for cutaneous basal- and squamous-cell carcinoma among actinically damaged adults. Int J Cancer 2001;95(1):7–11.

155. Aubin F. Why is polymorphous light eruption so common in young women? Arch Dermatol Res 2004;296(5):240–1.

156. Hiramoto K, Tanaka H, Yanagihara N, et al. Effect of 17beta-estradiol on immunosuppression induced by ultraviolet B irradiation. Arch Dermatol Res 2004;295(8–9):307–11.

157. Widyarini S, Domanski D, Painter N, et al. Estrogen receptor signaling protects against immune suppression by UV radiation exposure. Proc Natl Acad Sci U S A 2006;103(34):12837–42.

158. Widyarini S, Domanski D, Painter N, et al. Photoimmune protective effect of the phytoestrogenic isoflavonoid equol is partially due to its antioxidant activities. Photochem Photobiol Sci 2012;11(7):1186–92.

159. Mentens G, Lambert J, Nijsten T. Polymorphic light eruption may be associated with cigarette smoking and alcohol consumption. Photodermatol Photoimmunol Photomed 2006;22(2):87–92.

160. Neumann R. Polymorphous light eruption and oral contraceptives. Photodermatol 1988;5(1):40–2.

161. May E, Asadullah K, Zugel U. Immunoregulation through 1,25-dihydroxyvitamin D3 and its analogs. Curr Drug Targets Inflamm Allergy 2004;3(4):377–93.

162. Cantorna MT. Vitamin D and autoimmunity: is vitamin D status an environmental factor affecting autoimmune disease prevalence? Proc Soc Exp Biol Med 2000;223(3):230–3.

163. Ponsonby AL, McMichael A, van der Mei I. Ultraviolet radiation and autoimmune disease: insights from epidemiological research. Toxicology 2002;181–182:71–8.

164. Shoenfeld N, Amital H, Shoenfeld Y. The effect of melanism and vitamin D synthesis on the incidence of autoimmune disease. Nat Clin Pract Rheumatol 2009;5(2):99–105.

165. Arnson Y, Amital H, Shoenfeld Y. Vitamin D and autoimmunity: new aetiological and therapeutic considerations. Ann Rheum Dis 2007;66(9):1137–42.

166. Hart PH, Gorman S, Finlay-Jones JJ. Modulation of the immune system by UV radiation: more than just the effects of vitamin D? Nat Rev Immunol 2011;11(9):584–96.

167. Czarnecki D. Narrowband ultraviolet B therapy is an effective means of raising serum vitamin D levels. Clin Exp Dermatol 2008;33(2):202.

168. Ryan C, Moran B, McKenna MJ, et al. The effect of narrowband UV-B treatment for psoriasis on vitamin D status during wintertime in Ireland. Arch Dermatol 2010;146(8):836–42.

169. Vahavihu K, Ala-Houhala M, Peric M, et al. Narrowband ultraviolet B treatment improves vitamin D balance and alters antimicrobial peptide expression in skin lesions of psoriasis and atopic dermatitis. Br J Dermatol 2010;163(2):321–8.

170. Vahavihu K, Ylianttila L, Kautiainen H, et al. Narrowband ultraviolet B course improves vitamin D balance in women in winter. Br J Dermatol 2010;162(4):848–53.

171. Kamen DL, Cooper GS, Bouali H, et al. Vitamin D deficiency in systemic lupus erythematosus. Autoimmun Rev 2006;5(2):114–7.

172. Gruber-Wackernagel A, Obermayer-Pietsch B, Byrne SN, et al. Patients with polymorphic light eruption have decreased serum levels of 25-hydroxyvitamin-D3 that increase upon 311 nm UVB photohardening. Photochem Photobiol Sci 2012;11(12):1831–6.

173. Reid SM, Robinson M, Kerr AC, et al. Prevalence and predictors of low vitamin D status in patients referred to a tertiary photodiagnostic service: a retrospective study. Photodermatol Photoimmunol Photomed 2012;28(2):91–6.

174. Armstrong BK, Kricker A. Skin cancer. Dermatol Clin 1995;13(3):583–94.

175. Kelly DA, Young AR, McGregor JM, et al. Sensitivity to sunburn is associated with susceptibility to ultraviolet radiation-induced suppression of cutaneous cell-mediated immunity. J Exp Med 2000;191(3):561–6.

176. Lembo S, Fallon J, O'Kelly P, et al. Polymorphic light eruption and skin cancer prevalence: is one protective against the other? Br J Dermatol 2008;159(6):1342–7.

177. Fesq H, Ring J, Abeck D. Management of polymorphous light eruption: clinical course, pathogenesis, diagnosis and intervention. Am J Clin Dermatol 2003;4(6):399–406.

178. Bissonnette R, Nigen S, Bolduc C. Influence of the quantity of sunscreen applied on the ability to protect against ultraviolet-induced polymorphous light eruption. Photodermatol Photoimmunol Photomed 2012;28(5):240–3.

179. Norris PG, Hawk JL. Polymorphic light eruption. Photodermatol Photoimmunol Photomed 1990;7(5):186–91.

180. Wolf R, Oumeish OY. Photodermatoses. Clin Dermatol 1998;16(1):41–57.

181. Ferguson J, Ibbotson S. The idiopathic photodermatoses. Semin Cutan Med Surg 1999;18(4):257–73.

182. Janssens AS, Pavel S, Out-Luiting JJ, et al. Normalized ultraviolet (UV) induction of Langerhans cell depletion and neutrophil infiltrates after artificial UVB hardening of patients with polymorphic light eruption. Br J Dermatol 2005;152(6):1268–74.

183. Wolf P, Gruber-Wackernagel A, Rinner B, et al. Phototherapeutic hardening modulates systemic cytokine levels in patients with polymorphic light eruption. Photochem Photobiol Sci 2013;12(1):166–73.

184. Millard TP. Treatment of polymorphic light eruption. J Dermatol Treat 2000;11:195–9.

185. Molin L, Volden G. Treatment of polymorphous light eruption with PUVA and prednisolone. Photodermatol 1987;4(2):107–8.

186. Patel DC, Bellaney GJ, Seed PT, et al. Efficacy of short-course oral prednisolone in polymorphic light eruption: a randomized controlled trial. Br J Dermatol 2000;143(4):828–31.

187. Norris PG, Hawk JL. Successful treatment of severe polymorphous light eruption with azathioprine. Arch Dermatol 1989;125(10):1377–9.

188. Corbett MF, Hawk JL, Herxheimer A, et al. Controlled therapeutic trials in polymorphic light eruption. Br J Dermatol 1982;107(5):571–81.

189. Murphy GM, Hawk JL, Magnus IA. Hydroxychloroquine in polymorphic light eruption: a controlled trial with drug and visual sensitivity monitoring. Br J Dermatol 1987;116(3):379–86.

190. Caccialanza M, Percivalle S, Piccinno R, et al. Photoprotective activity of oral polypodium leucotomos extract in 25 patients with idiopathic photodermatoses. Photodermatol Photoimmunol Photomed 2007;23(1):46–7.

191. Marini A, Jaenicke T, Grether-Beck S, et al. Prevention of polymorphic light eruption by oral administration of a nutritional supplement containing lycopene, ss-carotene and Lactobacillus johnsonii: results from a randomized, placebo-controlled, double-blinded study. Photodermatol Photoimmunol Photomed 2013. [Epub ahead of print].

192. Dam TN, Moller B, Hindkjaer J, et al. The vitamin D3 analog calcipotriol suppresses the number and antigen-presenting function of Langerhans cells in normal human skin. J Investig Dermatol Symp Proc 1996;1(1):72–7.

193. Hanneman KK, Scull HM, Cooper KD, et al. Effect of topical vitamin D analogue on in vivo contact sensitization. Arch Dermatol 2006;142(10):1332–4.

194. Dawe RS. There are no 'safe exposure limits' for phototherapy. Br J Dermatol 2010;163(1):209–10.

195. Yarosh DB, O'Connor A, Alas L, et al. Photoprotection by topical DNA repair enzymes: molecular correlates of clinical studies. Photochem Photobiol 1999;69(2):136–40.

196. Yarosh D, Klein J, O'Connor A, et al. Effect of topically applied T4 endonuclease V in liposomes on skin cancer in xeroderma pigmentosum: a randomised study. Xeroderma Pigmentosum Study Group. Lancet 2001;357(9260):926–9.

197. Wolf P, Maier H, Mullegger RR, et al. Topical treatment with liposomes containing T4 endonuclease V protects human skin in vivo from ultraviolet-induced upregulation of interleukin-10 and tumor necrosis factor-alpha. J Invest Dermatol 2000;114(1):149–56.

198. Wolf P, Yarosh DB, Kripke ML. Effects of sunscreens and a DNA excision repair enzyme on ultraviolet radiation-induced inflammation, immune suppression, and cyclobutane pyrimidine dimer formation in mice. J Invest Dermatol 1993;101(4):523–7.

199. Wolf P, Cox P, Yarosh DB, et al. Sunscreens and T4N5 liposomes differ in their ability to protect against ultraviolet-induced sunburn cell formation, alterations of dendritic epidermal cells, and local suppression of contact hypersensitivity. J Invest Dermatol 1995;104(2):287–92.

200. Fabrikant J, Touloei K, Brown SM. A review and update on melanocyte stimulating hormone therapy: afamelanotide. J Drugs Dermatol 2013;12(7):775–9.

201. Langan EA, Nie Z, Rhodes LE. Melanotropic peptides: more than just 'Barbie drugs' and 'sun-tan jabs'? Br J Dermatol 2010;163(3):451–5.

第 7 章　光化性痒疹

Martha C. Valbuena，Sandra Muvdi，Henry W. Lim

关键词

- 光化性痒疹　●多形性日光疹　●沙利度胺　●人类白细胞抗原（HLA）

要点

- 光化性痒疹是一种慢性光敏性皮肤病，好发于美国裔和拉丁美国裔，本病与 HLA–DR4，尤其是 DRB1*0407 亚型密切相关。
- 临床表现具有特征性，但有时和持续型多形性日光疹、光敏性特应性皮炎临床表现相似。
- 临床表现结合口唇和结膜活检有助于诊断。
- 反复暴露于紫外线 A 和紫外线 B 下可诱发皮疹。
- 沙利度胺治疗有效，但需谨慎使用，尤其对于育龄妇女。

引言

光化性痒疹（AP）是一种少见的、免疫介导的光敏性皮肤病[1]，好发于儿童和 20 岁以下的青少年，少数发生于成年人[2]。本病呈慢性经过，临床特点为在曝光部位出现剧烈瘙痒的丘疹、斑块、结节[3,4]。北美和拉丁美洲患者中，皮疹常累及口唇和结膜，有时可成为本病唯一的临床表现。HLR-DR4，尤其是 DRB1*0407 亚型与多数 AP 患者相关[5-7]，提示此病可能与自身免疫有关。

部分英国学者认为 AP 是不同遗传背景下多形性日光疹的一种临床变异[8]。然而，根据其特殊的临床表现，大多数拉丁美洲皮肤科医生认为 AP 为一种独立的疾病[3]。

由于剧烈瘙痒，AP 常经搔抓后形成瘢痕，且患者需要避光，因此本病通常严重影响患者生活质量。（皮肤科生活质量指数评分 > 10[中度影响]）[9]。

历史

1798 年 Robert Willan 首次报道了一种由日光引起的皮肤病，命名为"日光性湿疹"，这可能是本病最早的报道[10]。然而多数学者认为 Jonathan Hutchinson 于 1878 年报道的"夏季痒疹"才是关于本病最早的描述[11]，尽管他报道的病例并非完全符合 AP 所有的临床特点[12]。

1956 年，Robert Brandt 在纳瓦霍人的居住地考察后发现群落中某些个体具有 AP 的临床特征，他称之为"光化性痒疹"，从而首先提出 AP 具有家族性[13]。

首次运用术语"光化性痒疹"的是哥伦比亚学者 Londoño[14]，他在 1960 年的刊物中用西班牙文提出。他报道了 31 例患者，提出 AP 患者长期湿疹样表现需与光敏物质所介导的光变态反应性接触性皮炎鉴别诊断。1966 年，Londoño 及其同事[15]通过对患有该病的 6 个家庭进行研究后也提出本病可能具有家族性。

1977 年 Calnan 和 Meara[16]是首位以英语报道此病的研究者，在报道中采用光化性痒疹这一沿用至今的词汇来指患有该病的英国患者。他们强调 AP 应该与多发性日光疹进行鉴别。

Londoño 之前，另外一位西班牙语学者阿根廷皮肤科医生 Lopez Gonzalez 于 1950 年以 "Prurigo de verano" 病名报道了 3 例 AP 患者，对 AP 临床特征总结做了重要贡献[17]。Escalona，在其第一版皮肤病教科书（1954）[18]描述了光化性痒疹的临床特征。美国中部和南部的其他学者也研究过此病，以不同的名字对 AP 进行命名[19]。

流行病学

AP 好发于美国北部[20-22]、中部[23] 和南部[24] 的纯种和拉丁裔美国人（白种人和印第安土著人混血），也可发生于墨西哥、哥伦比亚、秘鲁、玻利维亚、厄瓜多尔、危地马拉、洪都拉斯以及阿根廷北部[3, 25]。欧洲（英国[16, 26]、法国[27]、阿尔巴尼亚[28]、希腊[29]、德国[30]）、大洋洲（澳大利亚[31]）和亚洲（泰国[32]、新加坡[33]、日本[34, 35]）也有发生，但是比较少见。

AP 的发病率取决于被研究的人数。加拿大土著发病率为 0.1%[22]，墨西哥混血为 1.3%~3.5%[36]，特鲁希略（秘鲁）为 3.4%[25]，哥伦比亚的 Chimila 印度人为 8%[37]，苏格兰为 0.003%[38]。本病在光敏性皮肤病门诊中所占比例小于 5%[29]。

本病常有家族史，美国印第安人的家族发生率为 75%[20, 39]，英国为 50%[26]，墨西哥为 4.3%~25%[40, 41]。部分学者发现 AP 患者具有个人或家族过敏史[26]，因此有时很难明确鉴别光加重性特应性皮炎和 AP[42]。本病主要发生于Ⅲ到Ⅴ型皮肤光反应类型的患者，好发于女性，女性与男性的发病比例介于 2∶1 和 4∶1 之间[26, 31, 43]。但是在哥伦比亚的 chimila 土族[37] 和亚洲人[44] 中，男性患者多于女性患者。17β 雌二醇具有防护紫外线介导的免疫抑制作用[45, 46]，此作用已经在另外一种好发于女性的、免疫介导的光敏性皮肤病多形性日光疹中得到证实，这也可以解释为何此病好发于女性[47]。

AP 常发生于居住在高海拔（> 1000m）的拉丁裔美国人中，也有报道发生于哥伦比亚[37]、加拿大[21, 22] 和秘鲁[25] 的海平面地区。多数患者从高海拔移居到低海拔地区，病情可得到改善[48, 49]。

发病机制

本病发病机制暂不清楚。但皮疹好发于曝光部位、夏季好发、人工 UVR 可诱发均证明本病与光线相关[2, 3, 26]。目前被广泛接受的 AP 发病机制的学说是一种发生于基因易感人群中对 UVR 诱发产生某种未被证实的自身抗原所产生的迟发超敏反应[5, 43, 50, 51]。AP 患者病理活检组织可见活性 CD4 阳性的 T 淋巴细胞和记忆性 T 淋巴细胞浸润[52, 53]，这是 AP 患者淋巴细胞对 UV 辐射后角质细胞的异常反应[54]，与正常对照相比，AP 患者皮肤自身抗体活性更高，且对分离的自体皮肤抗原的增生性应答更为剧烈。这些研究结果均支持上述学说[50]。

Torres-Alvarez 及其同事[55] 研究发现暴露于紫外线下的 AP 患者表皮中朗格汉斯细胞持续存在，然而经紫外线辐射的正常健康人群表皮中此细胞数目是减少的，该结果提示持续存在的抗原呈递细胞会增强炎症反应和抵抗 UVR 诱导的免疫抑制。另外一项研究比较了 AP 患者皮损部位和非皮损部位朗格汉斯细胞的密度，发现皮损部位朗格汉斯细胞密度较低[56]。Arrese 等人[57] 发现 AP 患者基底层角质形成细胞中 TNFα 表达增多，由此猜测在具有 AP 遗传倾向的个体中 UVR 可激活 TNFα 的过度合成，从而导致皮疹的产生。

和 HLA 的关系

AP 的发病与 HLA 亚型的关系肯定。先后研究了 HLA Ⅰ类抗原（表 1）和 HLA Ⅱ类抗原（表 2），发现 HLA DR4 尤其是 DRB1*0407 亚型与本病的关系最为密切（表 3、表 4）。Menagé[58] 等人推测 HLA 抗原可能会改变患者对光线诱导的抗原的应答反应，从而参与疾病的发生。应该提出的是 HLA 相关性并非 AP 皮疹发生的本质原因[59]。

表 1　光化性痒疹患者 HLA Ⅰ类抗原

国家	等位基因	患者组（%）	对照组（%）	OR	95%CI
哥伦比亚[24, 29]	Cw4	53.5	21	4.3	1.8~10.2
	B40	41.9	13	5.2	2.1~13.5
墨西哥[6, 61]	A28	86.2	23	20.9	8.31~48.5
	B39	72.4	28	6.7	3.11~13.2
加拿大[21]	Cw4	62.5	25	5.0	1.4~14.6
	A24	65.6	21.9	6.8	2.2~20.7

缩写：CI，可信区间；HLA，人类组织相容性抗原；OR，比值比
信息来自[6, 21, 24, 61, 67]

表 2 光化性痒疹患者 HLA Ⅱ DR4

国家	n	患者组（%）	n	对照组（%）	OR	95%CI
墨西哥 [6.61]	29	92.8	100	57	10.1	2.3~91.8
哥伦比亚 [5]	40	97.5	40	35	8.2	5~13.5
英国 [58]	26	100	177	39.5	—	—
英国 [8]	66	80	127	39	—	—
苏格兰 [7]	24	96	—	—	—	—
澳大利亚 [31]	21	21				

缩写：CI，可信区间；HLA，人类组织相容性抗原；OR，比值比
信息来自 [5-8, 31, 58, 61]

表 3 美国光化性痒疹患者 HLA Ⅱ 类抗原 DR4 亚型

	等位基因	患者组（%）	对照组（%）	OR	95%CI
墨西哥裔 [61]	DRB1*0407	60.5	10.6	12.9	6.4~26
哥伦比亚裔 [5]	DRB1*0407	63.8	14.5	9.9	4.3~23.3
加拿大裔：因纽特人 [22]	DRB1*14	51.2	26.2	3.0	1.19~7.86

缩写：CI，可信区间；HLA，人类组织相容性抗原；OR，比值比
信息来自 [5, 22, 61]

表 4 其他国家光化性痒疹患者 HLA Ⅱ 类抗原 DRB1*040 亚型

国家	患者组人数	%	对照组人数	%
英国 [8.58]	20	60	20	0
	60	56	126	2
英国兰 [7]	18	72	—	—
澳大利亚 [31]	21	71.4	—	—

缩写：HLA，人类组织相容性抗原
信息来自 [7, 8, 31, 58]

Solberg[60] 等人研究发现美国人中 HLA DRB1*0407 者常见，而在欧洲白种人和全球其他地方的人种中少见（DR4 阳性个体中占 4.4%~6.7%）[58]，此等位基因的地理分布可以解释为何 AP 好发于美国的北部、中部和南部某些地区。

哥伦比亚患者单倍型 DRB1*0407/DQB1*0302/DPB1*0402 发现率为 68.8%（优势比 15.4，95% 可信区间 6.7~35.9），而对照组仅为 12.5%。Zuloaga-Sclcedo 等 [61] 推测墨西哥人存在位于第六条染色体上，包含了 HLA Ⅰ 和 Ⅱ 等位基因的 HLA B39/DRB1*0407 单倍型式是其患此病的易感因素。其他可能致病的等位基因包括墨西哥人中的 HLA DRB1*0802[61]，哥伦比亚人中的 HLA DRB1*01 和 DRB1*13[5]。

虽然 HLA DR4 和 AP 紧密相关，但本病亦可以发生于某些缺乏此 HLA 亚型的患者，由此 Grabczynska 等人 [62] 推测其他位于 HLA DR 或周围的其他基因可能也和 AP 发病相关。曾有报道同时发生多形性日光疹和 AP，或多形性日光疹和 AP 之间相互转换，部分学者推测 AP 是多形性日光疹在易感体质和环境因素作用下的持续性变异 [8, 63]。然而某些 AP 患者未伴发多形性日光疹、HLA DR4 阳性以及 AP 家族史 [64]，故拉丁裔美国皮肤科学者认为 AP 是一种独立的疾病。

临床表现

AP 的临床表现为密集的瘙痒性丘疹，好发于

曝光部位（眉弓、面中部、鼻梁、唇、耳廓）（图1）、颈部、胸前Ｖ区（图2）、前臂伸侧、手背（图3）、下肢等处[4, 15, 26, 65]。有报道显示英国[26, 59]、加拿大土著[2]、泰国和新加坡[38, 65]等地 AP 患者皮疹发生于非曝光区的比例为35%~40%，但在拉丁裔美国人中，罕见累及非曝光区。

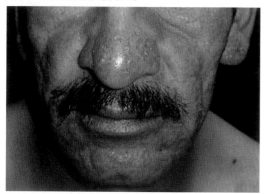

图1　光化性痒疹患者典型面部表现，颊部红斑，鼻部红斑和浅表糜烂，鼻唇沟未累及

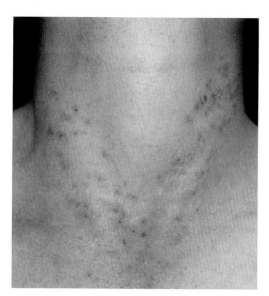

图2　颈部曝光区红斑丘疹，部分表皮缺失

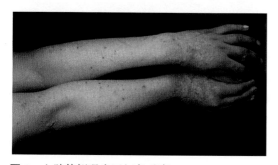

图3　上肢伸侧曝光区红色丘疹

AP 特征皮疹为扁平发亮的多角形丘疹（尤其在面部、颈部及手背等处），其他表现为锥形丘疹，表面有血痂，好发于前臂伸侧；丘疹相互融合形成苔藓样斑块，可伴有痂皮。结节以及色素减退或色素沉着性瘢痕也可以出现。湿疹化或发生二重感染的患者可出现水疱（图4）[3, 43, 59]。在某些严重的慢性病例中，面部突出部位增生肥厚，眉毛脱落，呈狮面痒改变[3, 4]。

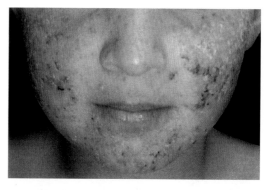

图4　继发感染，附有痂皮的糜烂，注意鼻唇沟未累及

唇炎的发生率为33%至85%，常累及上唇及下唇中部，表现为肿胀、结痂、皲裂、硬壳形成、色素沉着、亦可形成溃疡（图5）[2, 40, 66, 67]。拉丁裔美国人中累及眼睛者占62%，最初表现为充血、畏光、易流泪，逐渐发展为褐色色素沉着、乳头样增生及假性翼状胬肉（图6）[3, 22, 66, 68]。部分患者口唇损害是唯一的临床表现。

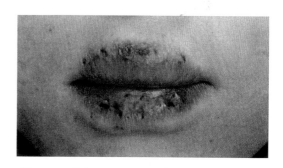

图5　AP 患者上下唇典型的糜烂，表面附有痂皮

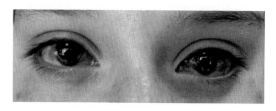

图6　AP 患者假性翼状胬肉形成

AP 好发于儿童（6~8岁）及20岁以下的青少年。在热带地区，此病表现为慢性持续性经过[3]，在其他纬度地区常表现为春季和夏季加重[2, 20, 69, 70]，这使得发病与阳光暴露的关系显得不那么明显。成人期发病的 AP 亦有报道，常迁延不愈[2, 12]。部分患者可自行缓解，尤其是发病年龄较早者，但多数 AP 通常是常年急性发作[2, 59]。

组织病理

AP 患者的病理组织无特异性。HE 和嗜伊红染色表现为角化过度伴角化不全，棘层肥厚，点状或灶状海绵水肿，基底层增厚，真皮浅层和中层血管周围淋巴细胞浸润，真皮乳头水肿。血管周围可见红细胞外渗及嗜色素细胞（图7）[3, 30, 36, 71-73]。

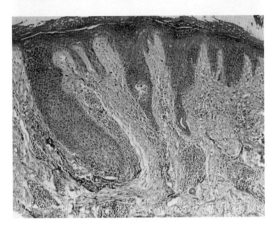

图7　AP 患者皮肤病理活检：角化过度，棘层肥厚，真皮乳头水肿，真皮浅层及中层血管周围淋巴细胞浸润（HE 染色 ×10）

唇部皮疹病理活检显示表皮溃疡，痂皮，角化过度伴角化不全，棘层肥厚，海绵状水肿，基底层液化变性，真皮淋巴细胞或浆细胞浸润，与数量不等的嗜酸性粒细胞和嗜色素细胞形成淋巴滤泡样结构（图8）[3, 40, 66]，此改变称为唇炎滤泡，诊断 AP 的敏感性为 74.3%，特异性为 36.4%[66]。

受累结膜活检可见表皮棘层增生，局部萎缩，基底层液化变性，真皮乳头水肿，形成与口唇类似的淋巴样滤泡（发生率高达88%）[3, 68]。

黏膜活检可见外周由 T 淋巴细胞，中央由 B 淋巴细胞组成的淋巴样滤泡[57, 74]，直接免疫荧光 IgG、IgA、IgM、C3 阴性[30]。

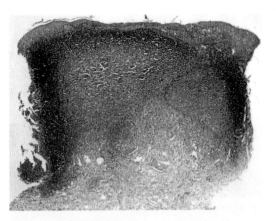

图8　AP 患者唇部活检示淋巴样滤泡（HE 染色 ×4）

实验室检查

全血细胞计数、新陈代谢、血卟啉水平、抗核抗体、抗 Ro 和抗 La 抗体水平正常或呈阴性[48, 59]。斑贴实验和光斑贴实验通常阴性[48, 75]，除非患者既往有接触性皮炎或光敏性接触性皮炎病史。在 HLA DR4 非流行区，如欧洲白种人中[58]，HLA 亚型，特别是 DRB1*0407 阳性有助于诊断。但是，并非所有的 AP 患者均具有此等位基因[64]。

光生物学诊断

UVA 或 UVB 最小红斑量（MED-UVA 和 MED-UVB）正常或降低（图9、表5）。75%~100% 的患者[43, 76]经 UVA 或 UVB 照射后可激发 AP 样皮疹。

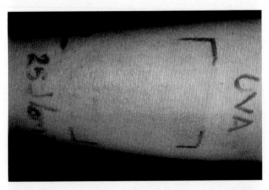

图9　25J/cm² 紫外线 A 单独照射24小时后出现红斑和表面脱屑的丘疹

表 5　光化性痒疹患者光敏测试总结

国家	减少的百分比（%）MED			
	N	UVA	UVB	UVA/UVB
澳大利亚 [31]	20	40	0	20
英联邦王国 [70]	53	9	32	34
新加坡 [98]	11	55	9	36
加拿大 [2]	19	32	0	37

缩写：MED，最小红斑量；N，数量；UVA，紫外线 A；UVB，紫外线 B

治疗

AP 的预防包括避光，穿防护衣，戴宽沿帽、太阳镜，以及涂具有防晒功能的唇膏及强效防晒霜。由于导致 AP 的 UVA 可穿透玻璃窗，患者应尽量避免在窗前站立或工作。如果家里或车中使用 UV 防护膜将有一定的帮助 [78]。

强效皮质类固醇局部外用对部分 AP 患者的瘙痒和湿疹样皮疹有效。然而对于慢性患者，由于其潜在的副作用而不宜长期使用。钙调磷酸酶抑制剂相对较安全，中度患者可长期局部运用。短期皮质类固醇口服（0.5~1mg/kg）可缓解患者急性期症状，但不能完全清除皮疹 [31, 43, 59]。

光疗特别是窄谱 UVB 对部分患者有效，但效果有限 [81-83]。起始剂量为最小红斑量的 50%，如无红斑或新发皮疹出现，则每次递增 20%。与多形性日光疹的光脱敏疗法类似，标准的治疗为每周 3 次，连续治疗 5 周，此后患者必须有规律的暴露于紫外线下以保持对光的耐受性。此外，局部外用或口服皮质类固醇 5~7 天可抑制急性发作 [84]。

目前治疗 AP 最有效的药物为沙利度胺，它是一种人工合成的谷氨酸衍生物，具有免疫抑制和抗炎作用 [85]。沙利度胺具有抑制外周血单核细胞产生 TNF-α [86]、调节 CD3 细胞产生 INF-γ [87]、抑制朗格汉斯细胞给 T 辅助淋巴细胞递呈抗原的功能 [88]。1973 年，Londono 第一次报道了运用沙利度胺治疗 AP。作者报道了 34 位患者，每日 100~300mg，平均疗程 50 天，2/3 患者病情明显缓解 [89]。此结果亦被其他学者证实 [90-93]。因此 AP 患者皮疹对沙利度胺治疗的反应可作为诊断本病的一个参考。由于沙利度胺减量后皮疹可复发，因此需缓慢减量。多数患者每周服用 25~50mg 即可控制病情，此时副作用最小 [43]。由于沙利度胺具有明确的致畸性且可诱发外周神经炎，因此在一些国家不推荐使用。

己酮可可碱具有抗 TNF 特性。一个无对照的实验显示己酮可可碱 1200mg/d，连续服用 6 个月，对 AP 患者的瘙痒和皮疹有效，但中断治疗后复发 [94]。新型注射用 TNF-α 拮抗剂（如依那普利、阿达木单抗、利昔单抗）理论上治疗 AP 有效，但目前暂无运用于临床的报道。

口服环孢素（2.5mg/（kg·d），连续 6-8 个月）[53] 和硫唑嘌呤（50~100mg/d，连续 8 个月）[44] 对部分顽固性病例有效。2% 环孢素滴眼液可局部外用于 AP 患者的眼部皮疹，每日 2~3 滴，持续 3 个月 [95, 96]。

总结

AP 是一种慢性免疫介导的光敏性皮肤病，在美国中部、部分南部和北部地区与等位基因 HLA DRB1*0407 密切相关。本病临床特征是发生于曝光部位的瘙痒性、表面有细小痂皮的坚硬丘疹，可累及眼和唇（尤其是拉丁裔美国人和美国印第安人），儿童期发病。对患者提供咨询和适当的治疗（光防护和沙利度胺）有助于提高患者生活质量。

（周　欣　译，李振洁　张倩雯　校，朱慧兰　审）

参考文献

1. Gambichler T, Al-Muhammadi R, Boms S. Immunologically mediated photodermatoses: diagnosis and treatment. Am J Clin Dermatol 2009;10(3): 169–80.

2. Lane PR, Hogan DJ, Martel MJ, et al. Actinic prurigo: clinical features and prognosis. J Am Acad Dermatol 1992;26(5 Pt 1):683–92.

3. Hojyo-Tomoka T, Vega-Memije E, Granados J, et al. Actinic prurigo: an update. Int J Dermatol 1995; 34(6):380–4.

4. López González G. Prurigo solar. Arch Argent Dermatol 1961;XI(3):301–18.

5. Suárez A, Valbuena MC, Rey M, et al. Association of HLA subtype DRB10407 in Colombian patients with actinic prurigo. Photodermatol Photoimmunol Photomed 2006;22(2):55–8.

6. Hojyo-Tomoka T, Granados J, Vargas-Alarcón G, et al. Further evidence of the role of HLA-DR4 in the genetic susceptibility to actinic prurigo. J Am Acad Dermatol 1997;36(6 Pt 1):935–7.

7. Dawe RS, Collins P, Ferguson J, et al. Actinic prurigo and HLA-DR4. J Invest Dermatol 1997; 108(2):233–4.

8. Grabczynska SA, McGregor JM, Kondeatis E, et al. Actinic prurigo and polymorphic light eruption: common pathogenesis and the importance of HLA-DR4/DRB1*0407. Br J Dermatol 1999;140(2): 232–6.

9. Jong CT, Finlay AY, Pearse AD, et al. The quality of life of 790 patients with photodermatoses. Br J Dermatol 2008;159(1):192–7.

10. Rasch C. Some historical and clinical remarks on the effect of light on the skin and skin diseases. Proc R Soc Med 1926;20(1):11–30.

11. Young P, Finn BC, Pellegrini D, et al. Hutchinson (1828-1913), su historia, su tríada y otras tríadas de la medicina. Rev Med Chil 2010;138(3):383–7.

12. Magaña M. Prurigo solar. Bol Med Hosp Infant Mex 2001;58(6):409–19.

13. Brandt R. Dermatologic observations on the Navajo Reservation. Arch Dermatol 1958;77(5):581–5.

14. Londoño F. Prúrigo-eczema actínico. Instant Med Colombia Mundo 1961(Enero-Febrero).

15. Londoño F, Muvdi F, Giraldo F, et al. Familial actinic prurigo. Arch Argent Dermatol 1966;16(4):290–307 [in Spanish].

16. Calnan CD, Meara RH. Actinic prurigo (Hutchinson's summer prurigo). Clin Exp Dermatol 1977; 2(4):365–72.

17. Driban NE. La dermatología en Mendoza. Revista Médica Universitaria Facultad de Ciencias Médicas UNCuyo 2008;4(1). Available at: http://revista. medicina.edu.ar/vol04_01/01/vol04_01_Art01.pdf. Accessed November 16, 2013.

18. Escalona E. Dermatología, lo esencial para el estudiante. 1st edition. Mexico: Impresiones Modernas; 1954.

19. Dominguez-Soto L. Prúrigo Actínico. Historia y situación actual. Dermatologia Rev Mex 1993; 37(Suppl 1):292.

20. Birt AR, Davis RA. Photodermatitis in North American Indians: familial actinic prurigo. Int J Dermatol 1971;10(2):107–14.

21. Sheridan DP, Lane PR, Irvine J, et al. HLA typing in actinic prurigo. J Am Acad Dermatol 1990; 22(6 Pt 1):1019–23.

22. Wiseman MC, Orr PH, Macdonald SM, et al. Actinic prurigo: clinical features and HLA associations in a Canadian Inuit population. J Am Acad Dermatol 2001;44(6):952–6.

23. Johnsons J, Fusaro R. Fotosensibilidad en indios americanos. Rev Mex Dermatol 1993;37(Suppl 1): 326–7.

24. Bernal JE, Duran de Rueda MM, Ordonez CP, et al. Actinic prurigo among the Chimila Indians in Colombia: HLA studies. J Am Acad Dermatol 1990;22(6 Pt 1):1049–51.

25. Tincopa Wong O, Tincopa Montoya L, Valverde Lopez J, et al. Solar prurigo in Trujillo. Clinical, histologic and epidemiologic study. 1973-1995. Dermatol Peru 2002;12(2):114–21.

26. Addo HA, Frain-Bell W. Actinic prurigo—a specific photodermatosis? Photodermatol 1984;1(3): 119–28.

27. Batard ML, Bonnevalle A, Ségard M, et al. Caucasian actinic prurigo: 8 cases observed in France. Br J Dermatol 2001;144(1):194–6.

28. Stefanaki C, Valari M, Antoniou C, et al. Actinic prurigo in an Albanian girl. Pediatr Dermatol 2006; 23(1):97–8.

29. Stratigos AJ, Antoniou C, Papathanakou E, et al. Spectrum of idiopathic photodermatoses in a Mediterranean country. Int J Dermatol 2003;42(6): 449–54.

30. Worret WI, Vocks E, Frias G, et al. Actinic prurigo. An assessment of current status. Hautarzt 2000; 51(7):474–8 [in German].

31. Crouch R, Foley P, Baker C. Actinic prurigo: a retrospective analysis of 21 cases referred to an Australian photobiology clinic. Australas J Dermatol 2002; 43(2):128–32.

32. Akaraphanth R, Gritiyarangsan P. A case of actinic prurigo in Thailand. J Dermatol 2000;27(1):20–3.

33. Khoo SW, Tay YK, Tham SN. Photodermatoses in a Singapore skin referral centre. Clin Exp Dermatol 1996;21(4):263–8.

34. Aoki T, Fujita M. Actinic prurigo: a case report with successful induction of skin lesions. Clin Exp Dermatol 1980;5(1):47–52.

35. Kuno Y, Sato K, Hasegawa K, et al. A case of actinic prurigo showing hypersensitivity of skin fibroblasts to ultraviolet A (UVA). Photodermatol Photoimmunol Photomed 2000;16(1):38–41.

36. Hojyo-Tomoka MT, Dominguez-Soto L, Vargas-Ocampo F. Actinic prurigo: clinical-pathological correlation. Int J Dermatol 1978;17(9):706–10.

37. Duran de Rueda MM, Bernal JE, Ordonez CP. Actinic prurigo at sea level in Colombia. Int J Dermatol 1989;28(4):228–9.

38. Dawe R. Abstract No. 2. Prevalences of the chronic idiopathic and metabolic photodermatoses in Scotland. Br J Dermatol 2006;155(4):866.

39. Orr PH, Birt AR. Hereditary polymorphic light eruption in Canadian Inuit. Int J Dermatol 1984;23(7): 472–5.

40. Vega-Memije ME, Mosqueda-Taylor A, Irigoyen-Camacho ME, et al. Actinic prurigo cheilitis: clinicopathologic analysis and therapeutic results in 116 cases. Oral Surg Oral Med Oral Pathol Oral Radiol Endod 2002;94(1):83–91.

41. Ibarra G, Mena-Cedillos C, Pérez-Garrigós M. Prurigo actinico: el aspecto familiar. Revisión de 10 aos en el HIM FG. Dermatologia Rev Mex 1993; 37(Suppl 1):300–2.

42. Rébora I. El prurigo actínico. Características clínicas, histopatológicas y consideraciones sobre su inmunología, fotobiología y genética Parte I. Arch Argent Dermatol 2009;59(3):89–95.

43. Hojyo-Tomoka MT, Vega-Memije ME, Cortes-Franco R, et al. Diagnosis and treatment of actinic prurigo. Dermatol Ther 2003;16(1):40–4.

44. Lestarini D, Khoo LS, Goh CL. The clinical features and management of actinic prurigo: a retrospective study. Photodermatol Photoimmunol Photomed 1999;15(5):183–7.

45. Hiramoto K, Tanaka H, Yanagihara N, et al. Effect of 17 beta-estradiol on immunosuppression induced by ultraviolet B irradiation. Arch Dermatol Res 2004;295(8–9):307–11.

46. Widyarini S, Domanski D, Painter N, et al. Estrogen receptor signaling protects against immune suppression by UV radiation exposure. Proc Natl Acad Sci U S A 2006;103(34):12837–42.

47. Wolf P, Byrne SN, Gruber-Wackernagel A. New insights into the mechanisms of polymorphic light eruption: resistance to ultraviolet radiation-induced immune suppression as an aëtiological factor. Exp Dermatol 2009;18(4):350–6.

48. Tincopa-Wong OW, Valverde-López J, Aguilar-Vargas M. Prúrigo Actínico. In: Rondón-Lugo A, Roberto-Antonio J, Piquero-Martín J, et al, editors. Dermatología Iberoamericana Online. Caracas: Fundación Piel Latinoamericana; 2013. Available from: http://piel-l.org/libreria/item/493. Accessed November 20, 2013.

49. Valbuena MC, Lim HW. Actinic prurigo. In: Heymann WR, Anderson BE, Hivnor CM, et al, editors. Clinical decision support: dermatology. Wilmington (DE): Decision Support in Medicine, LLC; 2012.

50. Gómez A, Umana A, Trespalacios AA. Immune responses to isolated human skin antigens in actinic prurigo. Med Sci Monit 2006;12(3):BR106–13.

51. Santos-Martínez L, Llorente L, Baranda L, et al. Profile of cytokine mRNA expression in spontaneous and UV-induced skin lesions from actinic prurigo patients. Exp Dermatol 1997;6(2):91–7.

52. Moncada B, González-Amaro R, Baranda ML, et al. Immunopathology of polymorphous light eruption.

53. Umaña A, Gómez A, Durán MM, et al. Lymphocyte subtypes and adhesion molecules in actinic prurigo: observations with cyclosporin A. Int J Dermatol 2002;41(3):139–45.

54. González-Amaro R, Baranda L, Salazar-Gonzalez JF, et al. Immune sensitization against epidermal antigens in polymorphous light eruption. J Am Acad Dermatol 1991;24(1):70–3.

55. Torres-Alvarez B, Baranda L, Fuentes C, et al. An immunohistochemical study of UV-induced skin lesions in actinic prurigo. Resistance of Langerhans cells to UV light. Eur J Dermatol 1998;8(1):24–8.

56. Calderón-Amador J, Flores-Langarica A, Silva-Sánchez A, et al. Epidermal Langerhans cells in Actinic Prurigo: a comparison between lesional and non-lesional skin. J Eur Acad Dermatol Venereol 2009;23(4):438–40.

57. Arrese JE, Dominguez-Soto L, Hojyo-Tomoka MT, et al. Effectors of inflammation in actinic prurigo. J Am Acad Dermatol 2001;44(6):957–61.

58. Menagé H duP, Vaughan RW, Baker CS, et al. HLA-DR4 may determine expression of actinic prurigo in British patients. J Invest Dermatol 1996;106(2): 362–7.

59. Ferguson J, Ibbotson S. The idiopathic photodermatoses. Semin Cutan Med Surg 1999;18(4): 257–73.

60. Solberg OD, Mack SJ, Lancaster AK, et al. Balancing selection and heterogeneity across the classical human leukocyte antigen loci: a meta-analytic review of 497 population studies. Hum Immunol 2008;69(7):443–64.

61. Zuloaga-Salcedo S, Castillo-Vazquez M, Vega-Memije E, et al. Class I and class II major histocompatibility complex genes in Mexican patients with actinic prurigo. Br J Dermatol 2007;156(5): 1074–5.

62. Grabczynska SA, Carey BS, McGregor JM, et al. Tumour necrosis factor alpha promoter polymorphism at position -308 is not associated with actinic prurigo. Clin Exp Dermatol 2001;26(8):700–4.

63. Hawk J. Benign summer light eruption and polymorphic light eruption: genetic and functional studies suggest that a revised nomenclature is required. J Cosmet Dermatol 2004;3(3):173–5.

64. Dawe RS, Ferguson J. A family with actinic prurigo and polymorphic light eruption. Br J Dermatol 1997;137(5):827–9.

65. Hojyo MT, Vega E, Romero A, et al. Actinic prurigo. Int J Dermatol 1992;31(5):372–3.

66. Herrera-Geopfert R, Magaña M. Follicular cheilitis. A distinctive histopathologic finding in actinic prurigo. Am J Dermatopathol 1995;17(4):357–61.

67. Birt AR, Hogg GR. The actinic cheilitis of hereditary polymorphic light eruption. Arch Dermatol 1979;

T lymphocytes in blood and skin. J Am Acad Dermatol 1984;10(6):970–3.

115(6):699–702.

68. Magaña M, Mendez Y, Rodriguez A, et al. The conjunctivitis of solar (actinic) prurigo. Pediatr Dermatol 2000;17(6):432–5.

69. Fusaro RM, Johnson JA. Hereditary polymorphic light eruption of American Indians: occurrence in non-Indians with polymorphic light eruption. J Am Acad Dermatol 1996;34(4):612–7.

70. Grabczynska SA, Hawk JL. What is actinic prurigo in Britain? Photodermatol Photoimmunol Photomed 1997;13(3):85–6.

71. Lane PR, Murphy F, Hogan DJ, et al. Histopathology of actinic prurigo. Am J Dermatopathol 1993; 15(4):326–31.

72. Vega-Memije M. Características histopatológicas del prúrigo actínico. Dermatologia Rev Mex 1993; 37(Suppl 1):295–7.

73. Magaña M, Cervantes M. Histopathology of sun prurigo. Rev Invest Clin 2000;52(4):391–6 [in Spanish].

74. Guevara E, Hojyo-Tomoka M, Vega-Memije M, et al. Estudio inmunohistoquímico para demostrar la presencia de linfocitos T y B en el infiltrado inflamatorio de las biopsias de piel, labio y conjuntiva de pacientes con prúrigo actínico. Dermatol Rev Mex 1997;41(6):223–6.

75. Lane PR, Harms VL, Hogan DJ. Patch testing in actinic prurigo. Contact Dermatitis 1989;21(4): 249–54.

76. Akaraphanth R, Sindhavananda J, Gritiyarangsan P. Adult-onset actinic prurigo in Thailand. Photodermatol Photoimmunol Photomed 2007;23(6):234–7.

77. Ross G, Foley P, Baker C. Actinic prurigo. Photodermatol Photoimmunol Photomed 2008;24(5): 272–5.

78. Kerr AC, Ferguson J. Actinic prurigo deterioration due to degradation of DermaGard window film. Br J Dermatol 2007;157(3):619–20.

79. Lane PR, Moreland AA, Hogan DJ. Treatment of actinic prurigo with intermittent short-course topical 0.05% clobetasol 17-propionate. A preliminary report. Arch Dermatol 1990;126(9):1211–3.

80. González-Carrascosa Ballesteros M, De la Cueva DP, Hernanz Hermosa JM, et al. Tratamiento del prúrigo actínico con tacrolimus al 0,1%. Med Cutan Ibero Lat Am 2006;34(5):233–6.

81. Collins P, Ferguson J. Narrow-band UVB (TL-01) phototherapy: an effective preventative treatment for the photodermatoses. Br J Dermatol 1995; 132(6):956–63.

82. Farr PM, Diffey BL. Treatment of actinic prurigo with PUVA: mechanism of action. Br J Dermatol 1989; 120(3):411–8.

83. Las DY, Youn JI, Park MH, et al. Actinic prurigo: limited effect of PUVA. Br J Dermatol 1997;136(6): 972–3.

84. Ferguson J. Diagnosis and treatment of the common idiopathic photodermatoses. Australas J Dermatol 2003;44(2):90–6.

85. Jacobson J. Thalidomide: a remarkable comeback. Expert Opin Pharmacother 2000;1(4):849–63.

86. Sampaio E, Sarno E, Galilly R, et al. Thalidomide selectively inhibits tumor necrosis alpha production by stimulated human monocytes. J Exp Med 1991; 173(3):699–703.

87. Estrada-G I, Garibay-Escobar A, Núñez-Vázquez A, et al. Evidence that thalidomide modifies the immune response of patients suffering from actinic prurigo. Int J Dermatol 2004;43(12): 893–7.

88. Deng L, Ding W, Granstein R. Thalidomide inhibits tumor necrosis factor alpha production and antigen presentation by Langerhans cells. J Invest Dermatol 2003;121(5):1060–5.

89. Londoño F. Thalidomide in the treatment of actinic prurigo. Int J Dermatol 1973;12(5):326–8.

90. Crouch RB, Foley PA, Ng JC, et al. Thalidomide experience of a major Australian teaching hospital. Australas J Dermatol 2002;43(4):278–84.

91. Lovell CR, Hawk JL, Calnan CD, et al. Thalidomide in actinic prurigo. Br J Dermatol 1983;108(4):467–71.

92. Yong-Gee SA, Muir JB. Long-term thalidomide for actinic prurigo. Australas J Dermatol 2001;42(4): 281–3.

93. Vega M, Hojyo-Tomoka M, Domínguez-Soto L. Tratamiento del prurigo actínico con talidomida. Estudio de 30 pacientes. Dermatol Rev Mex 1993; 37(Suppl 1):342–3.

94. Torres-Alvarez B, Castanedo-Cazares JP, Moncada B. Pentoxifylline in the treatment of actinic prurigo. A preliminary report of 10 patients. Dermatology 2004; 208(3):198–201.

95. McCoombes JA, Hirst LW, Green WR. Use of topical cyclosporin for conjunctival manifestations of actinic prurigo. Am J Ophthalmol 2000;130(6): 830–1.

96. Ortiz-Castillo JV, Boto-de-los-Bueis A, De-Lucas-Laguna R, et al. Topical cyclosporine in the treatment of ocular actinic prurigo. Arch Soc Esp Oftalmol 2006;81(11):661–4 [in Spanish].

97. Bernal JE, Duran de Rueda MM, de Brigard D. Human lymphocyte antigen in actinic prurigo. J Am Acad Dermatol 1988;18(2 Pt 1):310–2.

98. Ker KJ, Chong WS, Theng CT. Clinical characteristics of adult-onset actinic prurigo in Asians: a case series. Indian J Dermatol Venereol Leprol 2013; 79(6):783–8.

第8章 种痘样水疱病和日光性荨麻疹

Rattanavalai Nitiyarom，Chanisada Wongpraparut

关键词

- 种痘样水疱病 ●EB 病毒 ●光敏感性 ●光线性皮肤病 ●淋巴增生性障碍
- 日光性荨麻疹 ●光疗 ●血浆置换

要点

- 种痘样水疱病 (HV) 的典型皮损为成批出现丘疹水疱和坏死并遗留痘疮样瘢痕。
- 已有报道 HV 与潜伏的 EB 病毒感染有关，可能导致淋巴增生性恶性肿瘤的风险增加。
- 主要治疗 HV 的方法是足够的光防护。
- 日光性荨麻疹（SU）的特点是日晒后立即出现皮肤红斑，肿胀和风团。
- SU 的治疗方法包括光防护、药物治疗、光疗、光化学疗法和血浆置换。

种痘样水疱病

种痘样水疱病（hydroa vacciniforme，HV）是一种罕见的主要影响儿童的光敏性疾病。它的特点是光曝露部位反复出现成批水疱，并可出现坏死，遗留痘疮样瘢痕。现认为潜伏的 EB 病毒感染在其发病机制中有潜在的作用。HV 临床上分为经典的 HV 和重症 HV 样疹。后者在成人可能与全身症状及淋巴增生性疾病的风险增加相关。经典的 HV 在青春期或成年早期可得到缓解。本病显著影响生活质量，造成心理和情感性疾病的发生。

历史

HV 是由 Bazin 在 1862 年首次报道[1]。"水疱"一词可能来自希腊"水蛋"，一个水疱样皮损的参考物。"种痘样"的意思是"痘"一样的瘢痕，这是这种病愈合时的特点。

流行病学

由于 HV 罕见，缺乏一致的诊断标准，使得该病精确的患病率难以确定。HV 的患病率估计为每 100 000 人口 0.34 例[1]。虽然全球都有分布，但主要影响的是白种人[2, 3]。双峰分布的峰值呈现在年龄 1~7 岁和 12~16 岁。也有个别成人经典 HV 发病的报道[3-5]。女性与男性患者的比例根据不同的研究，从 1∶1~1∶2 不等[1-3]。男性患者比女性患者往往发病迟，持续时间更长，症状更严重[1]。虽然 HV 通常是散发的，家族性病例也有报道[6]。

发病机制

HV 的病理生理机制仍然未清楚。HV 特征性皮损可以在人工紫外线 A（UVA）照射后再现，提示阳光，尤其是 UVA 在其发病中发挥着重要的作用[7-10]。在儿童和成人 HV 患者皮损的浸润的淋巴细胞中可检测到 EB 病毒，因此 EB 病毒感染也可能在发病机制中发挥作用。在经典的 HV 和重症暴发性 HV 患者外周血发现 EB 病毒 DNA 水平和皮损中 EBV 编码的小核核糖核酸（EBER）水平升高[11-13]。因此，这两种情况是相同疾病谱里的变异型。高拷贝 EBV 与患者症状的严重程度和预后相关[14, 15]。除了 HV，已知慢性 EBV 感染与其他异质性的疾病同样相关，如淋巴组织增生性疾病、噬血细胞综合征、蚊虫叮咬过敏[16-18]。因此，症状严重的 HV 患者有可能进展为各种 EBV 相关性恶性淋巴瘤的风险[2, 19-24]。

临床表现

HV 患者出现各种临床症状和其他的疾病相关症状。HV 被分为两种类型：经典或典型 HV 和重症 HV 样疹[12]。

皮肤黏膜表现

经典 HV 常表现为日晒后几小时或几天内出现红斑、丘疹和水疱，伴瘙痒或刺痛感，反复发作（图 1）。接着，病变进展，出现溃疡坏死结痂，1~6 周后愈合，形成痘疮样萎缩性瘢痕（图 2）。其皮损分布趋于对称。在夏天，典型皮损发生于曝光部位，如面部和手背。不同于经典的 HV，重度HV 样疹的皮损较大，较深，更常见于成年人。HV 的病灶分布广泛，包括遮光区，并且可以与光敏性不相关[19, 22]。重型皮疹似乎不受季节变化的影响。面部肿胀也很常见。除手指挛缩外，耳朵和鼻子毁容已经有报道[22]。热可能会刺激某些患者出现症状[3]。

已有报道 HV 侵及眼和口腔黏膜，并发症包括轻度畏光，结膜水肿，角膜结膜炎，角膜溃疡和糜烂，虹膜炎，葡萄膜炎和巩膜[25]。在日本的研究发现 6.3% 的患者出现这些并发症[25, 26]。同样的研究也报道了口腔病变，在 17.5% 患者出现口腔溃疡和溃疡性龈炎。口腔病变好发于重度 HV 样疹，而非经典 HV。经典 HV 的口腔病变在青春期或成年早期自发缓解，而重度 HV 样疹往往有一个相对较长

的临床过程，通常随年龄加重[22]。

全身表现

经典 HV 被认为是一种罕有并发症的良性疾病。然而，重度 HV 样疹可有全身症状，如发热、全身乏力、体重减轻、蚊虫叮咬过敏、全身淋巴结肿大、肝大、脾大、腹痛、头痛、肝功能检测异常、白细胞减少、血小板减少[19]。食道和结肠糜烂也有报道[26]。此外，病情较重的患者可发展到 EBV 相关性的恶性肿瘤，包括 T 细胞和（或）自然杀伤细胞淋巴瘤[12]。

组织学

早期病变的组织学发现表皮棘细胞层水肿，局灶性角质细胞变性，血管周围淋巴细胞浸润。晚期病变为表皮内水疱，融合性表皮坏死、溃疡。经典的 HV 和重度 HV 样疹在组织学上类似[12]。然而，后者真皮内通常有更密集的淋巴细胞浸润，罕见非典型细胞，炎症浸润通常可达皮下脂肪[27]。浸润处免疫组化显示为 T 细胞表达的细胞毒性分子，如 T 细胞细胞内抗原 1 和颗粒酶 B[12]。直接免疫荧光通常无特异性。

鉴别诊断

鉴别诊断需要考虑几种情况。红细胞生成性原卟啉病和迟发性皮肤卟啉病可以通过其特有的卟啉检测结果来区别。多形性日光疹的水疱消退后不留明显瘢痕。光化性痒疹最常发生于美洲印第安人和混血人（印第安人和欧洲混合）。抗核抗体（ANA）

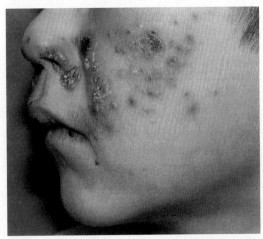

图 1 一个 5 岁罹患种痘样水疱病的男孩左脸颊出现丘疹、水疱和坏死。（由密歇根州底特律的亨利·福特医院的 Tor Shwayder，MD 提供）

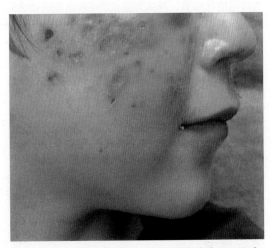

图 2 一个 5 岁种痘样水疱病的男孩治疗 10 天后右脸颊痘疮样萎缩性瘢痕。（由密歇根州底特律的亨利·福特医院的 Tor Shwayder，MD 提供）

检测和皮肤活检可区分大疱性系统性红斑狼疮和 HV。单纯疱疹病毒感染可通过病毒培养而确诊，接触性皮炎可通过明确过敏原接触史确诊。

实验室检查

诊断一般根据临床表现和特异性组织学特征。在可疑的病例，血、尿和粪卟啉检测可以排除皮肤卟啉病。自身抗体的评估，可排除皮肤型红斑狼疮的可能性。外周血 EBV DNA 检测可依病患的情况选择进行。以前的报道中提出，区分这两种 HV 最有用的检查是检测 T 细胞受体基因的单克隆性[19, 28]。

光生物学评估

虽然大多数患者表现出对 UVA 的敏感性增加，但它们可以显示正常的最小红斑量（MED）。发现反复的 UVA 照射可诱发 HV 的特征性病变[9]。诱导出皮损的光谱范围为 320~390nm[8]。

治疗

治疗的一个重要环节是严格的光防护，包括避免晒太阳，利用遮光衣物、戴宽檐帽和应用广谱防晒霜（SPF 应高于 30）。但没有任何一种治疗手段可获得普遍的成功[3]。氯喹、β - 胡萝卜素、膳食鱼油、预防性紫外线（UVB）和补骨脂加 UVA(PUVA)照射在某些情况下有效，而沙利度胺、硫唑嘌呤和环孢素疗效不确切。在严重的病例中，系统性皮质类固醇也可以使用[29]。在慢性 EB 病毒感染的情况下，少量患者使用抗病毒治疗可减少皮损的严重程度和发作频率。由于有慢性 EB 病毒感染的 HV 患者有全身淋巴瘤发作的潜在危险性，密切监测和系统评估应予以考虑。

HV 对患者生活质量的负面影响非常显著。毁容性的瘢痕形成，因避免日晒而导致的日常活动限制，均可引起 HV 患者的心理和情绪障碍[3]。

日光性荨麻疹

日光性荨麻疹（solar urticaria，SU）是种罕见的皮肤病，其特点是暴露在不同波长的日光后，立即出现皮肤红斑，肿胀，风团。据估计，SU 在荨麻疹中所占比例小于 1%[30, 31]。SU 最常发生在 30 多岁的女性。虽然少见，但对个人的生活质量产生深远的影响。

历史

"日光性荨麻疹"这一术语最早由 Duke 在 1923 年提出，他描述了一个 43 岁的女人室外游泳，暴露在阳光下后出现瘙痒、皮肤红斑、水肿及风团等不适[32]。在 1923 年，Wucherpfenning 证明，不同波长的光可诱发荨麻疹皮损[32]。1942 年，Rajka 通过用患者的血清注射到正常人皮内，成功地复制出荨麻疹皮损[32]。从血清转移试验中获得后续的信息有助于阐明这一疾病的发病机制。

流行病学

SU 在所有荨麻疹中所占比例小于 1%[30, 31]。据报道，特发性 SU 在苏格兰的泰赛德的患病率为 3.1/10 万人[33]。SU 在全世界范围的日光性皮肤病转诊中心的发病率为 1%~18%[34, 35]。

临床表现

SU 患者的特征是暴露在阳光下 5~10 分钟后出现荨麻疹皮损，皮损在 24 小时内消退，通常在 1~3 小时。除了皮肤瘙痒、红斑和水肿，患者也可能会出现全身症状，如恶心、眩晕、头痛、气喘、晕厥或少见的过敏性休克[32, 36]。而大多数患者皮损发生在阳光直接照射期间，仅少数患者回到阴凉处立即或几分钟后出现荨麻疹皮损。在后者中发现阳光中有一特殊波段是起到抑制的作用。SU 常见的发病部位为上胸部、手臂和前臂，而那些经常暴露在阳光下的部位，如面部和手部，却很少出现。在高度敏感的患者中，SU 可以因光透过薄的衣服而发生在衣物覆盖的区域[36]。

此外，还有种罕见但不太严重的类型，叫做固定性日光性荨麻疹（FSU）的 SU。在这些患者中，风团在皮肤的一个固定区域出现并仅在同一部位反复出现[37-41]。迄今为止，仅有 7 例此种病例的报道。最近 Wessendorf 和同事[41] 报告了一例迟发性 FSU，紫外线照射后 6 小时才出现荨麻疹风团。FSU 的发病机制尚未阐明，但可能与肥大细胞群在皮肤的数量和分布异常有关[40]。

并发症

SU 通常发生在健康个体，但据报道，可与其他光线性皮肤病共存，例如多形性日光疹、慢性光化性皮炎、光化性痒疹和迟发性卟啉病[42-44]。药物，包括苯噁洛芬、瑞吡司特、口服避孕药丸和四环素，也有诱导 SU 样反应的报道[36, 45-47]。

鉴别诊断

　　SU 的临床表现可能类似于其他光线性皮肤病。详细询问病史，体格检查，光试验及其他检查是做出诊断的重要依据。阳光照射几分钟之内出现皮损，并在几个小时内消退是 SU 区分多形性日光疹的关键。红细胞生成性原卟啉，日晒后可出现荨麻疹表现，可以通过其生物标本中原卟啉升高的特征加以区分。此病与系统性红斑狼疮可通过 ANA 检测加以区分。慢性特发性荨麻疹与 SU 的鉴别在于前者皮损出现与日晒无关。慢性光化性皮炎的典型表现为曝光区皮损苔藓样变。HV 愈后留瘢痕。光化痒疹主要发生在美洲印第安人和混血人，表现为持续性丘疹、唇炎和结膜炎。

发病机制和分类

　　SU 由 I 型变态反应引起。一旦皮肤暴露在阳光下，未激活的皮肤生色基团很可能转化为光变应原。然后光变应原与特异性免疫球蛋白 E（IgE）的相互作用，引起肥大细胞脱颗粒，临床上出现风团和红斑。

　　过去被动转移试验的研究，目前虽然被认为是不道德的，但在揭示 SU 的发病机制中提供了重要的信息。其方法是把患者血清注射到健康人皮内，然后用致病光谱照射。逆向被动转移试验指先让健康人的皮肤照射日光，然后局部注射患者血清。

　　Leenutaphong 和同事将 SU 被分为 2 种类型。在 I 型中，患者出现 IgE 介导特定光变应原的超敏反应，这是目前仅出现于 SU 患者的反应。I 型 SU 患者的被动转移试验部分是阳性，而逆向被动转移试验是阴性。在 II 型的 SU 中，患者具有针对正常发色基团的异常 IgE 抗体，II 型 SU 患者的被动转移试验是阳性，逆向被动转移试验可以是阳性或阴性的。

作用光谱

　　SU 的作用光谱是指能够产生荨麻疹反应的特定波长的光谱。SU 的作用光谱因地理和种族背景而不同，范围可以从紫外线到红外线的波长[36, 49]。在法国 61 例患者的研究中，UVA 是最常见的作用光谱[50]。在苏格兰 84 例患者的一项研究中，41% 的患者对 UVA 和可见光起反应，而 30.9% 单独对可见光起反应[33]。比利时的研究表明，最常见的作用光谱是单独 UVA 或 UVA 和可见光，接着是单独可见光，然后是单独 UVB[31, 36]。在亚洲人中，最常见的作用光谱是可见光，随后为可见光、UVA 和 UVB 联合。日本和新加坡的研究表明，大多数患者仅照可见光就会出现荨麻疹反应。红外光谱，在极少数情况下，会引起 SU；然而，因为红外线会产生热，在这样的情况下，很难与热源性荨麻疹区分开来。大范围的作用光谱可能是由于光变应原的多样性引起。确定每个 SU 患者的作用光谱，将为患者提供个体化治疗的光保护方案。

抑制光谱

　　有的 SU 患者出现日晒后迟发性荨麻疹反应，而不是在阳光直接照射时。这种现象可以通过抑制光谱理论解释，其主要见于日本文献，由 Hasei 和 Ichihashi 于 1982 年首次报道[51]。这一里程碑式的研究报道了一个 42 岁的女人，照射波长为 400nm 到 500nm 的可见光后出现荨麻疹反应，但再即刻照射长于 530nm 的光后该反应被抑制。在日本 40 例 SU 的临床和光生物研究中，抑制光谱见于 68% 的患者[52]。在大多数情况下，抑制光谱的波长是长于作用光谱的。抑制光谱的机制尚不清楚。然而，已有几个假设提出，包括稳定肥大细胞、光变应原灭活、竞争性 IgE 阻断、光变应原和 IgE 肥大细胞间的阻断[32, 53, 54]。

增强光谱

　　抑制频谱发现之后，Horio 和 Fujigaki[55] 观察到，在作用光谱照射前，用特定波长光照射后可增强一个 SU 患者的荨麻疹反应。此后不久，Danno 和 Mori[56] 也报道增强光谱照射后，再用作用光谱照射可增强荨麻疹反应，并提出增强光谱照射后可以增加光变应原的生成量。

光生物评估

　　光试验的目的是确定 SU 患者的最小荨麻疹剂量（MUD）的作用光谱。光试验的评估应该在照射后立即进行，最好能长达 1 小时后。光试验的光源应包括 UVA、宽谱 UVB 和可见光（通常是幻灯机）。为了消除由可见光源产生的热，水滤器应放置在光源和照射部位之间。图 3 说明可见光照射后的荨麻疹反应。如果光试验结果是阴性，但仍然怀疑是 SU，应考虑用自然光照射。此外，如果荨麻疹皮损在特定范围反复发作，应考虑 FSU。对于 FSU，如果在以前受影响位置上进行光试验，结果只会是阳性。

如果可以，应进行血清 ANA 和卟啉的分析以排除红斑狼疮和卟啉病。

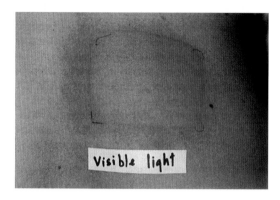

图 3 应用可见光做光试验 20 分钟后出现荨麻疹反应

治疗

有几种治疗 SU 的方案，包括光防护、药物治疗、光疗、光化学疗法和血浆置换。由于许多 SU 患者对可见光敏感，单独用防晒剂，没有明显效果。在严重的情况下，应该加以考虑联合使用几种治疗方式。

药物治疗

抗组胺药

H1- 受体拮抗剂是一线治疗 SU 的药物。类似慢性特发性荨麻疹，可能需要高剂量的抗组胺剂（如耐受）去抑制 SU 的发展。已有报道，有效地控制这种情况的 H1 拮抗剂是羟嗪、阿司咪唑、特非那定、西替利嗪和非索非那定[32]。然而，由于心脏毒性的风险，阿司咪唑和特非那定已被从市场撤回。也有报道，H2- 受体拮抗剂西咪替丁和 H1/H2 受体拮抗剂多虑平同样有效[7, 58]。

环孢素

环孢素是治疗顽固性 SU 的有效药物。4.5mg/（kg·d）的环孢菌素剂量可将患者的日光耐受时间从几分钟提高到 1 小时。然而，停药后风团反复[59]。环孢素可能是生活在短期夏季国家患者的选择。

甲氨蝶呤

虽然尚未见有使用甲氨蝶呤治疗 SU 的报道，但它是一个已明确能治疗顽固性慢性荨麻疹的药物[60]。因此，在 SU 患者耐药情况下，合理使用甲氨蝶呤可作为另一种治疗选择。

静脉注射免疫球蛋白

静脉注射用免疫球蛋白（IVIG）是一种含有多价免疫球蛋白 G 的血液产品。通过其免疫调节作用，IVIG 表现出对各类顽固性荨麻疹，如慢性、自身免疫和迟发压力性，以及 SU 的良好功效[61-65]。一法国光线性皮肤病单位的调查报告称，7 例 SU 患者用 IVIG 治疗，5 例获得完全缓解。IVIG 的剂量为 1.4~2.5g/kg，2~5 天为一疗程。需 1~3 个疗程，疗程间通常为 2~9 个月。可维持 4 个月到一年多的缓解期[66]。IVIG 一般是安全的，然而，它有增加病毒感染和过敏的风险。

奥马珠单抗

奥马珠单抗是重组人源化单克隆抗 IgE 的抗体，主要用于哮喘的治疗。目前已有成功使用奥马珠单抗治愈顽固性慢性荨麻疹、寒冷性荨麻疹、胆碱能性荨麻疹和 SU 的几例报道[67-70]。奥马珠单抗的剂量范围从 150mg/2weeks 到 150~300mg/months。对于其他治疗方式治疗失败且 IgE 水平升高的 SU 患者，奥马珠单抗可作为一种选择。

α - 黑素细胞刺激激素类似物

α - 黑素细胞刺激激素（α-MSH）类似物，也称为 afamelanotide，[Nle4-D-Phe7]- α -MSH，是黑皮质素 -1 受体相关的超效激动剂。补充本剂可通过黑色素生成途径增加黑色素。最近英国发表的一项研究表明，α-MSH 类似物可能有治疗 SU 患者的作用[71]。5 例 SU 患者在冬季接受 16mg 单剂量 afamelanotide 皮下注射。研究者发现，7 天后黑色素指数逐渐升高，15 天达到高峰，并持续至 60 天。在植入 60 天后，与基线相比，MUD 增加，伴有风团显著下降[71]。Afamelanotide 目前也在研究其用于红细胞生成性原卟啉的治疗。此药可能在将来有希望用来治疗 SU，虽然目前它未观察到对发育不良痣和黑素瘤的不良作用，但其潜在风险要考虑在内。

治疗程序

光疗和光化学疗法

用致病光谱诱导耐受状态或"硬化"的观念可以被用于治疗各种光敏性疾病，包括 SU。SU 的光疗可能涉及传统的非快速硬化或新的快速硬化规程。非快速硬化技术是通过使用光试验诱导皮肤风团来确定作用光谱后，用低于最小风团剂量（MWD）的作用光谱照射，并逐步增加剂量。频率为每周 2~4 次。这种方法的缺点是缓解的时间很短[72]。与光疗相比，光化学疗法（PUVA）可维持更长的时间[73]。

快速 - 硬化方法用于快速光耐受。UVA 快速硬化是用一半 MWD 量的 UVA 照射患者 1/4 身体，接着是 1 小时后照射 1/2 的身体，以增加 UVA 的剂量，持续 2~3 天以上[74, 75]。利用这种技术，患者将在几天内获得较高的 MWD。每 1~2 周 UVA 照射以维持。已有报道 UVA 快速硬化照射处理，至少可缓解 5 个月到 1 年[74, 75]。最后，作用光谱以外的波长可诱导耐受。近来，窄谱 UVB 作为抑制光谱成功应用于一个作用光谱在 UVA 和可见光的 SU 患者[76]。

在密歇根州底特律的亨利·福特医院的光疗部，常成功开展不同的 UVA 快速硬化疗法。该方法给患者照射 50%MWD 量的 UVA，在耐受的情况下增加 10%~20% 的剂量，每周 3 次，总共 30 次，接着减少为每周 2 次，坚持 3~4 周，然后每周一次，持续到夏季结束。

血浆置换

因 SU 的发病机制可能涉及光变应原，所以通过血浆交换去除光变应原可能是一种治疗选择。至今已有 10 例顽固性 SU 患者接受这一治疗[77-83]。6 个患者对治疗反应良好；4 例缓解，1 例 2 周后复发，另一个 2 月后复发。治疗反应良好的大多数患者血清因子阳性。

预后

SU 是一种慢性疾病。大多数患者需要长期抗组胺剂和（或）联合治疗。尽管如此，已有经过一段时间后自发缓解的报道。对单一 SU，在疾病开始 5、10 和 15 年的临床缓解率分别为 15%、24% 和 46%[33]。年龄超过 40 岁，且疾病活动持续时间长的患者预后较差[33]。

（李润祥 译，罗育武 张倩雯 校，朱慧兰 审）

参考文献

1. Gupta G, Man I, Kemmett D. Hydroa vacciniforme: a clinical and follow-up study of 17 cases. J Am Acad Dermatol 2000;42(2 Pt 1):208–13.

2. Bennion SD, Johnson C, Weston WL. Hydroa vacciniforme with inflammatory keratitis and secondary anterior uveitis. Pediatr Dermatol 1987;4(4):320–4.

3. Huggins RH, Leithauser LA, Eide MJ, et al. Quality of life assessment and disease experience of patient members of a web-based hydroa vacciniforme support group. Photodermatol Photoimmunol Photomed 2009;25(4):209–15.

4. De Pietro U, Simoni R, Barbieri C, et al. Hydroa vacciniforme persistent in a 60-year-old man. Eur J Dermatol 1999;9(4):311–2.

5. Wong SN, Tan SH, Khoo SW. Late-onset hydroa vacciniforme: two case reports. Br J Dermatol 2001;144(4):874–7.

6. Gupta G, Mohamed M, Kemmett D. Familial hydroa vacciniforme. Br J Dermatol 1999;140(1):124–6.

7. Halasz CL, Leach EE, Walther RR, et al. Hydroa vacciniforme: induction of lesions with ultraviolet A. J Am Acad Dermatol 1983;8(2):171–6.

8. Sonnex TS, Hawk JL. Hydroa vacciniforme: a review of ten cases. Br J Dermatol 1988;118(1):101–8.

9. Sunohara A, Mizuno N, Sakai M, et al. Action spectrum for UV erythema and reproduction of the skin lesions in hydroa vacciniforme. Photodermatol 1988;5(3):139–45.

10. Wisuthsarewong W, Leenutaphong V, Viravan S. Hydroa vacciniforme with ocular involvement. J Med Assoc Thai 1998;81(10):807–11.

11. Iwatsuki K, Ohtsuka M, Akiba H, et al. Atypical hydroa vacciniforme in childhood: from a smoldering stage to Epstein-Barr virus-associated lymphoid malignancy. J Am Acad Dermatol 1999;40(2 Pt 1):283–4.

12. Iwatsuki K, Satoh M, Yamamoto T, et al. Pathogenic link between hydroa vacciniforme and Epstein-Barr virus-associated hematologic disorders. Arch Dermatol 2006;142(5):587–95.

13. Verneuil L, Gouarin S, Comoz F, et al. Epstein-Barr virus involvement in the pathogenesis of hydroa vacciniforme: an assessment of seven adult patients with long-term follow-up. Br J Dermatol 2010;163(1):174–82.

14. Au WY, Pang A, Choy C, et al. Quantification of circulating Epstein-Barr virus (EBV) DNA in the diagnosis and monitoring of natural killer cell and EBV-positive lymphomas in immunocompetent patients. Blood 2004;104(1):243–9.

15. Gotoh K, Ito Y, Shibata-Watanabe Y, et al. Clinical and virological characteristics of 15 patients with chronic active Epstein-Barr virus infection treated with hematopoietic stem cell transplantation. Clin Infect Dis 2008;46(10):1525–34.

16. Kimura H. Pathogenesis of chronic active Epstein-Barr virus infection: is this an infectious disease, lymphoproliferative disorder, or immunodeficiency? Rev Med Virol 2006;16(4):251–61.

17. Mendoza N, Diamantis M, Arora A, et al. Mucocutaneous manifestations of Epstein-Barr virus infection. Am J Clin Dermatol 2008;9(5):295–305.

18. Ohshima K, Kimura H, Yoshino T, et al. Proposed categorization of pathological states of EBV-associated T/natural killer-cell lymphoproliferative disorder (LPD) in children and young adults: overlap with chronic active EBV infection and infantile fulminant EBV T-LPD. Pathol Int 2008;58(4):209–17.

19. Cho KH, Lee SH, Kim CW, et al. Epstein-Barr virus-associated lymphoproliferative lesions presenting

as a hydroa vacciniforme-like eruption: an analysis of six cases. Br J Dermatol 2004;151(2):372–80.

20. Magana M, Sangueza P, Gil-Beristain J, et al. Angiocentric cutaneous T-cell lymphoma of childhood (hydroa-like lymphoma): a distinctive type of cutaneous T-cell lymphoma. J Am Acad Dermatol 1998;38(4):574–9.

21. Oono T, Arata J, Masuda T, et al. Coexistence of hydroa vacciniforme and malignant lymphoma. Arch Dermatol 1986;122(11):1306–9.

22. Quintanilla-Martinez L, Ridaura C, Nagl F, et al. Hydroa vacciniforme-like lymphoma: a chronic EBV+ lymphoproliferative disorder with risk to develop a systemic lymphoma. Blood 2013;122(18):3101–10.

23. Ruiz-Maldonado R, Parrilla FM, Orozco-Covarrubias ML, et al. Edematous, scarring vasculitic panniculitis: a new multisystemic disease with malignant potential. J Am Acad Dermatol 1995; 32(1):37–44.

24. Sangueza M, Plaza JA. Hydroa vacciniforme-like cutaneous T-cell lymphoma: clinicopathologic and immunohistochemical study of 12 cases. J Am Acad Dermatol 2013;69(1):112–9.

25. Trikha S, Turnbull A, Srikantha N, et al. Anterior keratouveitis secondary to hydroa vacciniforme: a role for ophthalmic slit-lamp examination in this condition? BMJ Case Rep 2011;2011.

26. Yamamoto T, Hirai Y, Miyake T, et al. Oculomucosal and gastrointestinal involvement in Epstein-Barr virus-associated hydroa vacciniforme. Eur J Dermatol 2012;22(3):380–3.

27. Lee HY, Baek JO, Lee JR, et al. Atypical hydroa vacciniforme-like Epstein-Barr virus associated T/NK-cell lymphoproliferative disorder. Am J Dermatopathol 2012;34(8):e119–24.

28. Barrionuevo C, Anderson VM, Zevallos-Giampietri E, et al. Hydroa-like cutaneous T-cell lymphoma: a clinicopathologic and molecular genetic study of 16 pediatric cases from Peru. Appl Immunohistochem Mol Morphol 2002;10(1):7–14.

29. Lysell J, Wiegleb Edstrom D, Linde A, et al. Antiviral therapy in children with hydroa vacciniforme. Acta Derm Venereol 2009;89(4):393–7.

30. Champion RH. Urticaria: then and now. Br J Dermatol 1988;119(4):427–36.

31. Chong WS, Khoo SW. Solar urticaria in Singapore: an uncommon photodermatosis seen in a tertiary dermatology center over a 10-year period. Photodermatol Photoimmunol Photomed 2004;20(2): 101–4.

32. Botto NC, Warshaw EM. Solar urticaria. J Am Acad Dermatol 2008;59(6):909–20 [quiz: 21–2].

33. Beattie PE, Dawe RS, Ibbotson SH, et al. Characteristics and prognosis of idiopathic solar urticaria: a cohort of 87 cases. Arch Dermatol 2003;139(9): 1149–54.

34. Kerr HA, Lim HW. Photodermatoses in African Americans: a retrospective analysis of 135 patients over a 7-year period. J Am Acad Dermatol 2007; 57(4):638–43.

35. Nakamura M, Henderson M, Jacobsen G, et al. Comparison of photodermatoses in African-Americans and Caucasians: a follow-up study. Photodermatol Photoimmunol Photomed 2013. [Epub ahead of print].

36. Horio T. Solar urticaria—idiopathic? Photodermatol Photoimmunol Photomed 2003;19(3):147–54.

37. Reinauer S, Leenutaphong V, Holzle E. Fixed solar urticaria. J Am Acad Dermatol 1993;29(2 Pt 1): 161–5.

38. Patel GK, Gould DJ, Hawk JL, et al. A complex photodermatosis: solar urticaria progressing to polymorphic light eruption. Clin Exp Dermatol 1998;23(2):77–8.

39. Schwarze HP, Marguery MC, Journe F, et al. Fixed solar urticaria to visible light successfully treated with fexofenadine. Photodermatol Photoimmunol Photomed 2001;17(1):39–41.

40. Tuchinda C, Leenutaphong V, Sudtim S, et al. Fixed solar urticaria induced by UVA and visible light: a report of a case. Photodermatol Photoimmunol Photomed 2005;21(2):97–9.

41. Wessendorf U, Hanneken S, Haust M, et al. Fixed solar urticaria with delayed onset. J Am Acad Dermatol 2009;60(4):695–7.

42. Beattie PE, Dawe RS, Ibbotson SH, et al. Co-existence of chronic actinic dermatitis and solar urticaria in three patients. Br J Dermatol 2004;151(2): 513–5.

43. Yu RC, King CM, Vickers CF. A case of actinic prurigo and solar urticaria. Clin Exp Dermatol 1990; 15(4):289–92.

44. Dawe RS, Clark C, Ferguson J. Porphyria cutanea tarda presenting as solar urticaria. Br J Dermatol 1999;141(3):590–1.

45. Kurumaji Y, Shono M. Drug-induced solar urticaria due to repirinast. Dermatology 1994;188(2): 117–21.

46. Yap LM, Foley PA, Crouch RB, et al. Drug-induced solar urticaria due to tetracycline. Australas J Dermatol 2000;41(3):181–4.

47. Morison WL. Solar urticaria due to progesterone compounds in oral contraceptives. Photodermatol Photoimmunol Photomed 2003;19(3):155–6.

48. Leenutaphong V, Holzle E, Plewig G. Pathogenesis and classification of solar urticaria: a new concept. J Am Acad Dermatol 1989;21(2 Pt 1):237–40.

49. Mekkes JR, de Vries HJ, Kammeyer A. Solar urticaria induced by infrared radiation. Clin Exp Dermatol 2003;28(2):222–3.

50. Du-Thanh A, Debu A, Lalheve P, et al. Solar urticaria: a time-extended retrospective series of 61 patients and review of literature. Eur J Dermatol 2013;23(2):202–7.

51. Hasei K, Ichihashi M. Solar urticaria. Determinations of action and inhibition spectra. Arch Dermatol 1982;118(5):346–50.

52. Uetsu N, Miyauchi-Hashimoto H, Okamoto H, et al. The clinical and photobiological characteristics of solar urticaria in 40 patients. Br J Dermatol 2000; 142(1):32–8.

53. Watanabe M, Matsunaga Y, Katayama I. Solar urticaria: a consideration of the mechanism of inhibition spectra. Dermatology 1999;198(3):252–5.

54. Fukunaga A, Horikawa T, Yamamoto A, et al. The inhibition spectrum of solar urticaria suppresses the wheal-flare response following intradermal injection with photo-activated autologous serum but not with compound 48/80. Photodermatol Photoimmunol Photomed 2006;22(3):129–32.

55. Horio T, Fujigaki K. Augmentation spectrum in solar urticaria. J Am Acad Dermatol 1988;18(5 Pt 2): 1189–93.

56. Danno K, Mori N. Solar urticaria: report of two cases with augmentation spectrum. Photodermatol Photoimmunol Photomed 2000;16(1):30–3.

57. Neittaanmaki H, Jaaskelainen T, Harvima RJ, et al. Solar urticaria: demonstration of histamine release and effective treatment with doxepin. Photodermatol 1989;6(1):52–5.

58. Tokura Y, Takigawa M, Yamauchi T, et al. Solar urticaria: a case with good therapeutic response to cimetidine. Dermatologica 1986;173(5):224–8.

59. Edstrom DW, Ros AM. Cyclosporin A therapy for severe solar urticaria. Photodermatol Photoimmunol Photomed 1997;13(1–2):61–3.

60. Perez A, Woods A, Grattan CE. Methotrexate: a useful steroid-sparing agent in recalcitrant chronic urticaria. Br J Dermatol 2010;162(1):191–4.

61. Mitzel-Kaoukhov H, Staubach P, Muller-Brenne T. Effect of high-dose intravenous immunoglobulin treatment in therapy-resistant chronic spontaneous urticaria. Ann Allergy Asthma Immunol 2010; 104(3):253–8.

62. Hughes R, Cusack C, Murphy GM, et al. Solar urticaria successfully treated with intravenous immunoglobulin. Clin Exp Dermatol 2009;34(8):e660–2.

63. Correia I, Silva J, Filipe P, et al. Solar urticaria treated successfully with intravenous high-dose immunoglobulin: a case report. Photodermatol Photoimmunol Photomed 2008;24(6):330–1.

64. Klote MM, Nelson MR, Engler RJ. Autoimmune urticaria response to high-dose intravenous immunoglobulin. Ann Allergy Asthma Immunol 2005; 94(2):307–8.

65. Dawn G, Urcelay M, Ah-Weng A, et al. Effect of high-dose immunoglobulin in delayed pressure urticaria. Br J Dermatol 2003;149(4):836–40.

66. Adamski H, Bedane C, Bonnevalle A, et al. Solar urticaria treated with intravenous immunoglobulins. J Am Acad Dermatol 2011;65(2):336–40.

67. Waibel KH, Reese DA, Hamilton RG, et al. Partial improvement of solar urticaria after omalizumab. J Allergy Clin Immunol 2010;125(2):490–1.

68. Guzelbey O, Ardelean E, Magerl M, et al. Successful treatment of solar urticaria with anti-immunoglobulin E therapy. Allergy 2008;63(11): 1563–5.

69. Fromer L. Treatment options for the relief of chronic idiopathic urticaria symptoms. South Med J 2008; 101(2):186–92.

70. Metz M, Altrichter S, Ardelean E, et al. Anti-immunoglobulin E treatment of patients with recalcitrant physical urticaria. Int Arch Allergy Immunol 2011; 154(2):177–80.

71. Haylett AK, Nie Z, Brownrigg M, et al. Systemic photoprotection in solar urticaria with alpha-melanocyte-stimulating hormone analogue [Nle4-D-Phe7]-alpha-MSH. Br J Dermatol 2011;164(2): 407–14.

72. Roelandts R. Diagnosis and treatment of solar urticaria. Dermatol Ther 2003;16(1):52–6.

73. Roelandts R. Pre-PUVA UVA desensitization for solar urticaria. Photodermatol 1985;2(3):174–6.

74. Masuoka E, Fukunaga A, Kishigami K, et al. Successful and long-lasting treatment of solar urticaria with ultraviolet A rush hardening therapy. Br J Dermatol 2012;167(1):198–201.

75. Beissert S, Stander H, Schwarz T. UVA rush hardening for the treatment of solar urticaria. J Am Acad Dermatol 2000;42(6):1030–2.

76. Wolf R, Herzinger T, Grahovac M, et al. Solar urticaria: long-term rush hardening by inhibition spectrum narrow-band UVB 311 nm. Clin Exp Dermatol 2013;38(4):446–7.

77. Duschet P, Leyen P, Schwarz T, et al. Solar urticaria—effective treatment by plasmapheresis. Clin Exp Dermatol 1987;12(3):185–8.

78. Duschet P, Schwarz T, Gschnait F. Plasmapheresis in light urticaria. A rational therapy concept in cases with a proven serum factor. Hautarzt 1989; 40(9):553–5 [in German].

79. Leenutaphong V, Holzle E, Plewig G, et al. Plasmapheresis in solar urticaria. Dermatologica 1991; 182(1):35–8.

80. Hudson-Peacock MJ, Farr PM, Diffey BL, et al. Combined treatment of solar urticaria with plasmapheresis and PUVA. Br J Dermatol 1993;128(4): 440–2.

81. Collins P, Ahamat R, Green C, et al. Plasma exchange therapy for solar urticaria. Br J Dermatol 1996;134(6):1093–7.

82. Bissonnette R, Buskard N, McLean DI, et al. Treatment of refractory solar urticaria with plasma exchange. J Cutan Med Surg 1999;3(5):236–8.

83. Insawang M, Wongpraparut C. Recalcitrant solar urticaria induced by UVA and visible light: a case report. J Med Assoc Thai 2010;93(10):1238–41.

第 9 章　慢性光化性皮炎

So Yeon Paek，Henry W. Lim

关键词

- 慢性光化性皮炎　●光线性类网状细胞增多症　●光敏性湿疹　●光敏性皮炎
- 持久性光反应　●光线性皮肤病

要点

- 慢性光化性皮炎 (CAD) 是一种免疫介导的光线性皮肤病。特征皮损为光暴露部位的瘙痒性湿疹样皮疹。
- 评价应包括组织学检查、光敏试验以及 HIV 和 Serazy 计数等实验室检查。CAD 的主要作用光谱为 UVB 和 UVA。同时 UVB 或 UVA 可单独的，UVB、UVA 和可见光也可共同作用引起 CAD。
- 治疗首先要严格光保护、局部使用糖皮质激素、局部使用钙调神经磷酸酶抑制剂。其他有效方法包括口服强的松、环孢素、硫唑嘌呤和麦考酚酸莫酯。
- 由于 CAD 对生活质量有轻度到重度影响，所以正确诊断和治疗很有必要。

历史

慢性光化性皮炎（chronic actinic dermatitis，CAD）之前也称为光线性类网状细胞增生症、光敏性皮炎、光敏性湿疹和持久性光反应。CAD 是一种以光暴露部位瘙痒性湿疹样皮损为特征的免疫介导的光线性皮肤病[1-5]。Haxthausen[6] 于 1933 年首次报导此疾病，一患者在静脉注射光敏性染料吖啶黄后出现对日照敏感的现象。1969 年报道了光线性类网状细胞增生症和两种叫做光敏性湿疹和光敏性皮炎的轻型 CAD[7, 8]。1979 年，Hawk 和 Magnus[9] 引进了"慢性光化性皮炎"的概念，但直到 1990 年，Lim 等[10] 建议统一命名，这一名称才被广泛接受[11]。

流行病学

CAD 在美国、欧洲、亚洲和非洲均有报道。在光照较强的夏天，CAD 在发病率升高[12-16]。该病好发于年龄大于 50 岁的户外工作或喜欢户外活动的男性。尽管 CAD 可以在各种皮肤类型人群中发生，但美国报道的 CAD 多发于 Fitzpatrick 分型中的 V 和 VI 的个体[17-20]。与美国或日本的调查结果不一样，英国报道的患者可能与接触性过敏原或光接触性过敏原（如菊科类姜油树脂，一类可通过空气传播的植物性过敏原）有关，这可能是由于园林工作中接触所致[21-24]。

CAD 无家族遗传史。与 HIV 感染的相关性已有报道，这类患者一般比无 HIV 感染的 CAD 患者更年轻[25]。

发病机制

CAD 的发病机制目前尚未阐明。其临床和组织学特征、真皮大部分 CD8+ T 细胞以及黏附分子激活方式与过敏性接触性皮炎类似[26]。因此，可以认为本病迟发性变态反应。然而，与外源性抗原不同，本病抗原可能更具内源性和光诱导性。尽管尚未得到证实，其病理生理很可能与多形性日光疹类似[27]。在正常健康个体，暴露于日光后可致局部免疫抑制，因此皮肤不会因光诱导出新抗原而出现临床皮损。然而，与多形性日光疹类似，CAD 患者可能缺乏光免疫抑制，UV 诱导皮肤很快产生新抗原反应活跃,从而出现皮损。有提出参与 CAD 的抗原分子为吸收了 UV 辐射的 DNA,也就是参与日晒伤的分子[27, 28]。CAD 的作用光谱与日晒伤基本一致,但剂量较低[29]。

诊断

临床表现

　　CAD 的皮损为湿疹样,常有苔藓样瘙痒性斑片以及融合性斑块,见于头皮、面部、颈项部、胸、手臂、手部以及背部等日光暴露部位,以及鼻唇沟、颏下、上眼睑、耳后、皮肤皱褶、指蹼等日光保护明显不足的区域(图 1)。急性发作时湿疹样皮疹只出现在日光暴露区域(图 2),在严重患者可累及非曝光区。掌跖部红斑和角化过度罕见(图 3)[30]。

鉴别诊断

　　药疹、过敏性皮炎、光敏性接触性皮炎、皮肤 T 细胞淋巴瘤(CTCL)[31] 以及结缔组织疾病(如急性或亚急性皮肤红斑狼疮)需要与 CAD 鉴别。仔细询问病史、检查皮损形态和分布以及适当的光生物学检查和实验室检查对正确诊断很有必要(表 1)[32]。

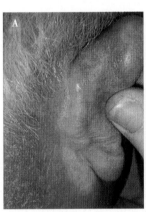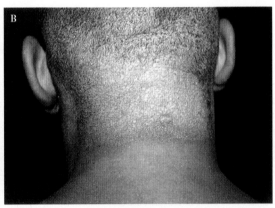

图 1　慢性光化性皮炎(CAD)的临床特征。A. 光暴露部位红斑、苔藓样变以及鳞屑。耳后无受累。B. 光暴露部位苔藓样变,与光保护区域有明显分界

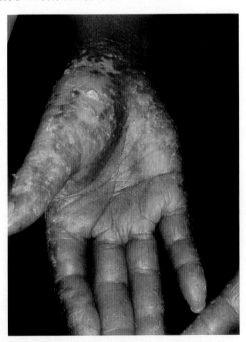

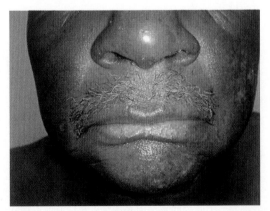

图 2　一 CAD 患者光暴露后 24 小时急性发作。面部弥漫水肿性红斑,鼻部皮肤糜烂

图 3　CAD 患者手掌角化过度和脱屑

表 1　慢性光化性皮炎的评估

	检测项目	结果	注解
组织学	钻取活检	表皮棘细胞水肿，真皮浅层和深层中等密度淋巴细胞浸润	可与 CTCL 混淆，需免疫组化和 T 细胞重排来鉴别
光试验	UVA（320~400nm）	MED 降低	CAD 最常作用光谱为 UVB 加上 UVA。C 也可为单独 UVB 或 UVA，或联合 UVB、UVA 和可见光。
	UVB(290~320nm)	MED 降低	
	可见光（400~700nm）	MED 可能降低	
实验室	狼疮血清学	ANA、抗 -Ro/ 抗 -La 抗体阴性	排除其他 CTD
	外周血图片	红皮病样 CAD 可见 Sezary 样细胞，但 CD4 与 CD8 比值下降，也无 T 细胞克隆	免疫组化和基因重排分析可以进一步鉴别 CTCL 和 CAD
	HIV	阴性	在年轻患者，CAD 可是 HIV 感染的一种表象，高危患者建议做检查。

缩写：ANA，抗核抗体；CAD，慢性光化性皮炎；CTCL，皮肤 T 细胞淋巴瘤；CTD，结缔组织疾病；HIV，人免疫缺陷病毒；MED，最小红斑量；UVA，紫外线 A；UVB，紫外线 B

组织病理学

CAD 病理显示海绵水肿性皮炎伴有淋巴细胞与组织细胞浸润以及不同程度棘层肥厚。在某些标本出现不典型淋巴细胞和胞外分泌，与皮肤 T 细胞淋巴瘤的组织学改变类似。有时也可见真皮乳头纤维化和显著炎症细胞浸润等慢性组织学表现。在严重病例病理中可发现灶性表皮坏死、真皮乳头纤维化以及纤维蛋白在表皮 - 真皮连接处沉积。

光生物学评估

怀疑 CAD 患者推荐进一步做光试验检查。如果单色器或日光模拟器不易获得，可考虑使用紫外线 A（UVA：320~400nm）和紫外线 B（UVB：290~320nm）治疗仪以及移动投影仪检测可见光[33]。CAD 最常作用光谱为 UVB 加上 UVA。大部分患者 UVB 和 UVA 的最小红斑量均下降[29, 34]。然而，CAD 患者可单独 MED-B 或 MED-A 下降，也可同时对 UVB、UVA 和可见光敏感。Eadie 等[35] 的一项研究还发现，欧洲用于代替普通白炽灯的紧凑型荧光灯可能是一种潜在的紫外线辐射危害来源，其延长光敏患者的暴露时间。这种灯含有汞，可以刺激银光壁发射 UVA 和 UVB 波段紫外线。根据患者病史，可考虑进行斑贴和光斑贴试验。英国 CAD 患者还显示出对相关菊科植物的光斑贴阳性结果，可能于园艺中暴露所致。

实验室评估

狼疮血清学如抗核抗体（ANA）和抗 -Ro/ 抗 -La 抗体应该检测且结果为阴性。红皮病样 CAD 可见 Sezary 样细胞，但 CD4/CD8 比值下降，也未见 T 细胞克隆[36]。此外，建议检测 HIV，尤其在年轻患者，CAD 可以是 HIV 的一种重要表现。

治疗

严格光保护是治疗 CAD 的关键[37]。建议患者使用防晒指数不低于 30 的光谱防晒霜（UVA 和 UVB）、穿长袖衣服、戴宽沿帽。在日光照射的高峰时段（10am~4pm）应尽量待在阴凉处。UVA 滤片可用于阻挡窗户大部分紫外线[38]。值得一提的是目前无证据表明电视和电脑屏幕可加重疾病。

除了光保护，外用糖皮质激素制剂或钙调磷酸酶抑制剂为一线治疗。中效至强效外用糖皮质激素可有效控制病情发作。然而，皮肤萎缩、膨胀纹以及色素脱失等潜在风险使得该类药物不能长期使用。大量的病例报道和病例研究证实 CAD 患者每天外用 0.1% 他克莫司软膏一次到两次有效[39-46]。他克莫司（普特彼）与 Fk506 连接蛋白相连，阻止活化的 T 细胞核因子脱磷酸化和 IL2 以及其他炎症因子的转录。CAD 作用机制还可能与通过抑制朗格汉细胞从而抑制 T 淋巴细胞活化有关[47]。外用吡美莫司（爱宁达）治疗 CAD 与之相似[48]。尽管目前仍缺乏确凿的证据，但外用他克莫司和吡美莫司的患者应该被告知有增加皮肤恶性肿瘤和淋巴瘤的风险。

系统性免疫抑制疗法常用于泛发或难治性患者。急性发作时可考虑口服糖皮质激素数周（强的松 0.5~1.0mg/（kg·d））。不建议长期使用类固醇，其不良副作用较多，如体重增加、高血糖、感染风险增加、骨质疏松、骨折、肾上腺抑制、伤口愈合延迟、青光眼或白内障以及类固醇性精神疾病等等。其他证明能减少激素用量的有效的疗法包括环孢素 [3.5~5mg/（kg·d）][49, 50]、硫唑嘌呤 [1.0~2.5mg/（kg·d）][1, 52] 以及麦考酚酸莫酯 [25~40mg/（kg·d）或 1~2g/d][53]。使用这类药物时患者应被告知存在增加感染的风险。其他潜在的副作用见表 1。只有个别病例报道支持复发性 CAD 对低剂量反应停[54] 和 α - 干扰素有效[55]。

预后

据报道，5 年以上的 CAD 自然缓解率约 10%，10 年以上达 20%，而 15 年以上则达 50%。这些发现是基于英格兰三级转诊中心的一个回顾性队列研究对实际缓解率的评估。患者会被告知他们的光敏可能经过光保护和避免致敏原而最终消退[56]。此外，

一些病例报道提示假性淋巴瘤样增生性 CAD 有恶变的可能或与其他恶性肿瘤相关[57-60]。然而，英国国家肿瘤登记处 231 例 CAD 患者参与的长达 20 年的研究证明不存在增加淋巴瘤和非淋巴瘤肿瘤的风险[61]。此外，CAD 患者皮损行 DNA 流式细胞术并未显示 DNA 非整倍性[62]。因此，不能说 CAD 是癌前疾病，但患者使用免疫抑制治疗后肿瘤风险增加需要提高警惕[63, 64]。

总结

CAD 为免疫介导的一种光敏性皮肤病。以日光暴露部位及眼睑、皱褶、颏下、耳后以及指蹼等光保护较少区域的瘙痒性湿疹样和苔藓样斑块为特征。常见于 50 岁以上男性。该病被认为是皮肤内源性致敏原的一种继发性光敏反应。可能是其他接触致敏原或光接触致敏原的交叉反应，也可能是局部光免疫抑制缺失所致。组织学显示表皮棘细胞水肿性伴有淋巴细胞浸润，其可能与 CTCC 混淆。CAD 最常见的作用光谱为 UVB 和 UVA。斑贴试验和光斑贴试验可根据具体情况而考虑进行。实验室检测主要在于排除其他潜在疾病，如 CTCC 和急性或亚急性皮肤红斑狼疮。CAD 也可能是有危险因素的年轻 HIV 患者的一种表象。表 2 列出 CAD 患者的治疗方法。据报道，5 年以上 CAD 患者的自然缓解率达 10%，10 年以上达 20%，15 年以上达 50%。因此，患者应被告知其光敏性通过避免致敏原和光保护最终可能会消退。此外，CAD 并没证据表明为癌前疾病，但使用免疫抑制疗法的患者应被告知有增加恶性肿瘤的风险。最后，CAD 对

表 2　慢性光化性皮炎的治疗

治疗	剂量	注解
严格光保护		穿长袖衣服、戴宽沿帽子，在日光照射的高峰时段（10am~4pm）应尽量避免日晒。窗户用电影胶片或 UVA 滤片
宽谱防晒霜（可阻挡 UVA 和 UVB)	SPF 不低于 30	± 无机滤过物
外用他克莫司软膏（普特彼）	0.1%，每天 1~2 次	提醒：有增加皮肤恶性肿瘤和淋巴瘤的风险
强的松	0.5~1.0mg/(kg. d)	只用于急性发作，潜在副作用：体重增加、高血糖、感染风险增加、骨质疏松、骨折、肾上腺抑制、伤口愈合延迟、青光眼或白内障以及类固醇性精神疾病

续表

治疗	剂量	注解
环孢素	3.5~5mg/(kg·d)	副作用：牙龈增生、多毛、头痛、恶心、精神萎靡、痛风、高血钾、低镁血症、高血压、肾毒性、恶性肿瘤
硫唑嘌呤	1.0~2.5mg/(kg·d)	副作用：骨髓抑制、高敏综合征、胃肠综合征、感染、淋巴细胞增生性恶性肿瘤
麦考酚酸酯（骁悉）	25~40mg/(kg·d) (1~2g/d)	副作用：胃肠不适、畸形、致癌、神经症状（头痛、耳鸣、虚弱）、带状疱疹风险增加、肝毒性

缩写：BID，一天两次；CAD，慢性光化性皮炎；GI，胃肠；SPF，防晒指数；UV，紫外线；UVA，紫外线 A；UVB，紫外线 B

生活质量有中度至重度影响，因此，正确诊断和治疗是非常有必要的[65]。

（梁碧华　译，李润祥　周欣　校，
朱慧兰　审）

参考文献

1. Hawk JL. Chronic actinic dermatitis. Photodermatol Photoimmunol Photomed 2004;20(6):312–4.

2. Gambichler T, Al-Muhammadi R, Boms S. Immunologically mediated photodermatoses: diagnosis and treatment. Am J Clin Dermatol 2009;10(3):169–80.

3. Frain-Bell W, Lakshmipathi T, Rogers J, et al. The syndrome of chronic photosensitivity dermatitis and actinic reticuloid. Br J Dermatol 1974;91(6):617–34.

4. Ramsay CA, Black AK. Photosensitive eczema. Trans St Johns Hosp Dermatol Soc 1973;59(2):152–8.

5. Forsyth EL, Millard TP. Diagnosis and pharmacological treatment of chronic actinic dermatitis in the elderly: an update. Drugs Aging 2010;27(6):451–6.

6. Haxthausen H. Persistent hypersensitivity to light after intravenous injections of trypaflavine. Br J Dermatol 1933;45(1):16–8.

7. Ive FA, Magnus IA, Warin RP, et al. "Actinic reticuloid"; a chronic dermatosis associated with severe photosensitivity and the histological resemblance to lymphoma. Br J Dermatol 1969;81(7):469–85.

8. Epstein SS, Taylor FB. Photosensitizing compounds in extracts of drinking water. Science 1966;154(3746):261–3.

9. Hawk JL, Magnus IA. Chronic actinic dermatitis—an idiopathic photosensitivity syndrome including actinic reticuloid and photosensitive eczema [proceedings]. Br J Dermatol 1979;101(Suppl 17):24.

10. Lim HW, Buchness MR, Ashinoff R, et al. Chronic actinic dermatitis. Study of the spectrum of chronic photosensitivity in 12 patients. Arch Dermatol 1990;126(3):317–23.

11. Norris PG, Hawk JL. Chronic actinic dermatitis. A unifying concept. Arch Dermatol 1990;126(3):376–8.

12. Wong SN, Khoo LS. Analysis of photodermatoses seen in a predominantly Asian population at a photodermatology clinic in Singapore. Photodermatol Photoimmunol Photomed 2005;21(1):40–4.

13. Tan AW, Lim KS, Theng C, et al. Chronic actinic dermatitis in Asian skin: a Singaporean experience. Photodermatol Photoimmunol Photomed 2011;27(4):172–5.

14. Kyu-Won C, Chae-Young L, Yeong-Kyu L, et al. A Korean experience with chronic actinic dermatitis during an 18-year period: meteorological and photoimmunological aspects. Photodermatol Photoimmunol Photomed 2009;25(6):286–92.

15. Deng D, Hang Y, Chen H, et al. Prevalence of photodermatosis in four regions at different altitudes in Yunnan province, China. J Dermatol 2006;33(8):537–40.

16. Stratigos AJ, Antoniou C, Papathanakou E, et al. Spectrum of idiopathic photodermatoses in a Mediterranean country. Int J Dermatol 2003;42(6):449–54.

17. Que SK, Brauer JA, Soter NA, et al. Chronic actinic dermatitis: an analysis at a single institution over 25 years. Dermatitis 2011;22(3):147–54.

18. Lim HW, Morison WL, Kamide R, et al. Chronic actinic dermatitis. An analysis of 51 patients evaluated in the United States and Japan. Arch Dermatol 1994;130(10):1284–9.

19. Beach RA, Pratt MD. Chronic actinic dermatitis: clinical cases, diagnostic workup, and therapeutic management. J Cutan Med Surg 2009;13(3):121–8.

20. Kerr HA, Lim HW. Photodermatoses in African Americans: a retrospective analysis of 135 patients over a 7-year period. J Am Acad Dermatol 2007; 57(4):638–43.

21. Lim HW, Cohen D, Soter NA. Chronic actinic dermatitis: results of patch and photopatch tests with Compositae, fragrances, and pesticides. J Am Acad Dermatol 1998;38(1):108–11.

22. Russell SC, Dawe RS, Collins P, et al. The photosensitivity dermatitis and actinic reticuloid syndrome (chronic actinic dermatitis) occurring in seven young atopic dermatitis patients. Br J Dermatol 1998;138(3):496–501.

23. Yones SS, Palmer RA, Hextall JM, et al. Exacerbation of presumed chronic actinic dermatitis by cockpit visible light in an airline pilot with atopic eczema. Photodermatol Photoimmunol Photomed 2005;21(3):152–3.

24. Creamer D, McGregor JM, Hawk JL. Chronic actinic dermatitis occurring in young patients with atopic dermatitis. Br J Dermatol 1998;139(6):1112–3.

25. Meola T, Sanchez M, Lim HW, et al. Chronic actinic dermatitis associated with human immunodeficiency virus infection. Br J Dermatol 1997;137(3):431–6.

26. Menage Hdu P, Sattar NK, Haskard DO, et al. A study of the kinetics and pattern of E-selectin, VCAM-1 and ICAM-1 expression in chronic actinic dermatitis. Br J Dermatol 1996;134(2):262–8.

27. van de Pas CB, Kelly DA, Seed PT, et al. Ultraviolet-radiation-induced erythema and suppression of contact hypersensitivity responses in patients with polymorphic light eruption. J Invest Dermatol 2004;122(2):295–9.

28. Freeman SE, Hacham H, Gange RW, et al. Wavelength dependence of pyrimidine dimer formation in DNA of human skin irradiated in situ with ultraviolet light. Proc Natl Acad Sci U S A 1989;86(14):5605–9.

29. Menage HD, Harrison GI, Potten CS, et al. The action spectrum for induction of chronic actinic dermatitis is similar to that for sunburn inflammation. Photochem Photobiol 1995;62(6):976–9.

30. Somani VK. Chronic actinic dermatitis—a study of clinical features. Indian J Dermatol Venereol Leprol 2005;71(6):409–13.

31. Heller P, Wieczorek R, Waldo E, et al. Chronic actinic dermatitis. An immunohistochemical study of its T-cell antigenic profile, with comparison to cutaneous T-cell lymphoma. Am J Dermatopathol 1994;16(5):510–6.

32. Pacheco D, Fraga A, Travassos AR, et al. Actinic reticuloid imitating Sezary syndrome. Acta Dermatovenerol Alp Panonica Adriat 2012;21(3):55–7.

33. Dawe RS, Crombie IK, Ferguson J. The natural history of chronic actinic dermatitis. Arch Dermatol 2000;136(10):1215–20.

34. Yap LM, Foley P, Crouch R, et al. Chronic actinic dermatitis: a retrospective analysis of 44 cases referred to an Australian photobiology clinic. Australas J Dermatol 2003;44(4):256–62.

35. Eadie E, Ferguson J, Moseley H. A preliminary investigation into the effect of exposure of photosensitive individuals to light from compact fluorescent lamps. Br J Dermatol 2009;160(3):659–64.

36. Bakels V, van Oostveen JW, Preesman AH, et al. Differentiation between actinic reticuloid and cutaneous T cell lymphoma by T cell receptor gamma gene rearrangement analysis and immunophenotyping. J Clin Pathol 1998;51(2):154–8.

37. Ferguson J. Diagnosis and treatment of the common idiopathic photodermatoses. Australas J Dermatol 2003;44(2):90–6.

38. Dawe R, Russell S, Ferguson J. Borrowing from museums and industry: two photoprotective devices. Br J Dermatol 1996;135(6):1016–7.

39. Uetsu N, Okamoto H, Fujii K, et al. Treatment of chronic actinic dermatitis with tacrolimus ointment. J Am Acad Dermatol 2002;47(6):881–4.

40. Grone D, Kunz M, Zimmermann R, et al. Successful treatment of nodular actinic reticuloid with tacrolimus ointment. Dermatology 2006;212(4):377–80.

41. Baldo A, Prizio E, Mansueto G, et al. A case of chronic actinic dermatitis treated with topical tacrolimus. J Dermatolog Treat 2005;16(4):245–8.

42. Schuster C, Zepter K, Kempf W, et al. Successful treatment of recalcitrant chronic actinic dermatitis with tacrolimus. Dermatology 2004;209(4):325–8.

43. Evans AV, Palmer RA, Hawk JL. Erythrodermic chronic actinic dermatitis responding only to topical tacrolimus. Photodermatol Photoimmunol Photomed 2004;20(1):59–61.

44. Suga Y, Hashimoto Y, Matsuba S, et al. Topical tacrolimus for chronic actinic dermatitis. J Am Acad Dermatol 2002;46(2):321–3.

45. Ogawa Y, Adachi A, Tomita Y. The successful use of topical tacrolimus treatment for a chronic actinic dermatitis patient with complications of idiopathic leukopenia. J Dermatol 2003;30(11):805–9.

46. Busaracome P, Wattanakrai P, Rajatanavin N. Chronic actinic dermatitis with leonine facies and iatrogenic adrenal insufficiency successfully treated with topical tacrolimus. Case Rep Dermatol 2011;3(1):49–54.

47. Ma Y, Lu Z. Treatment with topical tacrolimus favors chronic actinic dermatitis: a clinical and immunopathological study. J Dermatolog Treat 2010; 21(3):171–7.

48. Larangeira de Almeida H Jr. Successful treatment of chronic actinic dermatitis with topical pimecrolimus. Int J Dermatol 2005;44(4):343–4.

49. Norris PG, Camp RD, Hawk JL. Actinic reticuloid: response to cyclosporine. J Am Acad Dermatol 1989;21(2 Pt 1):307–9.

50. Gardeazabal J, Arregui MA, Gil N, et al. Successful treatment of musk ketone-induced chronic actinic dermatitis with cyclosporine and PUVA. J Am Acad Dermatol 1992;27(5 Pt 2):838–42.

51. Murphy GM, Maurice PD, Norris PG, et al. Azathioprine treatment in chronic actinic dermatitis: a double-blind controlled trial with monitoring of exposure to ultraviolet radiation. Br J Dermatol 1989;121(5):639–46.

52. Leigh IM, Hawk JL. Treatment of chronic actinic dermatitis with azathioprine. Br J Dermatol 1984; 110(6):691–5.

53. Thomson MA, Stewart DG, Lewis HM. Chronic actinic dermatitis treated with mycophenolate mofetil. Br J Dermatol 2005;152(4):784–6.

54. Safa G, Pieto-Le Corvaisier C, Hervagault B. Recalcitrant chronic actinic dermatitis treated with low-dose thalidomide. J Am Acad Dermatol 2005; 52(5):E6.

55. Parodi A, Gallo R, Guarrera M, et al. Natural alpha interferon in chronic actinic dermatitis. Report of a case. Acta Derm Venereol 1995;75(1):80.

56. Rose RF, Goulden V, Wilkinson SM. The spontaneous resolution of photosensitivity and contact allergy in a patient with chronic actinic dermatitis. Photodermatol Photoimmunol Photomed 2009; 25(2):114–6.

57. Sugita K, Shimauchi T, Tokura Y. Chronic actinic dermatitis associated with adult T-cell leukemia. J Am Acad Dermatol 2005;52(2 Suppl 1):38–40.

58. Thomsen K. The development of Hodgkin's disease in a patient with actinic reticuloid. Clin Exp Dermatol 1977;2(2):109–13.

59. De Silva BD, McLaren K, Kavanagh GM. Photosensitive mycosis fungoides or actinic reticuloid? Br J Dermatol 2000;142(6):1221–7.

60. Adachi Y, Horio T. Chronic actinic dermatitis in a patient with adult T-cell leukemia. Photodermatol Photoimmunol Photomed 2008;24(3):147–9.

61. Bilsland D, Crombie IK, Ferguson J. The photosensitivity dermatitis and actinic reticuloid syndrome: no association with lymphoreticular malignancy. Br J Dermatol 1994;131(2):209–14.

62. Norris PG, Newton JA, Camplejohn RS, et al. A flow cytometric study of actinic reticuloid. Clin Exp Dermatol 1989;14(2):128–31.

63. Ashinoff R, Buchness MR, Lim HW. Lymphoma in a black patient with actinic reticuloid treated with PUVA: possible etiologic considerations. J Am Acad Dermatol 1989;21(5 Pt 2):1134–7.

64. Thestrup-Pedersen K, Zachariae C, Kaltoft K, et al. Development of cutaneous pseudolymphoma following ciclosporin therapy of actinic reticuloid. Dermatologica 1988;177(6):376–81.

65. Jong CT, Finlay AY, Pearse AD, et al. The quality of life of 790 patients with photodermatoses. Br J Dermatol 2008;159(1):192–7.

第 10 章　药物致光敏性皮肤病

Robert S. Dawe，Sally H. Ibbotson

关键词

● 药物　● 外源性　● 光敏性　● 光毒性反应　● 光变应性反应

要点

● 药物所致的光敏性皮肤病很常见。
● 系统性药物的光敏性的主要机制是光毒性反应，外用药物的光敏性的主要机制是光变应性反应。
● 光斑贴试验有助于确定可疑的光敏性外用剂（例如，防晒剂中的防紫外线成分），但是一般不利于检测系统性光敏性药物。
● 药物引起的光敏性皮肤病最佳的治疗方法通常是停用可疑的药物。
● 有时候其他措施是必要的，包括使用不引起反应波长光疗。

引言

药物所致的光敏性皮肤病通常是通过光毒性反应和光变应性反应机制发生[1]。光毒性反应是非免疫介导的，而光变应性反应也称光变态反应则需要免疫致敏。大多数系统性药物的光敏通过光毒性反应介导，而光变应性反应更多是与外用剂的光敏性相关（如防晒霜中的过滤紫外线成分）。外用药物，例如局部应用的补骨脂素（包括临床治疗中使用或接触含有补骨脂素的植物）都可以通过光毒性引起光敏性。

药物诱导的光敏性可以导致严重的后果，因此诊断和治疗非常重要。某些药物既有光毒性也有光致癌性[2-4]，对这一现象最好的说明就是临床上使用补骨脂素引起光毒性，利用这一点进行补骨脂素 - 紫外光化学疗法（PUVA）的部分原因[5,6]，但对于其他类型的药物可能引起相应的临床问题[7,8]。最近的研究表示，使用光敏抗真菌剂伏立康唑，黑色素瘤和非黑色素瘤皮肤癌的风险增加可能成为严重的临床问题[9]。突变的 BRAF 抑制剂维罗非尼（vemurafenib）可以有效治疗转移性恶性黑色素瘤，但其也存在药物引起的光毒性并和患皮肤鳞状细胞癌的风险大幅度提高有关[10]。从而我们合理猜想，各种皮肤癌的全球发病率增加，部分原因可能是越来越多的使用某些光毒性药物。

因特异体质可能会使一些人更敏感或更不敏感，但只要给予足够的光毒剂暴露和适当紫外线照射，理论上任何人都可以发生光毒性反应。某些药物如补骨脂素和大多氟喹诺酮类抗生素，任何人在接受足够高的剂量后均可引起光毒反应。然而，光毒剂并不总是母体药物，它可能是其代谢产物。它可能是特异性个体系统用药引发光毒性的部分原因，即使使用非常高的剂量也仅有少数个体出现光毒性反应，因为药物生物利用率和药物代谢存在个体差异。即便某些经常会诱发光毒性的药物，如环丙沙星，给予同样剂量的个人出现光敏性的严重程度也存在明显差异[11]（图 1）。皮肤的光敏反应可有不同表现，包括立即刺痛或烧灼感、荨麻疹、晒伤样反应和皮肤脆性状态（表 1）。

光变应性反应通常与使用外用药物相关，如过滤紫外线成分和外用非甾体抗炎药[12]。部分区域使用某些防腐剂可能仍与光敏性相关[13]。

流行病学

最近光敏性在一个突尼斯进行的队列研究中被认为是第三最常见的皮肤药物反应[14]，但药物引起

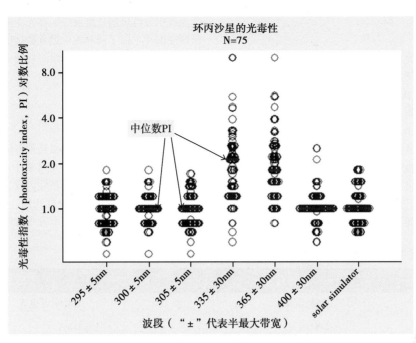

图 1　结合多项光毒性的研究，以标准剂量的环丙沙星作为阳性对照来看：①个体之间的变异；②与此特定药物引起光毒性的波长依赖性。注意的是，在（335±30）nm 波段，中位光毒性指数（PI）为 2，在这个波段只需要红斑剂量的一半就可以在没有环丙沙星的作用下引起红斑反应，但是有 2 个人有严重的光敏性和其光敏性指数大于 8

表 1　皮肤的光毒性的主要表现

皮肤表现	光敏剂
曝光时刺痛或烧灼；有时候即刻出现红斑，但并不总是显而易见；较高剂量时发生水肿或荨麻疹；有时发生迟发性红斑或色素沉着	光卟啉；胺碘酮；氯丙嗪
晒伤型反应	氟喹诺酮类；氯丙嗪；胺碘酮；噻嗪类利尿剂；盐酸奎宁；去甲基金霉素；多西环素；伏立康唑
皮炎反应	噻嗪类利尿剂
迟发性红斑；较高剂量时发生水疱；色素沉着	补骨脂素
皮肤脆性增加和起疱（假卟啉症）	萘普生；萘啶酸；去甲基金霉素；胺碘酮；氟喹诺酮类抗生素；伏立康唑
光暴露部位的毛细血管扩张	钙离子通道拮抗剂

的光敏性皮炎经常被漏诊。在光线性皮肤病学中心的三级转诊人群中，2%~15% 的患者患有药物光毒性皮肤病[15-18]，在邓迪光生物学科中 4% 的患者患病。在某些群体中，药物引起的光毒性非常常见，如服用环丙沙星的囊性纤维化患者[19]。然而，大多数人在抗生素治疗过程中发生的晒伤样光毒性皮炎，可能只是简单的停用药物却不寻求正规的治疗。不同类型的药物光敏性患病率因人群地理位置而有所不同，不仅是因以不同方式接触致敏药物、紫外线和可见光照射方式，也会因个人的内源性保护机制和种群之间的药物代谢差异变化而不同。

发病机制

皮肤内的光敏药物或药物代谢产物吸收最大光辐射是光毒性反应和光变态反应中必要的第一步。中波紫外线（UVB）、长波紫外线（UVA）及可见光均可引起药物诱导的光敏性，其取决于药物或药物代谢物的吸收特性。一般来说，主要是 UVA 在药物诱导的光敏性发生作用。

一旦能量被吸收，机体可以通过各种机制产生光敏基团，其可直接引起光敏性，又可通过各种机制产生光毒性。另外，药物的光毒性可能更多通过改变化学物质间接地发生，导致内源性卟啉水平的

改变或引发红斑狼疮型反应。在光变应性反应中，已改变的化学因子诱导发生迟发型超敏反应通常表现为过敏性湿疹的形态学和组织病理学，这是再次暴露引起的。

临床表现

全身用药的光毒性可以以几种不同的表现形式出现，最常见的是晒伤型反应（表1）。许多药物通过光毒性反应机制引起光敏性。表 2 中的列表不全面但涵盖了最常见的光敏性药物。由于 UVA 通常是重要的（表 2 常用药物引发光毒性的波长依赖

表 2　光敏（光毒性）药物和主要相关的波长

	光敏药物	主要波长
抗生素	氟喹诺酮类	UVA/ 可见光
	萘啶酸	UVA
	四环素类（特别是去甲金霉素和多西环素）	UVA
	磺胺类	UVA
抗真菌药	灰黄霉素	UVA
利尿药、心血管药	噻嗪类药	UVB/UVA
	呋塞米（一般使用高剂量和（或）肾功能损害时）	UVA
	胺碘酮	UVA
	奎尼丁	UVB/UVA
非甾体类抗炎药	萘普生	UVA
	噻洛芬酸	UVA
	吡罗昔康	UVA
	阿扎丙酮	UVA
钙通道拮抗剂	硝苯地平	UVB/UVA
	地尔硫䓬	UVB/UVA
	氨氯地平；	UVB/UVA
补骨脂素	8- 甲氧基补骨脂素	UVA
	5- 甲氧基补骨脂素	UVA
精神类药	吩噻嗪类药物（氯丙嗪，甲硫哒嗪）	UVB/UVA
	普罗替林	UVA
维 A 酸	异维 A 酸	UVA
	阿维 A	UVA
光动力治疗剂	替莫泊芬	可见光
	光卟啉	可见光

缩写：UVA，长波紫外线；UVB，中波紫外线

性示例），过去常发生晒伤样反应，而正常情况下，主要由 UVB 引起的晒伤反应预计不会发生。某些药物会在不同的时间内引起晒伤样反应，其有别于普通晒伤。以补骨脂素的全身光毒反应为例：反应发生的峰值通常是暴露于 UVA 后 72~96 小时[20-22]。

实验室检查

通常无需实验室检查，但如果难以鉴别某种皮肤卟啉病（如红细胞生成性原卟啉病早期发作的刺痛或大疱性卟啉症可见到的类似一种皮肤脆性状态），测定血浆卟啉水平和扫描血浆卟啉（荧光光谱测定法）可能会有意义。除非真的存在卟啉症或罕见的由药物诱发。光敏性的机制是改变了其内源性卟啉，否则血浆卟啉扫描不会显示典型的卟啉症的高峰。尽管一些药物本身可以产生一些异常荧光。

如果光敏作用机制导致药物性狼疮综合征发生，红斑狼疮的自身抗体检测可异常。某些引起药物性狼疮的药物可诱导产生抗组蛋白抗体。

各种体外检测系统可用于评估药物潜在的光毒性。这些系统主要用于药物开发，一般不用于药物诱导的光敏性患者的检测。

光生物学评估

研究系统性药物的光毒性的关键是光试验，最好使用单色仪去确定：①所涉及的波段和光敏感度；②可疑的药物反应（有时为激发试验）。光试验可以鉴别药物的光毒性和其他疾病，如慢性光化性皮炎[23]。光斑贴试验并非总是阳性（反映光毒性，不反映光变态反应）[24]，大概是因为引起光毒性不一定是母体药物，而是代谢产物。

研究外用药物光过敏时，光斑贴试验是最重要的光生物学测试。进行斑贴试验时，最好在背部上中部，避开椎旁沟区。一套光变应原系列（例如欧洲标准系列）应该使用双份[12]。24 小时以后除去双份斑贴，通常用剂量为 5J/cm² 的 UVA 照射其中一份，48~72 小时后观察结果。和斑贴试验一样，光斑贴试验的结果分析极为关键。接触某物质后反应发生在照射部位，而不是未照射部位，并不一定意味着光变态反应[25]。一些报道通过光斑贴试验阳性为基础确诊的系统性药物光敏性，没有报告反应时间或试验对照，不能明确区别真正的光变态反应和光毒性反应。

以双盲的方式测试志愿者对药物和安慰剂的反应，可以使用单色光试验，以确定药物是否存在光

毒性，尤其是评估潜在的新药物[26-28]。然而，这种测试也不能排除罕见的特异的药物光毒性。

治疗

很多怀疑存在药物光敏性的患者，治疗仅需停药。如果药物引起的光敏性诊断不明确（主要的鉴别诊断是慢性光化性皮炎与系统性药物光毒反应，或加重性内源性湿疹与外用药物的光变态反应），可以进一步进行前章所述中适当的诊断测试。

可在多种皮肤病光疗下观察到患者的药物诱导的光敏性。一般来说，某些 UVB 波长引发的药物光毒性与窄谱 UVB 较低的最小红斑剂量（MED）相关，但 UVB 治疗与波长较长的光源治疗相比，不易导致药物引起的光敏性。因此，如果开始光疗前没有预先检测 MED，使用这些药物可能会产生问题[29]。

PUVA 治疗时，补骨脂素的光毒性通常会比其他光敏药物大，因此这些其他药物的影响将低于预期，尽管有研究表明红斑反应的增加与其他光敏药物有关[30]。UV-A1 的光源更容易引发药物光敏反应，因此使用 UV-A1 光疗需要格外谨慎[31-33]。在实践中，针对患者潜在的光敏药物，其光疗需取决于多种因素（包括药物和光敏性的波长依赖性、光疗的形式和紫外线剂量），且因人而异。除了少数例外（例如，伏立康唑光敏患者担心光疗中发生光致癌是不合理的），光敏药物不妨碍光疗。一般来说，如果患者必须开始短期的药物治疗，其药物已知在特定的波长中会引起光敏性，光疗应暂时停止。若在光疗过程中，使用可能引发光敏性的新药，而药物疗程预期延长时，我们应考虑个体特质因素，如引起光毒性的可能性（药物的种类和剂量）、光疗的类型、治疗过程会达到的紫外线剂量、潜在的药物相互作用和患者的皮肤光反应类型。列出常用的使用不同光疗不会导致问题的药物可能会有帮助。

有时，停药反而不合适。例如，其他抗心律失常药可能无法替代胺碘酮。在这些情况下，了解最相关的致敏波长有助于建议患者进行适当的光保护措施（行为、环境、衣着、防晒剂）。对于一些半衰期短的药物，调整给药时间可以避免光疗的时间和药物的血浆峰浓度的时间重叠。还有较少用的方法，选择合适的光疗，例如使用 NB-UVB 引起的保护作用，以防止较长波长紫外线诱发的药物光毒性[34]。

（罗权　译，陈荃　周欣　校，
朱慧兰　审）

参考文献

1. Ferguson J. Photosensitivity due to drugs. Photodermatol Photoimmunol Photomed 2002;18:262–9.
2. Urbach F. Phototoxicity and possible enhancement of photocarcinogenesis by fluorinated quinolone antibiotics. J Photochem Photobiol B 1997;37: 169–70.
3. O'Gorman SM, Murphy GM. Photosensitizing medications and photocarcinogenesis. Photodermatol Photoimmunol Photomed 2014;30:8–14.
4. Johnson BE, Gibbs NK, Ferguson J. Quinolone antibiotic with potential to photosensitize skin tumorigenesis. J Photochem Photobiol B 1997;37:171–3.
5. Lindelof B, Sigurgeirsson B, Tegner E, et al. PUVA and cancer risk: the Swedish follow-up study. Br J Dermatol 1999;141:108–12.
6. Stern RS, PUVA Follow-Up Study. The risk of squamous cell and basal cell cancer associated with psoralen and ultraviolet A therapy: a 30-year prospective study. J Am Acad Dermatol 2012;66:553–62.
7. Siiskonen SJ, Koomen ER, Visser LE, et al. Exposure to phototoxic NSAIDs and quinolones is associated with an increased risk of melanoma. Eur J Clin Pharmacol 2013;69:1437–44.
8. de Vries E, Trakatelli M, Kalabalikis D, et al. Known and potential new risk factors for skin cancer in European populations: a multicentre case-control study. Br J Dermatol 2012;167(Suppl 2):1–13.
9. Epaulard O, Leccia MT, Blanche S, et al. Phototoxicity and photocarcinogenesis associated with voriconazole. Med Mal Infect 2011;41:639–45.
10. Chapman PB, Hauschild A, Robert C, et al. Improved survival with vemurafenib in melanoma with BRAF V600E mutation. N Engl J Med 2011; 364:2507–16.
11. Ferguson J, Johnson BE. Ciprofloxacin-induced photosensitivity: in vitro and in vivo studies. Br J Dermatol 1990;123:9–20.
12. European Multicentre Photopatch Test Study (EMCPPTS) Taskforce. A European multicentre photopatch test study. Br J Dermatol 2012;166:1002–9.
13. Jindal N, Sharma NL, Mahajan VK, et al. Evaluation of photopatch test allergens for Indian patients of photodermatitis: preliminary results. Indian J Dermatol Venereol Leprol 2011;77:148–55.
14. Chaabane H, Masmoudi A, Amouri M, et al. Cutaneous adverse drug reaction: prospective study of 118 cases. Tunis Med 2013;91:514–20 [in French].
15. Fotiades J, Soter NA, Lim HW. Results of evaluation of 203 patients for photosensitivity in a 7.3-year period. J Am Acad Dermatol 1995;33:597–602.
16. Wong SN, Khoo LS. Analysis of photodermatoses seen in a predominantly Asian population at a photodermatology clinic in Singapore. Photodermatol Photoimmunol Photomed 2005;21:40–4.
17. Wadhwani AR, Sharma VK, Ramam M, et al. A clinical study of the spectrum of photodermatoses in dark-skinned populations. Clin Exp Dermatol 2013;38:823–9.
18. Frain-Bell W. Cutaneous photobiology. Oxford (United Kingdom): Oxford University Press; 1985. p. 125–52.
19. Tolland JP, Murphy BP, Boyle J, et al. Ciprofloxacin-induced phototoxicity in an adult cystic fibrosis population. Photodermatol Photoimmunol Photomed 2012;28:258–60.
20. Ibbotson SH, Farr PM. The time-course of psoralen ultraviolet A (PUVA) erythema. J Invest Dermatol 1999;113:346–50.
21. Man I, Dawe RS, Ferguson J, et al. An intraindividual study of the characteristics of erythema induced by bath and oral methoxsalen photochemotherapy and narrowband ultraviolet B. Photochem Photobiol 2003;78:55–60.
22. Man I, McKinlay J, Dawe RS, et al. An intraindividual comparative study of psoralen-UVA erythema induced by bath 8-methoxypsoralen and 4, 5', 8-trimethylpsoralen. J Am Acad Dermatol 2003;49: 59–64.
23. O'Reilly FM, McKenna D, Murphy GM. Is monochromatic irradiation testing useful in the differentiation of drug-induced photosensitivity from chronic actinic dermatitis? Clin Exp Dermatol 1999;24:118–21.
24. Kerr A, Shareef M, Dawe R, et al. Photopatch testing negative in systemic quinine phototoxicity. Photodermatol Photoimmunol Photomed 2010;26:151–2.
25. Beattie PE, Traynor NJ, Woods JA, et al. Can a positive photopatch test be elicited by subclinical irritancy or allergy plus suberythemal UV exposure? Contact Dermatitis 2004;51:235–40.
26. Ferguson J, Dawe R. Phototoxicity in quinolones: comparison of ciprofloxacin and grepafloxacin. J Antimicrob Chemother 1997;40(Suppl A):93–8.
27. Dawe RS, Ibbotson SH, Sanderson JB, et al. A randomized controlled trial (volunteer study) of sitafloxacin, enoxacin, levofloxacin and sparfloxacin phototoxicity. Br J Dermatol 2003;149:1232–41.
28. Man I, Murphy J, Ferguson J. Fluoroquinolone phototoxicity: a comparison of moxifloxacin and lomefloxacin in normal volunteers. J Antimicrob Chemother 1999;43(Suppl B):77–82.
29. Cameron H, Dawe RS. Photosensitizing drugs may lower the narrow-band ultraviolet B (TL-01) minimal erythema dose. Br J Dermatol 2000;142:389–90.
30. Stern RS, Kleinerman RA, Parrish JA, et al. Phototoxic reactions to photoactive drugs in patients treated with PUVA. Arch Dermatol 1980;116: 1269–71.
31. Dawe RS. Ultraviolet A1 phototherapy. Br J Dermatol 2003;148:626–37.
32. Kerr AC, Ferguson J, Attili SK, et al. Ultraviolet A1

phototherapy: a British Photodermatology Group workshop report. Clin Exp Dermatol 2012;37: 219–26.

33. Beattie PE, Dawe RS, Traynor NJ, et al. Can St John's wort (hypericin) ingestion enhance the erythemal response during high-dose ultraviolet A1 ther-

apy? Br J Dermatol 2005;153:1187–91.

34. Collins P, Ferguson J. Narrow-band UV (TL-01) phototherapy: an effective preventative treatment for the photodermatoses. Br J Dermatol 1995;132: 956–63.

第 11 章　皮肤卟啉病

Danja Schulenburg-Brand，Ruwani Katugampola，Alexander V，Anstey，Michael N. Badminton.

关键词

- 皮肤卟啉病　● 红细胞生成性原卟啉病　● 迟发性皮肤卟啉病变异性卟啉病
- 先天性红细胞生成性卟啉病　● 遗传性粪卟啉病

要点

- 活动性皮肤卟啉病中，循环的卟啉会进入皮肤，因此通过荧光发射筛查血浆卟啉，结果正常可以排除活动性的皮肤卟啉病。
- 阳光暴露下几分钟内出现急性疼痛的病史可以提示红细胞生成性原卟啉病 /X 连锁显性遗传原卟啉病。体征通常不明显，但长时间暴露后可以出现红斑和水肿，用 EDTA 抗凝管保存的血液样本对于确诊该病是很必要的。
- 终生的光防护对于皮肤卟啉病的治疗很关键。
- 迟发性皮肤卟啉病可以使用低剂量的羟氯喹进行治疗，或者对那些有血色沉着病和明显铁超负荷的患者使用放血疗法。
- 所有患有变异性卟啉病或者遗传性粪卟啉病的患者都应该被认为存在急性发作的风险，需要告知他们一些已知的诱因，特别是使用处方药物时需谨慎，同时要终生警惕这些诱因。

引言

卟啉病是一组在血红素生物合成途径中，某种酶的活性低下而导致的遗传性疾病，但也存在一种获得性功能改变，可以导致卟啉或卟啉前体积累，产生两种临床表现：皮肤光敏性和（或）脑脊髓交感神经症状发作（表 1）[1]。和皮肤症状相关的循环卟啉主要涉及 8 种卟啉中的其中 6 种，这种皮肤症状可以划分为两大类：急性疼痛性光敏感，是由于聚积和循环中过量的原卟啉所致，相关疾病包括红细胞生成性原卟啉病（erythropoietic protoporphyria，EPP）和 X 连锁显性遗传原卟啉病（X-linked dominant protoporphyria，XLDPP），后者近年来更名为 X 连锁的 EPP；皮肤损害表现为

以皮肤脆性增加和产生水疱为特征的大疱性卟啉症，这包括先天性红细胞生成性卟啉病（congenital erythropoietic porphyria，CEP）和迟发性皮肤卟啉病（porphyria cutanea tarda，PCT）。两种急性发作卟啉病，变异性 HCP 和 VP，也都可以仅仅表现为皮肤脆性增加伴或不伴有急性发作。

历史

对于皮肤卟啉病最早的描述是在 1874 年[2]，并于 1898 年发现了光敏性皮肤病和尿中的血卟啉存在一定关联[3]。关于急性发作的描述出现在 19 世纪后期，那时索佛那（sulfonal）被推出应用到临床实践中[4]，在 1911 年 Gunther 提出将皮肤卟啉病分为

表 1 卟啉症：遗传、患病率和临床表现

卟啉症	基因	遗传形式	评估的患病率（每百万）	急性发作	皮肤脆弱/大疱性皮肤损害	急性光敏性
ADP	δ-氨基-γ-酮戊酸脱水酶（ALAD）	常染色体隐性	未知	有	无	无
AIP	羟甲基胆素合酶（HMBS）	常染色体显性	7.2[34]	有	无	无
CEP	尿卟啉原Ⅲ合酶（UROS）	常染色体隐性	0.33[85]	无	有	无
PCT(HEP)	尿卟啉原脱羧酶（UROD）	复杂（常染色体隐性）	40[47]	无	有	无
HCP	粪卟啉原氧化酶（CPOX）	常染色体显性	1[34]	有	有	无
VP	原卟啉原氧化酶（PPOX）	常染色体显性	3.2[34]	有	有	无
EPP	亚铁螯合酶（FECH）	常染色体显性	9.2[34]	无	无	有
XLDPP	δ-氨基-γ-酮戊酸合酶2（ALAS2）	X连锁显性	未知	无	无	有

缩写：ADP，ALA 脱水酶缺乏性卟啉症；AR，常染色体隐性；XD，X 连锁显性。[a] 症状性卟啉病

急性发作性卟啉病、先天性血卟啉病和慢性血卟啉病，即迟发型皮肤卟啉病[5]。1937 年，Waldenstrom 提出用"卟啉症"取代"血卟啉症"，将"慢性血卟啉症"重新命名为"迟发型卟啉病"[5]。但其中一些患者还是经历了急性发作，且有同样表现的亲属，因此他在 1957 年提出了遗传性迟发型皮肤卟啉病的亚型，即变异性卟啉病。关于变异性卟啉病的研究在南非最为透彻[6, 7]，在那里，由于始祖效应，一对荷兰夫妇于 1688 年在开普敦结婚，他们的后裔中大约 3000 人患有该病[6, 7]。最近，有考证的变异性卟啉病可能是英国国王乔治三世患有精神疾病的病因[8]，尽管仔细研究相关证据，可信度不高[9]。HCP 于 1949 年首次被报道[10]，并于 1955 年被认为是以常染色体的方式遗传的急性卟啉病[11]。EPP 第一次被认定为卟啉病是在 1961 年[12]，XLDPP 的首次描述是在 2008 年[13]。EPP 和 XLDPP 有相同的临床特征，而分子诊断学的发展进一步揭示了 XLDPP 不同的发病机制。

皮损的发病机制

在两类皮肤卟啉病中，发生在浅层真皮的卟啉和可见光之间的相互作用引起了皮肤问题。这由卟啉的化学环结构所决定。卟啉具有光敏性，可强烈吸收大约 400~410nm（索瑞峰值）的可见光，这一波长可以穿透到真皮深层。吸收的能量引起卟啉分子转化为激发态，既可以以光的形式散发能量（荧光，可用于实验室测量卟啉）或者通过能量转移形成活性氧簇。自由基的产生引起蛋白质、脂肪和 DNA 的直接损害，也可以通过肥大细胞脱颗粒、补体和金属蛋白酶的激活间接损伤组织[14-16]。卟啉的分布是由不同的理化特性决定的，目前认为存在着两种不同形态的可侵害皮肤的卟啉，一种是含有两个羧基的疏水的原卟啉，它对质膜更具亲和性，特别是内皮细胞，另一种是具有更多可溶性结构的卟啉（尿卟啉和粪卟啉，分别含有 8 个羧基和 4 个羧基），它可扩散和积累在真皮深层和基底膜中[17]。在所有

的皮肤卟啉病中，光暴露下皮损的组织学特征都是相似的，包括真皮乳头层血管壁增厚，透明样变，出现 PAS 染色阳性物质，血管周围出现黏多糖物质，以及真皮增厚，出现透明胶原束[18]。血管周围组织增厚可能在原卟啉症中更显著，而在大疱性卟啉病中，则主要表现为表皮萎缩、表皮突变平、基底膜裂隙形成，以及出现皮下大疱[19-22]。

皮肤卟啉病的诊断方法

诊断皮肤卟啉病不需要皮肤活检。每种卟啉症都具有独特的卟啉增多的形式，通过这些特征可以对卟啉病进行准确的生化诊断，这需要正确地收集标本，避免标本出现光降解，同时使用敏感的实验室技术进行精确分析，并由对诊断卟啉病有着丰富经验的实验人员来进行结果判读。

在皮肤卟啉病中阳性的皮肤损害总是伴随着肝脏或骨髓中循环卟啉的增多。因此，最有意义的初筛试验是血卟啉荧光筛查，若阴性，可排除皮肤卟啉病（图 1）。样本建议使用 EDTA 管保存的全血，因为如果需要进一步行诊断实验，红细胞可以从中提取得到。如果血浆发射扫描异常[23]，需要检查尿、粪便和红细胞，从而鉴别不同类型的卟啉病（表 2）。随机尿样，最好是晨尿样本，优于 24 小时尿样本，后者不必要地延长了检测时间，同时也会因光暴露而增加光降解的风险。

血卟啉扫描最大发射波长若大于 623nm，可诊断为 VP 或者 EPP/XDLPP；测量游离的红细胞和锌螯合原卟啉可以区分这些疾病（见图 1、表 2）[24]。若血卟啉发射峰低于 623nm，则可以诊断为 PCT、CEP 或 HCP，并通过尿卟啉和粪卟啉特点的不同而进一步进行区分[25-27]。PCT 的特征表现为在尿中的尿卟啉和七羧基卟啉的升高以及粪便中的异卟啉的升高。在 HCP 中，尿和粪便中主要的卟啉是粪卟啉Ⅲ，而在 CEP 中，则是过量排泄异构体Ⅰ系列卟啉，粪卟啉Ⅰ，尿卟啉Ⅰ（见图 1、表 2）。

除了 XLDPP 以外，明确卟啉病的生化诊断并不一定需要进行 DNA 分析。然而对于家族患者，检测无症状的家族成员，DNA 分析是首选的诊断方法，特别是针对常染色体显性遗传的急性卟啉症 [VP、HCP、或急性间歇性卟啉病（acute intermittent porphyria，AIP）]。这就需要了解相关家族史以及一个明确受累的亲属的样本来识别家族特异性突变。对于家族 PCT（PCT-F）并不推荐进行家庭筛查[28]。对于首次发病后多年无症状的患者，是否可以确诊为卟啉病是一个具有挑战性的临床情况。全面分析血、尿、粪便并不一定能确诊，因为卟啉排泄在经过长时间的缓解后可能会恢复正常。建议在对家族进行筛查和对无症状个体进行检测时，可向具有丰富专科经验的实验室咨询相关意见。

一般的光保护

需要对患有皮肤卟啉病的患者进行宣教，知道如何采取有效的措施进行光保护（框 1）。但需要注意的是，这里所指的光敏性是由可见光介导的，

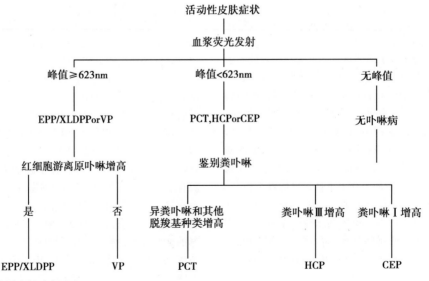

图 1　皮肤卟啉病的诊断流程

表 2　在临床案例中产生过多血红素前体的形式

卟啉症	血浆卟啉荧光发射高峰	尿卟啉和前体	粪卟啉	红细胞卟啉
ADP	没有	ALA>PBG 粪卟啉	无增加	锌原卟啉
AIP	615~620nm[a]	PBG>ALA 尿卟啉[a]	无增加	正常
CEP	615~620nm	正常的 ALA，PBG 尿卟啉 I > 粪卟啉 I	粪卟啉 I	游离和锌原卟啉
PCT（HEP）	615~620nm	正常 ALA，PBG 尿卟啉，7- 羧基卟啉	异粪卟啉	正常（游离和锌原卟啉）
HCP	615~620nm	PBG>ALA 粪卟啉	粪卟啉 III	正常
VP	624~627nm	PBG>ALA 粪卟啉	原卟啉 > 粪卟啉 III	正常
EPP	626~634nm	正常 ALA，PBG 正常卟啉	± 原卟啉	游离原卟啉
XLDPP	626~634nm	正常 ALA，PBG 正常卟啉	± 原卟啉	游离和锌原卟啉

缩写：ADP，ALA 脱水酶缺乏性卟啉症；nm，纳。

[a] 瞬态增加血卟啉和尿中尿卟啉被认为是来自 ALA 和（或）PBG 的非酶促代谢，在进行检验之前可以持续在体外进行这一过程

而非紫外线介导的。传统的防晒霜不能有效地阻挡或吸收可见光；必须要使用针对可见光的防晒霜。此外，光敏性可发生在日出至日落之间的任何时刻，也可发生在冬季。不幸的是，这些防晒霜不同于带妆粉底霜，是不透明的。某些患者仅仅在户外运动时使用可见光防晒霜。

框 1　皮肤卟啉症患者的一般光保护原则

1. 衣物遮盖皮肤：宽边帽子、衣服或织物覆盖脖子，长袖上衣、手套、长裤、封闭鞋子（不是开口的凉鞋或格子编织皮革）、袜子。
2. 有侧面板的太阳镜保护眼睛和周围的皮肤。
3. 减少日晒时分的外出时间。
4. 使用反射性防晒霜（含氧化锌或氧化钛）保护皮肤免受可见光侵害。在英国，目前暂无该类有效商品生产；而由苏格兰的 Ninewells 医院的 Ninewells 制药专科所生产的 Dundee 反射防晒霜已投入到该国卫生服务中。美国目前没有相应产品。

对所有卟啉病患者采取这种长期光保护措施时需要对维生素 D 进行监测和补充[29]。

急性光敏性卟啉病

红细胞生成性原卟啉病和 X 连锁显性遗传原卟啉病

流行病学

原卟啉病是由于终身的遗传代谢紊乱而导致的疾病，通常出现于幼儿期，其真皮内聚积了光敏性原卟啉IX，受到阳光照射致疼痛性光敏反应[31]。EPP 是一种常染色体隐性遗传病，由亚铁螯合酶活性降低到正常的 30% 以下[31]所致，大多数患者是由于发生突变后一个常见的基因内含子的多态性（ivs3-48c）影响了剪接效率[32]，导致酶活性的减少甚至缺乏。因此，EPP 患病率在不同人群中因等位基因的比例变化而变化，最高是在日本，最低则是在非洲撒哈拉沙漠以南地区[33]。在欧洲，

EPP 的总患病率为 1/108 000，这是从前瞻性发病率研究数据计算得到的，而国家之间的患病率也有一些不同[31, 34]。与 EPP 不同，XLDPP 是以 X 连锁显性遗传的[13, 35]，它是由于氨基酮戊酸合成酶基因 2（erythroid aminolevulinate synthase 2，ALAS2）获得功能性突变，从而使得通过亚铁血红素通路中的通量增加[36]。在亚铁螯合酶活性正常的情况下，可利用的铁有限，从而导致游离和锌螯合原卟啉的积累。

临床表现

典型的 EPP 通常在一岁以内发病，在阳光下直接暴露数分钟后便可出现急性发作。虽然大多数患儿的父母怀疑阳光可诱发其发病，但因缺乏其他临床症状而导致诊断延误[30]。当患儿偶尔于阳光下暴露较长时间，暴露的皮肤会出现水肿、红斑、甚至紫癜，并持续好几天。光敏反应主要是由可见光介导的，也有一小部分由 UVA 所介导。因此，即使在冬季，环境中的紫外线水平很低，患者也会出现临床症状。疼痛一般持续 5~15 分钟，并在离开日光暴露后数分钟内得以缓解。如果患者早期做好仔细的光防护措施、阻止光损伤，可能只表现出轻微的皮肤症状或者无症状（图 2）。在部分患者的鼻部、前额、颜面部、上唇出现细小的瘢痕，部分患者指关节表现为蜡质皱纹样外观。轻度贫血在 EPP 中并不少见，表现为缺铁性贫血[37]。少数患者肝功能出现异常，这可能是卟啉症肝损伤的早期迹象。低于 2% 的患者会发展成爆发性肝衰竭，这通常需要通过肝移植进行治疗。

鉴别诊断

可与在光暴露后数分钟内引起光敏反应的疾病相鉴别，包括日光性荨麻疹和 Smith-Lemli-Opitz 综合征。上述疾病暴露于阳光下，皮肤会迅速出现皮疹，这种特性很容易与 EPP 相区分。EPP 患者的红肿通常出现在长时间暴露于阳光下的患者，一般于数小时后出现。

实验室检查

对于原卟啉症的诊断，分析全血（血浆和红细胞）卟啉是必要的，因为原卟啉是疏水的物质，不能经尿排泄。循环血浆中增高的卟啉通常产生一个明显的荧光发射峰，在 630~634nm 之间，EPP 中伴有红细胞游离原卟啉增加，XLDPP 中伴有游离和锌螯合原卟啉增加（见表 2）[13]。XLDPP 应该通过 ALAS2 基因的突变分析进行确诊，对于该病的知识和经验仍然在不断进步。

治疗

遵循一般的光保护原则（见框 1）。可见光防晒霜可以帮助一些卟啉病患者，但是外观上影响较大，不容易被接受[30]。与大疱性皮肤卟啉病相反，

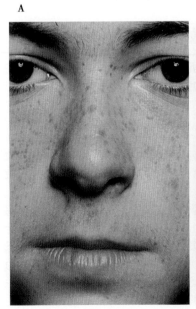
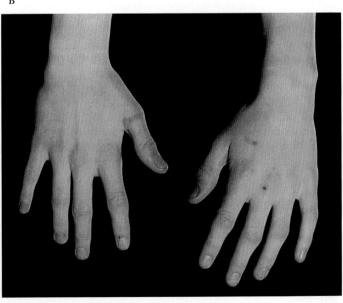

图 2 大多数 EPP 患者无明显的皮肤症状（A）；部分患者有手背部的瘢痕形成（B）

卟啉病的症状与阳光暴露有关，因此这类患者有很强的意愿去采取严谨的光保护措施。

几种不同的治疗方法已经被用于治疗 EPP（和 XLDPP）。包括服用抗组胺药，减少了光敏反应的不适症状；β-胡萝卜素（lumitene，tishcon 公司，韦斯特伯里，纽约，美国），含罗氏专利的颗粒剂型，已通过临床试验的评估，但结果有争议[39, 40]。UV-A 和 UV-B 的治疗可诱导皮肤产生光适应，包括美黑。虽然来自邓迪的案例系列报道显示，全部 6 名患者经过窄谱 UV-B 光疗法后可以增加对太阳光的耐受性[41]，但没有提供 UV-B 和 UV-A 治疗的对照研究。邓迪团队最近更新了他们的回顾性病例系列研究，目前包括 12 名 EPP 患者（9 名女性和 3 名男性），在过去的 20 年中接受了 80 次窄谱 UV-B 治疗。据报道，这种治疗方是有效并且耐受良好的[42]。然而，目前除了自称使用美黑床的 34 个患者外[30]，没有使用 UV-A 治疗 EPP 的相关报道。皮下植入 α-促黑激素类似物，可在没有 UV 暴露的情况下促进黑素细胞介导的皮肤色素沉着，该方案正在研发。最初的开放性研究报道这种治疗疗效明显[43]。

虽然原卟啉症患者血红蛋白低，铁指标提示缺铁[37]，除非贫血非常严重，否则补铁治疗往往没有效果，甚至可能加剧光敏反应[44]。在 EPP 和 XLDPP 中患有严重肝脏疾病的风险是很低的，但一旦发生可以迅速发展和需要紧急肝移植[45]。在肝移植手术中，需要用特定的光滤波器来防止无影灯导致腹内光毒性组织损伤[46]。应该告知患者自行汇报光敏性是否增加，还应每年监测肝功能和红细胞卟啉。如果出现问题，患者应该立即与专门的善于诊治肝脏原卟啉症的肝脏中心联系治疗[38]。

对于确诊 EPP，基因检测并不是必要的，但患者及其家属可能需要进行家族遗传咨询。对未患病的伴侣进行亚效等位基因（ivs3-48c）进行检测，是评估是否可能诞生患病儿童所必需的检测。

表现为皮肤脆性增加的卟啉病

迟发性皮肤卟啉病

流行病学和发病机制

在大多数人群中，PCT 是最常见的皮肤卟啉病，它是由于在血红素合成途径中的第五个酶——尿卟啉原脱羧酶（uroporphyrinogen decarboxylase，UROD）活性受抑制而导致的疾病。本病主要在成年期发病，患病率大约为 40/1 000 000[47]。PCT 不同于其他卟啉症的地方是，在大部分患者（75%）中，它是后天获得的卟啉症（PCT-S）。通常合并肝脏损害。其余的患者（25%）是遗传性 PCT，为常染色体显性遗传（PCT-F）[48-49]。上述比例可能在不同人群中会有些不同[50-51]。

肝 UROD 受抑制导致释放的血浆原卟啉积累在真皮层。光照反应（同前所述）导致 PCT 的典型症状和体征，即皮肤脆性增加和表皮在受损的透明板处分离形成水疱。UROD 受抑制的过程复杂，环境和基因因素均可发挥作用。由于尿卟啉原脱羧酶是来源于尿卟啉原依赖铁的氧化反应的一种抑制剂，它的产生在细胞水平上的结果便是肝 UROD 的活性降低[52, 53]。

PCT-F 的临床外显率很低，因此可能缺乏家族史。临床表现一般出现在较年轻时期[50]，男性和女性发病率无差异，UROD 缺乏可累及所有组织。遗传因素导致酶活性仅有正常值的一半，而环境风险因素同样可以进一步降低酶活性。

PCT-S 通常与肝脏损害相关，常见于男性。许多患者存在肝功能异常，多数患者有肝铁过载，转铁蛋白饱和度和铁蛋白浓度均增加。与 UROD 的抑制相关的危险因素包括丙型肝炎病毒感染、酗酒、摄入雌激素药物、HIV 感染[50, 54-57]。遗传性血色病具有 HFE 基因型 C282Y 和 H63D 可增加 PCT 的发生风险，其中最高风险的是 C282Y 纯合子[50, 58]。最近一项研究表明，在 PCT 中铁调素（hepcidin，可以防止铁过载）的铁调素抗菌肽（hepcidin antimicrobial peptide，HAMP）基因表达下调，使得铁超载的风险增加，这并不依赖于 HFE 的表型[51]。

临床表现

慢性大疱性皮肤病变，夏季加重，多发于阳光暴露部位，如手背（图 3A）、上肢、足部以及面部。皮肤脆性增加也是主要特征；创伤可导致皮肤糜烂和水疱（图 3B），皮损可以继发感染、结痂和形成瘢痕。多毛症（图 3C）、色素增多或减退和粟丘疹（图 3B）（通常在手指或足趾伸侧）常见。

鉴别诊断

PCT、VP、HCP 的皮肤症状和 CEP 是相同的，尽管 CEP 往往更为严重，一般于儿时发病。与 VP 和 HCP 不同，PCT 患者没有急性神经性症状。药物反应或血液透析也能导致类似的皮肤损害，但此类疾病的卟啉代谢正常（被称为假卟啉病）。其他

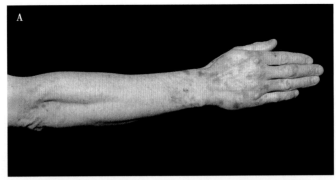

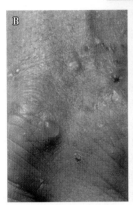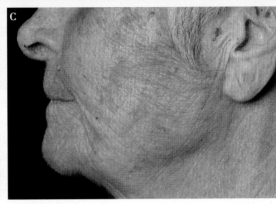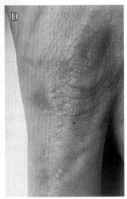

图 3　常染色体显性遗传卟啉病患者的临床表现。A.注意暴露部位和非暴露部位皮损之间的清晰界限。B.迟发性皮肤卟啉病患者手背的水疱和栗丘疹。C.迟发性卟啉病患者颜面部出现多毛症。D.变异性粪卟啉病患者手背上的栗丘疹

大疱性皮肤病应考虑大疱性类天疱疮、天疱疮、大疱性表皮松解症以及疱疹样皮炎。

实验室检查

　　活动性 PCT 通常能在血浆卟啉筛查中发现异常，通过分析从尿液和粪便中排泄增加特异卟啉（见表 1）可以区分 PCT 和其他大疱性卟啉症。最有用的指标是存在于 PCT 中的特征性卟啉，即粪便中的异粪卟啉（见图 1、表 1）。通过测量红细胞 UROD 活性可以区分 PCT 的不同形式，它在 PCT-F 中是减少的，而 PCT-S 则不减少，UROD 基因分型同理。然而，并没有必要去区分 PCT 的不同形式，因为两者的治疗是相同的。

治疗

　　一旦诊断 PCT，就应该查找致病的危险因素。我们需要对酒精和雌激素药物的摄入进行。检测肝功能、铁蛋白、转铁蛋白饱和度，以及对遗传性血色素沉着症基因进行诊断（如果有指征）。必要的话，还应考虑进行乙型肝炎病毒和丙型肝炎病毒血清学检查以及 HIV 相关检查。

　　采用针对可见光足以进行防护的一般措施（见框 1）。限制酒精的摄入，直到生化检查提示病情达到缓解。PCT 的具体的治疗方案是放血疗法和（或）口服氯喹。两种治疗方法似乎均对缓解病情同样有效[59]；然而对那些有血色病和铁超载的患者，放血疗法是必要的。每周或每两周释放一个单位的血液，直到患者到达临界性缺铁（转铁蛋白饱和度 <16%；铁蛋白 <15μg/L）但未达到贫血标准。

　　当不需要使用放血疗法，如治疗铁过载时，或存在放血疗法禁忌时，首选口服低剂量氯喹（125mg），（Avloclor，联盟制药，切本哈姆，威尔特郡，英国或氯喹，赛诺菲 - 安万特公司，巴黎，法国）[60]或羟氯喹（100~200mg）（Plaquenil，赛诺菲 - 安万特），一周两次[59]。氯喹和尿卟啉混合物[61]能促进清除尿中排泄的卟啉。治疗应持续到尿卟啉正常。不应给予较高剂量治疗，因为这可以导致急性光敏反应和肝毒性[62]。在 53 例接受氯喹治疗的患者中，复发的平均时间在生化缓解后两年。开始治疗时，病情更为严重的患者可能复发得更早。临床

缓解通常出现在生化缓解的数月前。对于不能耐受放血或氯喹的患者，减少铁储备的替代疗法也是有效的。

并发症

一旦病情缓解，患者应定期随访预防复发并且每年监测肝功能，因为该病患者发展为肝硬化或肝癌风险较高。与患有慢性肝病的对照组相比，PCT患者肝癌的发病率似乎高出 3.5 倍[63]。

常染色体显性遗传的急性卟啉病

流行病学

常染色体显性的急性卟啉症，可见于全世界的所有人群，在大多国家中 AIP 是最为常见的。它没有皮肤损害的临床表现（见表 1）。正如前面提到的，唯一的例外是在南非，由于始祖效应，VP在该地区最为常见。AIP 患者首次急性发作通常发生于 25 岁左右，而 VP 发病稍晚。评估卟啉病的临床患病率存在一定差异，这可能是因为一些队列研究囊括了症状性卟啉病和隐性卟啉病，还可能因为症状性卟啉病的定义是依赖于观察者主观判断，观察者是否了解一个人的基因突变型可以造成结果的偏倚。一个在欧洲进行了 3 年的关于发病率的前瞻性研究被用来计算阳性 AIP 的患病率（6%）和 VP的患病率（3%）[34]。同样的，临床外显率也很难估计。家系的调查，其报告的外显率在 10%~50% 之间，这些可能都不是准确答案，因为额外的遗传因素很可能影响疾病的表达。例如在一个南非大家庭中，VP 整体临床外显率（包括急性发作型和皮肤受累型）在成人成员中占 40%[64]。还有越来越多的来自群体普查的证据和外显子组测序项目（华盛顿大学，西雅图，华盛顿州，美国）显示，羟甲基胆素合酶（hydroxymethylbilane synthase，HMBS）的杂合子频率变异可能高达 1:200。因此，在现实际临床上疾病的外显率可能低至 0.1%。

急性发作的发病机制

急性发作时，在肝血红素合成诱导过程中，出现限速酶羟甲基胆素合酶的部分缺乏，导致过多的氨基酮戊酸（aminolevulinic acid，ALA）和胆色素原（porphobilinogen，PBG）的产生。在 AIP 中，酶活性的不足是原发缺陷，但在 HCP 和 VP 中是继发于卟啉代谢[66]。可以诱导这条途径的因素包括月经期间激素的变化，某些处方药物和非法药物、应激、感染、过量饮酒。肝移植的证据表明，仅仅是肝卟啉前体的产生，如 ALA，足以引起轴突变性和脱髓鞘斑块，表现为神经功能损伤[67, 68]。这种神经元损害可以导致快速进展的自主、运动和中枢神经系统的变化，以及随之而来的临床特征改变（见下文）。

临床表现

虽然 AIP 的唯一临床表现为急性脑脊髓交感神经急性发作，皮肤脆性增加和水疱（见图 3B、D）这些表现不能和 PCT 相区分，VP 和 HCP 也可以出现这些皮肤症状。在 VP 中，60%~80% 的卟啉症患者仅有皮肤症状，10%~20% 的患者仅有急性发作表现，10%~20% 的患者两者兼有。皮肤症状在HCP 中较为少见，约不到 10% 的患者仅表现为皮肤病变，常由于肝胆疾病所诱发。大约有四分之一的患者会出现急性发作，同时伴有皮肤病变[69]。

急性脑脊髓交感神经损伤发作主要发生在女性（男女比为 1:3），青春期前发作罕见，更年期后发作亦不多见。一般最早会出现腹痛症状，并逐渐加重，但缺少局部疼痛特征和腹膜炎的证据[70]。疼痛也可出现在腰背部和大腿内侧，通常需要大剂量注射阿片类药物进行有效的镇痛。在一部分患者中，自主神经病变也会引起恶心、呕吐、便秘、高血压和心动过速[71]。中枢神经系统受累特征，如兴奋，精神错乱，和异常行为也很常见，可以进一步表现为精神幻觉。还可见到其他神经系统受累，包括短暂的急性精神变化，如焦虑、困惑、失眠，偶尔出现幻觉。还可以出现抽搐，这可能是继发于低钠血症所致。未确诊的严重发病可能会导致外周运动神经病变，最初涉及远端肌肉，但可进展为弛缓性瘫痪，需要进行人工通气支持。目前没有证据表明卟啉症会导致慢性精神疾病[72]。其他少见的神经系统改变包括在同一个运动神经病变分布区的继发感觉改变，小脑综合征和短暂性皮质盲[73]。

实验室检查

急性发作总是伴随着尿中 ALA 和 PBG 的排泄增加[74]。首先对 PBG 进行筛查试验足以对疾病进行诊断，但还需进行定量确认。当患者病情稳定时，需要对血浆卟啉和粪卟啉进行进一步的生化研究来确定急性卟啉症的类型。血浆卟啉荧光发射筛查显示发射峰值大于 632nm，则可以诊断 VP。如果血浆卟啉筛查阴性或波长峰值小于 623nm，则需分析粪卟啉，从而鉴别 AIP 和 HCP[75]。

治疗

目前还未能预测哪些患者会再次发病或什么时候发病，因此，所有患者均应基于同样的发作风险进行治疗。应对受累家系进行调查以确认遗传到该病的患者，应对受累患者提供医学咨询，教育他们如何最大限度地减少急性发作的风险[28]。对于初诊患者，应该向他们提供疾病资料手册、药物安全信息以及获取最新信息的方法[76]。

急性发作的治疗方法与急性卟啉病的类型无关，均可以使用相同的方式进行治疗[76, 77]。第一步是仔细评估发作可能的诱因。症状的缓解通常需要大剂量阿片类药物、止吐药、抗焦虑药。静脉输液治疗是必需的，可在生理盐水中可以加入右旋糖，以避免低钠血症，防止抽搐发生。并发症（高血压、心动过速、抽搐）应采用已知是安全的药物对症处理（见威尔士医药信息中心网站）。严重的急性发作患者，或在发作时伴有神经系统并发症，如虚弱、抽搐和（或）低钠血症的患者，应给予静脉注射人血红素的治疗，包括血红素精氨酸（Normosang，Orphan Europe; 美国无售卖）或血色素（Panhematin，Recordati Rare Diseases，黎巴嫩，新泽西，美国）。

一小部分患者，主要是女性患者，可以反复发生严重的急性发作，这类复发可能与月经周期中的黄体期相关。通过服用促性腺激素释放激素类似物可以诱导化学绝经期这可能对治疗有效，但由于副作用，治疗持续时间不宜过久[77, 78]。通过预防性给予血红素可以预防非周期性的发作，通过留置静脉输液装置实现每周两次或者每周一次静脉给药。肝移植是有效的治疗方法，但通常作为药物治疗无效患者、危及生命的急性发作患者、生命质量极低的患者的治疗方法[68]。晚期急性卟啉症并发症包括慢性高血压[78]、肾损害及肝癌[80, 81]。

先天性红细胞生成性卟啉病

先天性红细胞生成性卟啉病（CEP）是一种极为罕见的常染色体隐性遗传性皮肤卟啉病，由血红素生物合成途径中的第四个酶——尿卟啉原Ⅲ合成酶（uroporphyrinogen- Ⅲ synthase，UROS）活性的缺乏所引起。大量等位基因异质性导致在 UROS 基因中纯合或复合杂合突变[82-85]。

流行病学

男女均可患有 CEP，所有民族均有受累。引用文献中该病的患病率小于百万分之一，但尚未被证实[86]。粗略估计英国的患病率至少是 1/3 000 000[85]。

临床表现

CEP 是一种多系统受累的疾病。主要的临床表现见图 4 和表 3。典型的患者在生后不久就会排出红色尿液，造成尿布红染，Wood 灯下可以见荧光。

表 3　临床表现和先天性红细胞生成性卟啉病

影响的地方	表现
皮肤	皮肤脆性增加，水疱，瘢痕导致日光性残毁，粉红色面部丘疹
指甲	纵嵴，甲下水疱，角化过度和水肿，指甲剥离和脱落，指甲退化，无甲症，指甲病变重于趾甲
毛发	面部多毛症和瘢痕性脱发
血液	轻微或严重，输血相关的溶血性贫血或全血细胞减少；溶血，无效红细胞生成，在脾中发生的红细胞滞留现象
骨骼系统	手指瘢痕，固定性屈曲畸形，指尖吸收，未愈合的皮肤溃疡复发性感染导致骨髓炎，继发于骨髓增生的骨质疏松症，维生素 D 缺乏或不足
眼睛	畏光，睑缘炎，睫毛脱落，睑外翻，睑裂闭合不全，角膜巩膜炎，脂质角膜病，巩膜软化症，结膜炎，结膜和角膜溃疡和瘢痕，导致失明
嘴	红牙和小口畸形
肝	新生儿黄疸 ± 溶血性贫血，轻度到重度肝肿大导致腹内压增加
脾	脾肿大和继发性全血细胞减少

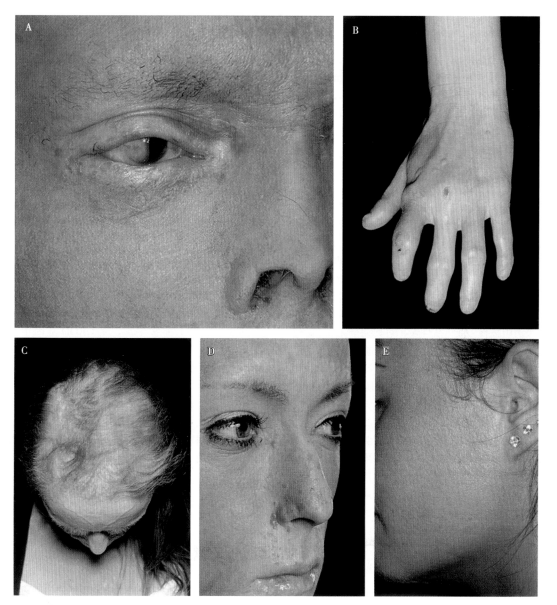

图 4　CEP 的皮肤表现包括光暴露下面部皮肤的瘢痕导致残毁畸形，包括：鼻腔结构变形、睫毛缺失、睑外翻、结膜瘢痕形成（A）;指尖吸收，屈曲畸形的手（B）;瘢痕性秃发（C）;淡红色的面部红斑、丘疹（D）;多毛症（E）

最明显的临床特征是，婴儿早期便可出现由可见光介导的水疱性皮肤光敏感和皮肤脆性增加，导致瘢痕形成和进展性的光线性残毁，并可持续终生。一些患者可以在受到可见光照射下立即出现急性发作的皮肤和非皮肤症状[85]。CEP 具有基因型和表型异质性；疾病的严重程度不等，最严重时可见子宫内胎儿水肿，但也可以到成人期才出现轻度光敏感[85, 87, 88]。基因型表型的联系可以帮助判断CEP 的预后，但不适用于所有患者[85, 89, 90]。光保护行为、环境因素和表观遗传学因素可能导致 CEP 中基因型表型不一致[85]。预后不良的主要因素包括早期发病和血液系统并发症[85]。

实验室检查

CEP 的诊断基于粪卟啉和尿卟啉的增高，异构体卟啉Ⅰ系列占优势（约 80%），其中主要是尿卟啉Ⅰ和粪卟啉Ⅰ，这是线性四吡咯羟甲基胆素非酶的环化反应的结果（见表 2）。UROS 基因突变的鉴定可以支持诊断，但不是常规检查。

鉴别诊断

除了其他卟啉症，需与婴儿早期出现皮肤光敏性疾病进行鉴别诊断，包括着色性干皮病、Bloom 综合征、Cockayne 综合征、Kindler 综合征和 Smith-Lemli-Opitz 综合征，这些都是常染色体隐性遗传疾病[91]。

治疗

由于缺乏基因型与表型的相关性，CEP 治疗上的挑战在于权衡干预治疗措施对疾病预后可能造成的风险和益处[92]。某些患者就算只用最少的治疗，也可以预后良好，不影响生活质量（health-related quality of life，HRQOL），但某些患者的病情可能进展迅速，出现与治疗相关的并发症（如铁过载和血液感染）。其他的保守治疗，如 β - 胡萝卜素，口服消胆胺和（或）活性炭，对其完全无效[92]。目前对于 CEP 治疗的唯一方案是造血干细胞移植。目前已发表了 21 例关于儿童患者采用骨髓或脐带血干细胞移植治疗的报道[78, 92-107]。除了 3 例移植相关死亡案例和 1 例移植失败案例，所有患者在症状上和生化检测上均得以痊愈。

目前已有研究提出一个涉及多学科的治疗流程可以有助于对 CEP 进行治疗决策[92]。患者的初步评估包括详细的病史和临床检查，其中包括详细的牙科、眼科、心理学检查以及实验室检测和影像学检查[92]。根据疾病的严重程度，建议每 6 个月或 12 个月进行定期随访和监测[92]。建议每 3 年通超声评估脾脏大小，通过影像学检查骨骼。

对所有患者反复进行有关严谨保护措施的终身宣教（见框 1）。在 CEP 中，血清维生素 D 浓度较低的确切的原因和对骨骼疾病的影响尚不清楚。那些维生素 D 不足或缺乏的患者，膳食回顾和营养补充是必要的。如果影像学研究表明骨质进行性丢失，应该开始双磷酸盐治疗。存在渐进性的溶血性贫血和（或）血小板减少的患者，应该进行骨髓穿刺。已被证实为无效红细胞生成的患者，应在找到合适 HLA 匹配的捐赠者的条件下进行骨髓移植。

父母和家庭成员也需要给予患者支持和建议。其中包括关于他们怀有患 CEP 疾病的孩子的风险的相关遗传咨询。患病儿童的父母应该在后续妊娠过程中进行产前诊断。（见欧洲卟啉症网站和英国协会皮肤病学专家网站）。

并发症

CEP 并发症见表 3。疾病和治疗相关的并发症可能会影响心理健康、患者和家人的健康相关生命质量[85]。例如，严重的光过敏、皮肤脆性增加、骨质疏松症可致患者休闲活动受到限制。

罕见的卟啉症亚型

所有常染色体显性卟啉病的基因突变在人群中均有一定的发生频率，形成罕见的纯合突变，引起 VP[108] 和 HCP[109]，两者中至少 1 个等位基因必须保持足够的剩余活性来维持子宫内发育所必要的血红素的合成。双卟啉症的患者遗传了 1 种以上类型的卟啉病，目前已有相关报道，其中最频繁的是 PCT 合并 VP，HCP，或 AIP[110]。

肝性红细胞生成性卟啉病（Hepatoerythropoietic porphyria，HEP）非常罕见，是 UROD 基因中纯合或复合杂合突变的结果，到目前为止仅有 31 个家庭报道[47]。在大多数病例中，该病表现为 2 岁以前出现的重症大疱性光敏反应，本病的日光损伤与 CEP 中的严重程度相当，但血液问题通常较轻。治疗的重点是光防护，因为放血疗法或口服氯喹已被证明无效。由于过剩的卟啉主要源于肝脏，因此骨髓移植不适用于该病的治疗[111]。

（李振洁　译，陈荃　叶倩如　校，朱慧兰　审）

参考文献

1. Puy H, Gouya L, Deybach JC. Porphyrias. Lancet 2010;375:924–37.
2. Schultz JH. Ein Fall von Pemphigus leprosus complicirt durch Lepra visceralis. Inaugural Dissertation. University of Griefswald; 1874.
3. Anderson TM. Hydroea aestivale in two brothers complicated with the presence of haematoporphyrin in the urine. Br J Dermatol 1898;10:1.
4. Stokvis BJ. Zur pathgenese der hamatoporphyrinurie. Z Klin Med 1895;28:1–21.
5. Goldberg A. Historical perspective. Clin Dermatol 1998;16:189–93.
6. Barnes HD. Further South African cases of porphyrinuria. S Afr J Clin Sci 1951;2:117–69.
7. Dean G. Porphyria variegata: a new disease. In: The porphyrias: a story of inheritance and environment. London: Pitman Medical; 1971. p. 4–13.

8. Macalpine I, Hunter R, Rimington C. Porphyria in the royal houses of Stuart, Hanover, and Prussia. A follow-up study of George 3d's illness. Br Med J 1968;1:7–18.

9. Hift RJ, Peters TJ, Meissner PN. A review of the clinical presentation, natural history and inheritance of variegate porphyria: its implausibility as the source of the 'Royal Malady'. J Clin Pathol 2012;65:200–5.

10. Watson CJ, Schwartz S, Schulze W, et al. Studies of coproporphyrin III. Idiopathic coproporphyrinuria; a hitherto unrecognized form characterized by lack of symptoms in spite of the excretion of large amounts of coproporphyrin. J Clin Invest 1949;28:465–8.

11. Berger H, Goldberg A. Hereditary coproporphyria. Br Med J 1955;2:85–8.

12. Magnus IA, Jarrett A, Pranker TA, et al. Erythropoietic protoporphyria. A new porphyria syndrome with solar urticaria due to protoporphyrinaemia. Lancet 1961;278:448–51.

13. Whatley SD, Ducamp S, Gouya L, et al. C-terminal deletions in the ALAS2 gene lead to gain of function and cause X-linked dominant protoporphyria without anemia or iron overload. Am J Hum Genet 2008;83:408–14.

14. Lim HW, Poh-Fitzpatrick MB, Gigli I. Activation of the complement system in patients with porphyrias after irradiation in vivo. J Clin Invest 1984;74:1961–5.

15. Poh-Fitzpatrick MB. Molecular and cellular mechanisms of porphyrin photosensitization. Photodermatol 1986;3:148–57.

16. Poh-Fitzpatrick MB. Porphyrin-sensitized cutaneous photosensitivity: pathogenesis and treatment. Clin Dermatol 1985;3:41–82.

17. Brun A, Sandberg S. Mechanisms of photosensitivity in porphyric patients with special emphasis on erythropoietic protoporphyria. J Photochem Photobiol B 1991;10:285–302.

18. Epstein JH, Tuffanelli DL, Epstein WL. Cutaneous changes in the porphyrias. A microscopic study. Arch Dermatol 1973;107:689–98.

19. Sneddon IB. Congenital porphyria. Proc R Soc Med 1974;67:593–4.

20. Bhutani LK, Sood SK, Das PK, et al. Congenital erythropoietic porphyria. An autopsy report. Arch Dermatol 1974;110:427–31.

21. Bhutani LK, Deshpande SG, Bedi TR, et al. Cyclophosphamide and congenital erythropoietic porphyria. Photodermatol 1985;2:394–8.

22. Jacobo A, Almeida HL Jr, Jorge VM. Congenital erythropoietic porphyria in two siblings. Dermatol Online J 2005;11:15.

23. Poh-Fitzpatrick MB. A plasma pophyrin fluorescence marker for variegate porphyria. Arch Dermatol 1980;116:543–7.

24. Piomelli S. A micromethod for free erythrocyte porphyrins: the FEP test. J Lab Clin Med 1973;81:932–40.

25. Blake D, Poulos V. Diagnosis of porphyria- recommended methods for peripheral laboratories. Clin Biochem Rev 1992;13:S1–24.

26. Lockwood WH, Poulos V, Rossi E, et al. Rapid procedure for fecal porphyrin assay. Clin Chem 1985;31:1163–7.

27. Lim CK, Peters TJ. Urine and faecal porphyrin profiles by reversed-phase high-performance liquid chromatography in the porphyrias. Clin Chim Acta 1984;139:55–63.

28. Whatley SD, Badminton MN. Role of genetic testing in the management of patients with inherited porphyria and their families. Ann Clin Biochem 2013;50:204–16.

29. Holme SA, Anstey AV, Badminton MN, et al. Serum 25-hydroxyvitamin D in erythropoietic protoporphyria. Br J Dermatol 2008;159:211–3.

30. Holme SA, Anstey AV, Finlay AY, et al. Erythropoietic protoporphyria in the U.K.: clinical features and effect on quality of life. Br J Dermatol 2006;155:574–81.

31. Lecha M, Puy H, Deybach JC. Erythropoietic protoporphyria. Orphanet J Rare Dis 2009;4:19.

32. Gouya L, Puy H, Robreau AM, et al. The penetrance of dominant erythropoietic protoporphyria is modulated by expression of wildtype FECH. Nat Genet 2002;30:27–8.

33. Gouya L, Martin-Schmitt C, Robreau AM, et al. Contribution of a common single-nucleotide polymorphism to the genetic predisposition for erythropoietic protoporphyria. Am J Hum Genet 2006;78:2–14.

34. Elder G, Harper P, Badminton M, et al. The incidence of inherited porphyrias in Europe. J Inherit Metab Dis 2013;36:849–57.

35. Elder GH, Gouya L, Whatley SD, et al. The molecular genetics of erythropoietic protoporphyria. Cell Mol Biol (Noisy-le-grand) 2009;55:118–26.

36. Balwani M, Doheny D, Bishop DF, et al. Loss-of-function ferrochelatase and gain-of-function erythroid-specific 5-aminolevulinate synthase mutations causing erythropoietic protoporphyria and x-linked protoporphyria in North American patients reveal novel mutations and a high prevalence of X-linked protoporphyria. Mol Med 2013;19:26–35.

37. Holme SA, Worwood M, Anstey AV, et al. Erythropoiesis and iron metabolism in dominant erythropoietic protoporphyria. Blood 2007;110:4108–10.

38. Anstey AV, Hift RJ. Liver disease in erythropoietic protoporphyria: insights and implications for management. Gut 2007;56:1009–18.

39. Mathews-Roth MM, Pathak UA, Fitzpatrick TB, et al. Beta-carotene as an oral photoprotective agent in erythropoietic protoporphyria. JAMA 1974;228:1004–8.

40. Corbett MF, Herxheimer A, Magnus IA, et al. The long term treatment with beta-carotene in erythropoietic protoporphyria: a controlled trial. Br J Dermatol 1977;97:655–62.

41. Collins P, Ferguson J. Narrow-band UVB (TL-01) phototherapy: an effective preventative treatment for the photodermatoses. Br J Dermatol 1995; 132:956–63.

42. Sivaramakrishnan M, Woods J, Dawe R. Narrow-band UVB phototherapy in erythropoietic protoporphyria: case series. Br J Dermatol 2014, in press.

43. Harms J, Lautenschlager S, Minder CE, et al. An alpha-melanocyte-stimulating hormone analogue in erythropoietic protoporphyria. N Engl J Med 2009;60:306–7.

44. Milligan A, Graham-Brown RA, Sarkany I, et al. Erythropoietic protoporphyria exacerbated by oral iron therapy. Br J Dermatol 1988;119:63–6.

45. McGuire BM, Bonkovsky HL, Carithers RL Jr, et al. Liver transplantation for erythropoietic protoporphyria liver disease. Liver Transpl 2005;11:1590–6.

46. Wahlin S, Srikanthan N, Hamre B, et al. Protection from phototoxic injury during surgery and endoscopy in erythropoietic protoporphyria. Liver Transpl 2008;14:1340–6.

47. Badminton MN, Elder GH, Whatley SD. Clinical and molecular epidemiology of the porphyrias. In: Fereira GC, Kadish KM, Smith KM, et al, editors. Handbook of porphyrin science. New Jersey: World Scientific; 2013. p. 119–50.

48. Mendez M, Poblete-Gutierrez P, Garcia-Bravo M, et al. Molecular heterogeneity of familial porphyria cutanea tarda in Spain: characterization of 10 novel mutations in the UROD gene. Br J Dermatol 2007; 157:501–7.

49. Bygum A, Christiansen L, Petersen NE, et al. Familial and sporadic porphyria cutanea tarda: clinical, biochemical and genetic features with emphasis on iron status. Acta Derm Venereol 2003;83: 115–20.

50. Aarsand AK, Boman H, Sandberg S. Familial and sporadic porphyria cutanea tarda: characterization and diagnostic strategies. Clin Chem 2009;55: 795–803.

51. Ajioka RS, Phillips JD, Weiss RB, et al. Down-regulation of hepcidin in porphyria cutanea tarda. Blood 2008;112:4723–8.

52. Phillips JD, Kushner JP, Bergonia HA, et al. Uroporphyria in the Cyp1a2-/- mouse. Blood Cells Mol Dis 2011;47:249–54.

53. Phillips JD, Bergonia HA, Reilly CA, et al. A porphomethene inhibitor of uroporphyrinogen decarboxylase causes porphyria cutanea tarda. Proc Natl Acad Sci U S A 2007;104:5079–84.

54. Jalil S, Grady JJ, Lee C, et al. Associations among behavior-related susceptibility factors in porphyria cutanea tarda. Clin Gastroenterol Hepatol 2010;8: 297–302.

55. Gisbert JP, Garcia-Buey L, Pajares JM, et al. Prevalence of hepatitis C virus infection in porphyria cutanea tarda: systematic review and meta-analysis. J Hepatol 2003;39:620–7.

56. Munoz-Santos C, Guilabert A, Moreno N, et al. Familial and sporadic porphyria cutanea tarda: clinical and biochemical features and risk factors in 152 patients. Medicine 2010;89:69–74.

57. Bulaj ZJ, Phillips JD, Ajioka RS, et al. Hemochromatosis genes and other factors contributing to the pathogenesis of porphyria cutanea tarda. Blood 2000;95:1565–71.

58. Ellervik C, Birgens H, Tybjaerg-Hansen A, et al. Hemochromatosis genotypes and risk of 31 disease endpoints: meta-analysis including 66000 cases and 226000 controls. Hepatology 2007;46: 1071–80.

59. Singal AK, Kormos-Hallberg C, Lee C, et al. Low-dose hydroxychloroquine is as effective as phlebotomy in treatment of patients with porphyria cutanea tarda. Clin Gastroenterol Hepatol 2012; 10:1402–9.

60. Valls V, Ena J, Enriquez-De-Salamanca R. Low-dose oral chloroquine in patients with porphyria cutanea tarda and low-moderate iron overload. J Dermatol Sci 1994;7:169–75.

61. Chinarro S, de Salamanca RE, Perpina J, et al. Studies on in vitro formation of complexes between porphyrins and chloroquine. Biochem Int 1983;6: 565–8.

62. Rossmann-Ringdahl I, Olsson R. Porphyria cutanea tarda: effects and risk factors for hepatotoxicity from high-dose chloroquine treatment. Acta Derm Venereol 2007;87:401–5.

63. Francanzani AL, Taioli E, Sampietro M, et al. Liver cancer risk is increased in patients with porphyria cutanea tarda in comparison to matched control patients with chronic liver disease. J Hepatol 2001;35:498–503.

64. Hift RJ, Meissner D, Meissner PN. A systematic study of the clinical and biochemical expression of variegate porphyria in a large South African family. Br J Dermatol 2004;151:465–71.

65. Nordmann Y, Puy H, Da Silva V, et al. Acute intermittent porphyria: prevalence of mutations in the porphobilinogen deaminase gene in blood donors in France. J Intern Med 1997;242:213–7.

66. Meissner PN, Adams P, Kirsh R. Allosteric inhibition of human lymphoblast and purified porphobilinogen deaminase by protoporphyrinogen and copro-

porphyrinogen. J Clin Invest 1993;91:1436–44.

67. Meyer UA, Schuurmans MM, Lindberg RL. Acute porphyrias: pathogenesis of neurological manifestations. Semin Liver Dis 1998;18:43–52.

68. Dowman JK, Gunson BK, Bramhall S, et al. Liver transplantation from donors with acute intermittent porphyria. Ann Intern Med 2011;154:571–2.

69. Brodie MJ, Thompson GG, Moore MR, et al. Hereditary coproporphyria. Demonstration of the abnormalities in haem biosynthesis in peripheral blood. Q J Med 1977;46:229–41.

70. Hift RJ, Meissner PN. An analysis of 112 acute porphyric attacks in Cape Town, South Africa: evidence that acute intermittent porphyria and variegate porphyria differ in susceptibility and severity. Medicine (Baltimore) 2005;84:48–60.

71. Mustajoki P, Nordmann Y. Early administration of heme arginate for acute porphyric attacks. Arch Intern Med 1993;153:2004–8.

72. Millward LM, Kelly P, King A, et al. Anxiety and depression in the acute porphyrias. J Inherit Metab Dis 2005;28:1099–107.

73. Pischik E, Kauppinen R. Neurological manifestations of acute intermittent porphyria. Cell Mol Biol (Noisy-le-grand) 2009;55:72–83.

74. Deacon AC, Elder GH. ACP best practice no 165: front line tests for the investigation of suspected porphyria. J Clin Pathol 2001;54:500–7.

75. Whatley SD, Mason NG, Woolf JR, et al. Diagnostic strategies for autosomal dominant acute porphyrias: retrospective analysis of 467 unrelated patients referred for mutational analysis of the HMBS, CPOX, or PPOX gene. Clin Chem 2009;55:1406–14.

76. Stein P, Badminton M, Barth J, et al. Best practice guidelines on clinical management of acute attacks of porphyria and their complications. Ann Clin Biochem 2013;50:217–23.

77. Anderson KE, Bloomer JR, Bonkovsky HL, et al. Recommendations for the diagnosis and treatment of the acute porphyrias. Ann Intern Med 2005;142:439–50.

78. Andersson C, Lithner F. Hypertension and renal disease in patients with acute intermittent porphyria. J Intern Med 1994;236:169–75.

79. Andersson C, Wikberg A, Stegmayr B, et al. Renal symptomatology in patients with acute intermittent porphyria. A population-based study. J Intern Med 2000;248:319–25.

80. Lithner F, Wetterberg L. Hepatocellular carcinoma in patients with acute intermittent porphyria. Acta Med Scand 1984;215:271–4.

81. Andant C, Puy H, Bogard C, et al. Hepatocellular carcinoma in patients with acute hepatic porphyria: frequency of occurrence and related factors. J Hepatol 2000;32:933–9.

82. Astrin KH, Warner CA, Yoo HW, et al. Regional assignment of the human uroporphyrinogen III synthase (UROS) gene to chromosome 10q25.2->q26.3. Hum Genet 1991;87:18–22.

83. Aizencang G, Solis C, Bishop DF, et al. Human uroporphyrinogen-III synthase: genomic organization, alternative promoters, and erythroid-specific expression. Genomics 2000;70:223–31.

84. Ged C, Moreau-Gaudry F, Richard E, et al. Congenital erythropoietic porphyria: mutation update and correlations between genotype and phenotype. Cell Mol Biol (Noisy-le-grand) 2009;55:53–60.

85. Katugampola RP, Badminton MN, Finlay AY, et al. Congenital erythropoietic porphyria: a single-observer clinical study of 29 cases. Br J Dermatol 2012;167:901–13.

86. Anderson K, Sassa S, Bishop D, et al. Disorders of heme biosynthesis: X-linked sideroblastic anemia and the porphyrias. In: Scriver CR, Beaudet AL, Sly WS, et al, editors. The metabolic and molecular basis of inherited disease. 8th edition. New York: McGraw-Hill Publishing; 2001. p. 2991–3062.

87. Verstraeten L, Van Regemorter N, Pardou A, et al. Biochemical diagnosis of a fatal case of Gunther's disease in a newborn with hydrops foetalis. Eur J Clin Chem Clin Biochem 1993;31:121–8.

88. Daikha-Dahmane F, Dommergues M, Narcy F, et al. Congenital erythropoietic porphyria: prenatal diagnosis and autopsy findings in two sibling fetuses. Pediatr Dev Pathol 2001;4:180–4.

89. Desnick RJ, Astrin KH. Congenital erythropoietic porphyria: advances in pathogenesis and treatment. Br J Haematol 2002;117:779–95.

90. De Verneuil H, Ged C, Moreau-Gaudry F. Congenital erythropoietic porphyria. In: Kadish KM, Smith KM, Guilard R, editors. The porphyrin handbook. 2nd edition. New York: Elsevier Science (USA); 2003. p. 43–63.

91. Anstey A. School in photodermatology: Smith-Lemli-Opitz syndrome. Photodermatol Photoimmunol Photomed 2006;22:200–4.

92. Katugampola RP, Anstey AV, Finlay AY, et al. A management algorithm for congenital erythropoietic porphyria derived from a study of 29 cases. Br J Dermatol 2012;167:888–900.

93. Kaufman L, Evans D, Stevens R, et al. Bone-marrow transplantation for congenital erythropoietic porphyria. Lancet 1991;337:1510–1.

94. Zix-Kieffer I, Langer B, Eyer D, et al. Successful cord blood stem cell transplantation for congenital erythropoietic porphyria (Gunther's disease). Bone Marrow Transplant 1996;18:217–20.

95. Thomas C, Ged C, Nordmann Y, et al. Correction of congenital erythropoietic porphyria by

bone marrow transplantation. J Pediatr 1996; 129:453–6.

96. Lagarde C, Hamel-Teillac D, De Prost Y, et al. Allogeneic bone marrow transplantation in congenital erythropoietic porphyria. Gunther's disease. Ann Dermatol Venereol 1998;125:114–7.

97. Tezcan I, Xu W, Gurgey A, et al. Congenital erythropoietic porphyria successfully treated by allogeneic bone marrow transplantation. Blood 1998;92: 4053–8.

98. Shaw PH, Mancini AJ, McConnell JP, et al. Treatment of congenital erythropoietic porphyria in children by allogeneic stem cell transplantation: a case report and review of the literature. Bone Marrow Transplant 2001;27:101–5.

99. Harada FA, Shwayder TA, Desnick RJ, et al. Treatment of severe congenital erythropoietic porphyria by bone marrow transplantation. J Am Acad Dermatol 2001;45:279–82.

100. Dupuis-Girod S, Akkari V, Ged C, et al. Successful match-unrelated donor bone marrow transplantation for congenital erythropoietic porphyria (Gunther disease). Eur J Pediatr 2005;164:104–7.

101. Phillips JD, Steensma DP, Pulsipher MA, et al. Congenital erythropoietic porphyria due to a mutation in GATA1: the first trans-acting mutation causative for a human porphyria. Blood 2007;109: 2618–21.

102. Taibjee SM, Stevenson OE, Abdullah A, et al. Allogeneic bone marrow transplantation in a 7-year-old girl with congenital erythropoietic porphyria: a treatment dilemma. Br J Dermatol 2007;156: 567–71.

103. Faraci M, Morreale G, Boeri E, et al. Unrelated HSCT in an adolescent affected by congenital erythropoietic porphyria. Pediatr Transplant 2008; 12:117–20.

104. Lebreuilly-Sohyer I, Morice A, Acher A, et al. Congenital erythropoeietic porphyria treated by haematopoietic stem cell allograft. Ann Dermatol Venereol 2010;137:635–9.

105. Hogeling M, Nakano T, Dvorak CC, et al. Severe neonatal congenital erythropoietic porphyria. Pediatr Dermatol 2011;28:416–20.

106. Singh S, Khanna N, Kumar L. Bone marrow transplantation improves symptoms of congenital erythropoietic porphyria even when done post puberty. Indian J Dermatol Venereol Leprol 2012;78:108–11.

107. Fritsch C, Lang K, Bolsen K, et al. Congenital erythropoietic porphyria. Skin Pharmacol Appl Skin Physiol 1998;11:347–57.

108. Korda V, Deybach JC, Martasek P, et al. Homozygous variegate porphyria. Lancet 1984;1:851.

109. Grandchamp B, Phung N, Nordmann Y. Homozygous case of hereditary coproporphyria. Lancet 1977;2:1348–9.

110. Poblete-Gutierrez P, Badeloe S, Wiederholt T, et al. Dual porphyrias revisited. Exp Dermatol 2006;15: 685–91.

111. Elder GH. Porphyria cutanea tarda and related disorders. In: Kadish KM, Smith KM, Guilard R, editors. The porphyrin handbook. 1st edition. San Diego (CA): Elsevier Science (USA); 2003. p. 67–92.

第 12 章　光加重性皮肤病

Susan M. O'Gorman，Gillian M. Murphy

关键词

● 光加重　● 光线性皮肤病　● 光敏性　● 紫外线照射

要点

● 光加重性皮肤病是一类未受到紫外线照射（UVR）便可存在的疾病。

● 可以分为两种情况：UV 辐射后病情频繁加剧和 UV 辐射后病情偶尔加剧。

● UV 辐射后病情频繁加剧的皮肤病包括皮肤型红斑狼疮（cutaneous lupus erythematosus，LE）、毛囊角化病（Darier disease，DD）、皮肌炎（dermatomyositis，DM）、光感性扁平苔藓（lichen planus，LP）、糙皮病、酒渣鼻，以及 Smith-Lemli-Opitz 综合征。

● UVR 辐射后病情偶尔加剧的皮肤病包括痤疮、特应性皮炎（atopic dermatitis，AD）、类癌综合征、皮肤 T 细胞淋巴瘤、多形性红斑、天疱疮、毛发红糠疹、银屑病、网状红斑黏蛋白综合征、脂溢性皮炎、暂时性棘层松解性皮病（Grover 病）和病毒感染。

● 多形性日光疹（polymorphous light eruption，PMLE）是一种常见的日光性皮肤病，区分叠加在 PMLE 之上的光加重的潜在病症十分重要。

引言

光加重性皮肤病是一类未受到 UVR 时便独立存在的疾病，UV 照射后病情偶尔或频繁加剧。能引起或加重这类疾病的特定 UV 波长称为作用光谱，许多光加重皮肤病有特定的作用光谱。例如大部分的红斑狼疮患者光照后会加重，在此情况下，光保护显得尤为重要。某些疾病，例如银屑病和 AD，大部分患者光照后可减轻病情，但少部分患者光照后病情反而会加重。无论是肤色深浅，患者均可发生光加重现象。在印度的一项研究中，将 362 名怀疑有光线性皮肤病且皮肤类型属于 Fitzpatrick Ⅳ 型或 Ⅴ 型的患者，根据光加剧的情况进行分类，结果显示：AD 患者占 6.1%，系统性红斑狼疮（systemic LE，SLE）患者占 3.6%，盘状红斑狼疮（discoid LE，DLE）患者占 3%，酒渣鼻患者占 3.3%（其中与局部外用类固醇相关的患者占 2.2%），光化性扁平苔藓（actinic lichen planus，LP）患者占 2.2%，

皮肌炎（DM）患者占 1.2%，光加重性银屑病患者占 0.6%[1]。

多形性日光疹是所有类型的皮肤中最常见的日光性皮肤病；所以，区分叠加在 PMLE 之上的光加重潜在病症十分重要[2]。在疑似 PMLE 患者中，高达 10% 的患者随后确诊为 LE，因此 LE 为其一个重要的鉴别诊断[3]。真正的光加重可以使原发疾病的特定皮损加重，并且通过组织学检查可以反映出来。

我们应尽可能制定这些疾病的治疗方法。其中最重要的措施就是光保护，比如在温带地区避开上午 10:00 至下午 4:00 进行日晒，穿长袖衣服、戴宽边帽子、使用广谱防晒剂等。避光同时，注意补充维生素 D[4]。

当以上保护措施不起作用时，我们就要考虑低剂量紫外线疗法。本类疾病研究的其中一个障碍就是术语不统一，例如，光敏感性银屑病，光加重性银屑病和光恶化性银屑病均是指同一

类病。

本文将介绍 UVR 对病情影响的两种情况，偶尔加剧病情或频繁加剧病情（框 1）。

<table>
<tr><td colspan="2">框 1　紫外线辐射后加重的疾病</td></tr>
<tr><td colspan="2">受到紫外线辐射后加剧的疾病</td></tr>
<tr><td colspan="2">　皮肤型红斑狼疮</td></tr>
<tr><td colspan="2">　达里耶病（毛囊角化症）</td></tr>
<tr><td colspan="2">　皮肌炎</td></tr>
<tr><td colspan="2">　光化性扁平苔藓</td></tr>
<tr><td colspan="2">　糙皮病</td></tr>
<tr><td colspan="2">　酒渣鼻</td></tr>
<tr><td colspan="2">　Smith-Lemli-Opitz 综合征</td></tr>
<tr><td colspan="2">受到紫外线辐射后偶尔加剧的疾病</td></tr>
<tr><td colspan="2">　痤疮</td></tr>
<tr><td colspan="2">　特应性皮炎</td></tr>
<tr><td colspan="2">　类癌综合征（图 1）</td></tr>
<tr><td colspan="2">　皮肤 T 细胞淋巴瘤</td></tr>
<tr><td colspan="2">　多形性红斑</td></tr>
<tr><td colspan="2">　天疱疮</td></tr>
<tr><td colspan="2">　毛发红糠疹</td></tr>
<tr><td colspan="2">　银屑病</td></tr>
<tr><td colspan="2">　网状红斑黏蛋白综合征</td></tr>
<tr><td colspan="2">　脂溢性皮炎</td></tr>
<tr><td colspan="2">　病毒感染</td></tr>
</table>

受到紫外线辐射后加剧的疾病

皮肤型红斑狼疮

介绍

红斑狼疮（LE）包含几种亚型（框 2），抗细胞核成分的自身免疫性是它们的共同特征。

<table>
<tr><td>框 2　红斑狼疮的亚型</td></tr>
<tr><td>系统性红斑狼疮</td></tr>
<tr><td>● Rowell 综合征</td></tr>
<tr><td>亚急性皮肤型红斑狼疮</td></tr>
<tr><td>慢性皮肤红斑狼疮</td></tr>
<tr><td>● 盘状红斑狼疮</td></tr>
<tr><td>● 肿胀性狼疮</td></tr>
<tr><td>● 深部狼疮</td></tr>
</table>

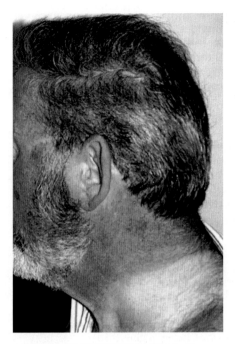

图 1　紫外线辐射导致类癌综合征的加重

历史

19 世纪中叶，Cazenave[5] 首次提出了红斑狼疮这个定义，用于区分结核病引起的寻常狼疮样皮肤表现。20 世纪中叶，Dubois[6] 对从皮肤型到多系统型的各类型 LE 进行了疾病谱的描述。

流行病学

LE 的流行病学因各亚型而不同。SLE 多见于女性男女比例为 1：6，非裔人群发病率较白种人高[7]。SLE 的早期皮肤表现在深肤色人群中容易被忽略。亚急性皮肤红斑狼疮（subacute cutaneous LE，SCLE）和 DLE 也是好发于女性，但男女比例为 1：3，低于 SLE[8]。SCLE 的发病年龄平均为 60 岁左右[9]。DLE 在任何年龄均可发病，但在 50 岁左右最为常见[9]

在全球，光敏性和 LE 之间的相关性各不相同，与非洲相比，亚洲的光敏性狼疮患病率较高[10]。

发病机制

LE 患者的免疫系统失去自我耐受，造成由免疫介导的包括皮肤在内的各器官损伤。尽管潜在的发病机制尚未完全阐明，但对相关诱因的作用有一定了解，如易感基因、性激素，以及包括病毒、药物和紫外线辐射在内的环境因素。

人们一早就认识到 LE 具有光敏性[11, 12]，紫外线辐射可以诱导和加重皮肤型 LE[13]。紫外线辐射可通过多种具体机制加重狼疮病情。紫外线产生的活性氧使 DNA 突显其抗原性，导致自身抗体同时能识别这种变异 DNA 以及天然 DNA[14, 15]。UVB 使细胞内的典型抗原 RO/SS-A 和 La/SS-B 迁移到角质形成细胞表面[16-18]，导致抗体介导的角质形成细胞毒性的损伤作用[19]。正常情况下，紫外线辐射也可以通过细胞凋亡引起角质形成细胞的破坏；然而，在 LE 中，凋亡细胞的清除变缓，导致 DNA 和可提取性核抗原（ENA）长时间暴露与免疫系统，使机体产生抗 DNA 和抗 ENA 抗体[20, 21]。此过程的具体机制已被进一步阐述[22, 23]。UV 辐射还能上调 LE 患者体内的黏附分子，如细胞间黏附分子 1[24]。同时，UV 辐射引起角质形成细胞的释放，能够诱导细胞因子产生一氧化氮合酶。在 LE 患者体内的一氧化氮合酶的释放缓慢而长久[25]。肿瘤坏死因子（TNF）-α 的 308A 基因的启动子多态性[26] 被认为在 SCLE 中升高，其转录也受光辐射影响[27]。

光敏性的出现时间可能难以回顾，因为 UV 暴露与病情加重之间的延迟（约 1~3 周）导致患者可能不会将其与之联想。体外[28] 和体内[29] 研究都证实了 UV-A 和 UV-B 辐射都与 LE 的发病有关。一项研究表明皮肤型 LE 患者中，33% 的病例的光敏反应由 UV-B 诱导，14% 为 UV-A 诱导，而在大多数情况下（53%）是由 UV-B 和 UV-A 联合介导[13]。非日光来源的 UV-A，如复印机[30]，及非日光来源的 UV-B，如荧光灯[31]，也可加重 LE。虽然 UV-B 可加重 LE 病情，但许多研究表明低剂量 UV-A1（340~400mm）照射可降低 LE 的疾病活动度[32-34]。LE 的各亚型都有不同程度的光加重现象，肿胀型狼疮[35] 和 SCLE 似乎是各亚型中光敏性最强[2, 36]，然而，一项针对 100 名患者（SLE 患者 24 名，SCLE 患者 30 名，DLE 患者 46 名）进行关于 UV-A、UV-B 和可见光的光试验研究表明，光敏性和 LE 亚型之间没有关联[37]。光试验不是临床诊断 LE 的常规检查，因为临床病史、体格检查、血清学检查以及对皮肤活检进行组织学和直接免疫荧光（DIF）检测就足以诊断。

在 LE 基础上发生 PMLE 也很常见（49%），超过一半的患者在 LE 发病前 7 年就出现 PMLE 的表现。表明这可能是两者发病的共同特征，同时 PMLE 可能诱发部分患者出现 LE[38]。

临床表现

虽然 LE 各亚型的疾病基本发展过程相似，但临床表现多样。SLE 患者可出现由自体循环中的自身抗体引发的急性终末器官损害（图 2）。这种免疫介导的损伤可累及所有器官，SLE 可以出现肾炎、关节痛、胸膜炎、脉管炎，以及中枢神经系统疾病。患者可能死于这些临床症状。但另一方面，部分患者可能只出现皮肤损伤，永不进展到系统性器官受累的程度。

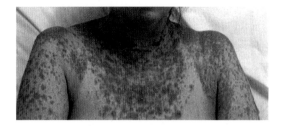

图 2 SLE 患者出现急性皮肤型红斑

LE 的皮损可以划分为非特异性表现皮损和特异性表现皮损。LE 皮肤黏膜的非特异性表现包括口腔溃疡、瘢痕性秃发、雷诺氏综合征和脉管炎。SLE 的特征性皮损是分布在面颊部的融合性、水肿性红斑；在大多数情况下，这种面部红斑与潜在的内脏受累相关。SLE 患者伴发多形性红斑样病变时称为 Rowell 综合征。SCLE 的特征性皮损有两个，分别是边缘锐利的银屑病样细小斑块，以及圈领状的浸润性环形红斑（图 3）。DLE 的皮损特定是面部和颈部的硬币大小斑块，上覆细小黏着性鳞屑和毛囊角质栓，可能会伴有明显的瘢痕和色素减退。确诊 DLE 后，一年内转变为 SLE 的概率是 9.8%，3 年后的概率是 16.7%。SCLE 转变为 SLE 的概率更高，一年内的概率是 22%，3 年后的概率是 24.7%。SLE 的分类标准由美国风湿病学会定义[39, 40]。

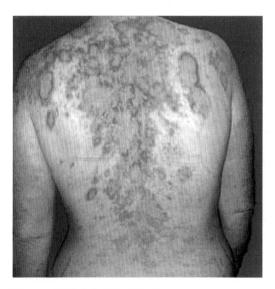

图 3 亚急性皮肤型红斑狼疮

DLE 的皮损中央愈合后可产生萎缩导致的瘢痕形成，而 SCLE 和 SLE 的皮损是无瘢痕的，尽管 SCLE 病变可能会导致色素减退或色素沉着。肿胀性狼疮的皮损特征是曝光及非曝光部位的暗紫色光滑丘疹和斑块。

LE 临床表现具有季节波动性，夏季时患者的皮肤表现和关节炎症状明显，冬季则为肾脏受累明显[41, 42]。

组织学

组织学特征对于 LE 的皮损诊断极为重要。真皮层的血管周围和附属器周围均可见淋巴细胞浸润。在表皮和真皮交界处，淋巴细胞浸润是由于苔藓样的基底角质形成细胞液化变性和表皮细胞样体的出现。虽然 DLE 皮损以真皮变化为主而非表皮变化，典型的 DLE 仍可见毛囊堵塞和基底膜增厚改变。SCLE 的表皮变化则较小，主要表现为真皮空泡样变，并伴有淋巴细胞浸润。在肿胀性狼疮中，除了前面描述的真皮层特征性改变外，还存在大量黏蛋白，直接免疫荧光检测为阳性。

实验室检查

系统性红斑狼疮是 LE 亚型中抗核抗体（ANA）和双链 DNA（dsDNA）阳性率最高的亚型[9]。考虑到 SLE 对内脏器官的影响，应进行全面系统地检查，包括全血细胞计数、补体的水平以及包括尿液分析在内的肾功能检测。抗 Ro（SS-A）和抗 La（SS-B）阳性与病理性光刺激反应相关[2]。在 SCLE、急性皮肤型 LE、慢性皮肤型 LE 患者中出现抗 -Ro（SS-A）阳性的概率分别为 72%、47%、22%；在 SCLE、急性皮肤型 LE、慢性皮肤型 LE 患者中出现抗 -La 抗体阳性的概率分别为 36%、27%、7%[9]。这些抗体与干燥综合征也有较强的相关性，这可能是由于其与 SCLE 重叠有关。此外，光线也可加重干燥综合征[43]。药物性狼疮与抗组蛋白抗体有关，并与 SLE、SCLE 和 CCLE 表现出相同的特征（如前所述）。

治疗

皮肤型 LE 患者最基本的生活方式的改变是进行光保护和戒烟[44]。鉴于 UVA 和 UVB 均是 LE 的作用光谱，有必要使用光谱防晒霜[45]。严格防晒下的皮肤型 LE 患者需要口服补充维生素 D，以维持其正常水平[4]。外用皮质类固醇、抗疟药和维 A 酸[46]是治疗皮肤型 LE 的一线方案。二线方案的选择包括氨苯砜[47]、沙利度胺[48]、口服维甲酸类药[49]，以

及免疫抑制剂，如麦考酚酸酯[50, 51]、硫唑嘌呤和甲氨蝶呤。对于皮肤型和系统性 LE 患者，需排除药物所致发病的可能。小部分的 SCLE 是副肿瘤性疾病[52]。

毛囊角化病

介绍

毛囊角化病是一种罕见的迟发性常染色体显性皮肤病，主要由角化异常导致，也可称作 keratosis follicularis 和 Darier-White disease。

背景

1889 年，巴黎圣路易医院的 Jean Darier[53] 和哈佛大学皮肤科教授 James C. White[54]，将毛囊角化病独立为一种疾病。偶尔也被称为 Darier-White 病。Darier 在组织学上发现了大量的表皮圆形小体（谷粒和圆体），却被误认为是寄生虫成分。现在这些圆形小体已被意识到是异常角化的角质形成细胞。当 White 的女儿出现与他一样的症状时，他认识到 DD 是一种基因遗传性疾病[55]。

流行病学

任何性别和种族均可患 DD，且发病率相当，其在英国的患病率大概为 1/36 000[56]，在丹麦为 1/100 000[57]。

发病机制

DD 是一种常染色体显性遗传性皮肤病，具有完全外显性和可变性。其中染色体 12q23-24 上编码 SERCA2 的 ATP2A2 发生了基因突变。其中 SERCA2 是一种内质网钙泵蛋白，具有维持正常表皮功能的作用[58, 59]。

DD 能被 UV-B 照射加重，但 UV-A 对它没有影响[60]。同样的，Hailey-Hailey 病的遗传方式与 DD 不同，但是其角化异常也可由 UV-B 照射诱发[61]。

临床表现

DD 最常于青春期发病[62]。毛囊角栓导致皮脂溢出部位出现褐色丘疹，上覆油腻、乳突状黄色斑。色素减退斑（点状白斑）也可见于该病，尤其是深色皮肤患者。DD 患者可出现糜烂性、大疱性或增殖性皮损，并伴有恶臭。虽然小水疱可能是 DD 的一个特征性表现，但仍需排除疱疹感染的可能[63]。皮损好发于面部、耳部、头皮（尤其是发际线处）、

上胸部、乳房下、颈后部、腹股沟和腋窝等部位。其他皮损还包括手和足背的扁平丘疹、口腔黏膜的白色小丘疹以及和掌跖凹凸不平（可通过食指或掌纹识别）[62; 64]。DD 的患者同时会出现以下特征性改变：指甲纵嵴异常，出现红色或白色条纹，指甲远端 V 形凹陷，脆甲和甲下角化等。ATP2A2 基因突变可导致 DD 患者皮肤出现 Blaschko 线，这是一种被称为棘层松解角化不良的表皮痣。单纯影响肢端皮肤的 DD 亚型可能很难与疣状肢端角化症区分开来。DD 容易反复发作。其加重因素包括日光或人工紫外线照射[65]、受热、摩擦、出汗和感染，化脓性感染和疱疹敏感性增加。DD 的临床严重程度在不同家庭之间或同一个家庭的不同个体之间均有很大的差异。皮肤受累可以很少，也可以很广泛。

组织学

皮肤活检是必不可少的诊断依据。其特征性改变是可见角凋亡化细胞（角化不良，呈粉红色固缩状）。这些角化不良的角质形成细胞分布在表皮棘层上部称为谷粒，分布在棘层称为圆体。另一个特征性改变是上棘层角质形成细胞之间黏附力缺失（棘层松解），导致在基底层上棘层松解。

治疗

应建议患者进行光保护，尽量避免加重因素，穿着轻便宽松的衣服。外用尿素或含乳酸的润肤乳可以软化变硬的表皮。外用维 A 酸[66] 有效，但由于较为刺激，它的使用受到一定的限制。配合润肤剂使用或采用隔天使用的方法可减少维 A 酸的刺激性。新型的维 A 酸类药物，如他扎罗汀，可能比传统的维 A 酸更具耐受性[67]。虽然外用激素类药膏比维 A 酸效果差，但两者联合效果良好，因为外用激素可以减轻维 A 酸引起的刺激作用。相关研究证明 5-氟尿嘧啶也是有效的[68]。外用他克莫司有一定疗效，该药可用于多种疾病的治疗。DD 患者容易合并继发感染，需要使用消毒剂、抗生素、抗病毒药物或抗真菌药物。口服维 A 酸治疗，尽管有停药后易复发、轻度致畸及其他副作用，但在其他疾病中应用广泛[69, 70]。在冬季症状明显缓解时无需治疗。许多患者可以得到长期的缓解。

皮肌炎

介绍

皮肌炎是一种侵犯皮肤和横纹肌的自身免疫性疾病。皮肌炎与恶性肿瘤的发病风险增加相关，诊断肌炎的 3 年内肿瘤发病风险最高，且可以持续增加长达 5 年[71]。

背景

19 世纪后期人们就认识到 DM 的存在，Bohan 和 Peter 在 1975 年提出了统一的诊断标准[72, 73]。现在对分类修订，不再需要肌肉受累来诊断该病[74]。

流行病学

DM 的发病率是百万分之 9，以女性居多（3:1）[75]，无种族差异。在欧洲，纬度越低，伴发多发性肌炎的 DM 患病率越高[76]，表面紫外线辐射强度和抗-mi2 自身抗体的表达之间的关系也被确认[77]。DM 可发生在任何年龄段，但还是有两个发病高峰： 5~10 岁的儿童和 60 岁左右的成年人。

发病机制

模拟抗原被认为是 DM 发病的基本原因。它是由 CD8+ T 细胞驱动，同时与其他自身免疫性疾病和病毒感染有关。它的靶器官是毛细血管，免疫攻击导致肌细胞缺血性坏死。

DM 经常出现光加重情况[78, 79]。由于 TNF-α 的多态性[80] 和角质形成细胞凋亡的增加[81] 同时出现在 DM 和 LE 患者上，所以 DM 和 LE 出现光敏感的发病机制可能相似。

临床表现

皮肤和横纹肌均有不同程度的受累。研究结果发现皮肤型 DM 患者中 60% 伴发肌肉受累，其中有 30% 是出现在皮肤表现之前的。大约 10% 的患者没有肌肉受累，称为无肌病型 DM。皮肤表现为分布于面部和颈部 V 区的水肿性红斑或蓝紫色斑块（图 4）。特征性紫红色皮疹是指眼睑淡紫色变与眶周水肿。手背检查可见沿着手指背侧分布的线性紫红色斑块和暗红色萎缩丘疹，称为 Gottron 皮疹。这些 Gottron 皮疹是炎症角化过度的反应。指甲皱褶角化过度伴出血。显微镜下，可看到甲襞毛细血管盘绕和扩张。DM 的光敏性表现在阳光暴露部位的异色症样改变（见毛细血管扩张或萎缩，色素增加或减退）。

近端肌肉最常受累；肱三头肌和股四头肌逐渐出现对称性肌无力和肌痛。患者可能难以完成梳头或起坐等动作。只有在疾病晚期远端肌肉才受影响。咽肌受累时表现为呼吸或吞咽困难。并发症包括肺纤维化、血管炎和心肌炎。

DM 可能在 2~3 年内缓慢发展或自发缓解。若同时伴发恶性肿瘤，肿瘤去除后可使 DM 迅速缓解。

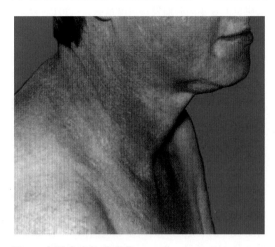

图 4　皮肌炎光加重现象

组织学

肌肉活检显示 CD8+T 细胞浸润在肌纤维周围，引起肌细胞萎缩、细胞凋亡、再生和肥大。免疫攻击的主要靶器官是毛细血管，导致肌细胞局灶性缺血性坏死的发生。微血管周围的免疫抗体和补体沉积早于炎症的发生；肌肉纤维束周围萎缩的肌纤维和炎症改变微血管的病理表现。同时可看到表皮萎缩，少量淋巴细胞浸润，交界面空泡化。DM 的组织学与 LE 很难区别。Gottron 皮疹检查可显示棘层肥厚和致密的苔藓样浸润。

实验室检查

大约 30% 的患者抗 mRNP、PM-Scl、Mi2 和 Jo1 等特异性抗体阳性，大约 90% 的患者行 ANA 检查为阳性。肌酸激酶（又名磷酸肌酸激酶）和醛缩酶升高表明存在肌肉的病变，同时，可以记录下这些酶的水平变化，作为疾病治疗后的情况评估。肌肉活检和肌电图检查可以明确诊断。

光生物学评价

一般不常规进行光生物学评价。然而有研究表明，大约 50%DM 患者的紫外线最小红斑剂量（MED）降低[79]，但作用谱仍未知。

治疗

药物引起的 DM，如羟基脲引起的，应该排除在外。光防护，建议使用广谱防晒霜。针对 DM 的皮肤问题，一线的治疗包括外用糖皮质激素和口服抗疟药，如羟氯喹[82]或氯喹。肌肉受累需要使用强

的松 1mg/（kg·d），为了减少类固醇药物的使用，可以使用甲氨蝶呤或硫唑嘌呤等药物联合使用。如果治疗失败或者有明显的肌肉受累，需要静脉注射高剂量的免疫球蛋白[83]。

光化性扁平苔藓

介绍

光化性扁平苔藓（LP）是传统型 LP 的一个变种，它主要由紫外线辐射引起，表现为光暴露部位的皮肤病变。

流行病学

光化性 LP 常见于亚热带地区的深色皮肤人种[84-89]。因此，也被称为亚热带扁平苔藓。

发病机制

光化性 LP 确切的发病机制尚不明确，但在大多数情况下紫外线似乎是一种诱发因素，人工 UV-B 暴露足以引发新的皮损[91]。LP 皮损的夏重冬轻也进一步支持紫外线辐射使其诱发因素的理论之一[85, 89]。通过防晒可以缓解其症状[86]。药物引起的 LP 和变应性接触性皮炎，尽管也是光敏性的苔藓样变[92]，但不应该包含在内。光化性 LP 同时也被认为与人类免疫缺陷病毒（HIV）相关[93-95]。

临床表现

传统 LP 的皮损是暗紫色的多边形丘疹，但光化性 LP 的皮损包括黄褐斑状斑块、色素变异性丘疹和环状色素沉着斑[84, 85, 96, 97]。受累部位主要包括额部、面部、颈部及手背，自觉瘙痒。该病一般发病年龄早，具有种族倾向和季节差异性[84, 85, 89]，无指甲改变及同形现象，这些特征使之与传统 LP 相区别。

组织学

光化性 LP 的组织学与传统 LP 相同，其标志是基底膜带 T 细胞线性浸润，临床表现为苔藓样变或边界清晰的皮损。损伤导致波浪形的表皮突变成锯齿状。可以看到被称为胶样小体的基底角质形成细胞凋亡，细胞核消失。这些方面的组织学改变与多形红斑相似，但 LP 的一个显著特征是长期的表皮增生、颗粒层增厚和角化过度。

治疗

除了加强光防护，有报道称有效的治疗方法包

括羟氯喹、阿维 A 以及外用激素软膏等 [88, 90, 98]。

糙皮病

介绍

糙皮病,即粗糙的皮肤改变,是一种由烟酸(维生素 B_3)缺乏引起的皮炎、痴呆和腹泻三联症。

流行病学

烟酸缺乏症是由营养不良所引起的,常见于以玉米为主食的经济较落后的地区。由于玉米中缺乏亮氨酸,过量摄入玉米可以干扰烟酸的代谢。在发达国家,糙皮病常见于酗酒人群和慢性疾病患者,如 HIV 患者、患有长期腹泻性疾病(包括类癌综合征)的患者。

发病机制

糙皮病是由于烟酸缺乏所致。烟酸包括烟酸及其活性代谢产物(如烟酰胺)。烟酰胺腺嘌呤二核苷酸辅酶(NAD)和磷酸 NAD(NADP)以辅酶的形式存在,这种辅酶是细胞代谢必不可少的。烟酸存在于谷物、植物油、豆类和部分肉类中。在某些谷物,如玉米中,虽然含有烟酸,但不能被身体所吸收。由于机体中有一定烟酸储存,因此摄入烟酸不足到出现临床症状之间会有几个月的延迟。糙皮病光敏性的机制尚未完全明确:目前有卟啉代谢的改变、NAD 和 NADP 不足,皮肤咪唑丙烯酸缺乏,以及氯胺酮的累积等相关学说 [99]。

临床表现

糙皮病的典型特征包括皮炎、痴呆和腹泻,如果不治疗可致命。3% 的患者仅出现皮炎表现,主要是双侧对称的红斑和鳞屑,集中在太阳暴露部位、间擦部位或受热部位,如阴囊处。发病初期,主要表现为红斑以及皮肤粗糙,随后出现厚层鳞屑及脱屑现象。手背上可见边界清楚的红斑和鳞屑,当颈部出现这种表现时称为颈蜀黍红疹(Casal necklace)。手掌及足趾可出现疼痛性皲裂。此外,还会出现包括厌食、恶心和呕吐、舌炎、肌无力、抑郁以及精神病在内的各种症状。当发现存在营养不良的患者时,要警惕糙皮病的发生。

实验室检查

烟酸代谢产物的尿液检测是最为可靠的。血清学检测敏感性及特异性均较差。

治疗

病情较轻的患者可以口服补充烟酸,病情较重的患者则需静脉注射或肌注烟酸。治疗开始后要注意密切观察和记录患者的病情变化。

酒渣鼻

引言

酒渣鼻在白种人群中是一种常见的皮肤病,尤其是在北半球高纬度地区。在爱尔兰,酒渣鼻的发病率在 3% 到 4% 之间 [100, 101]。

历史

18 世纪末,英国的内科医生 Robert Willan 首次对丘疹脓疱型酒渣鼻进行描述 [102]。

流行病学

酒渣鼻虽然可以发生在任何年龄,但通常发生在 40 岁以上。酒渣鼻可于任何年龄发病,最常见于 40 岁以上。尽管酒渣鼻常见于女性,但男性的病情更严重。女性多于男性 [103],但男性往往更为严重。皮肤白皙,即 Fitzpatrick 分类为 I 型和 II 型的人群,如凯尔特血统人群,更容易患上此病。

发病机制

病理因素包括病变区域的血供失调、蠕形螨感染、天然抗菌肽的诱导和慢性紫外线照射。

临床表现

额部、鼻部、颜面部和下颌部出现弥漫红斑和毛细血管扩张,并在此基础上分布着丘疹和脓疱。和痤疮不一样,黑头粉刺不是该病的特征性皮损。酒渣鼻分为丘疹脓疱型、红斑毛细血管扩张型、眼型和赘生型等四种类型,鼻赘就是赘生型酒糟鼻的典型例子。淋巴水肿也是该病的一个特征。据报告,尽管酒糟鼻患者面部和背部的光照试验无异常,60% 的酒渣鼻患者仍有光加重现象,并且已除外服用了光敏性药物,如强力霉素 [104]。热饮、辛辣食物、酒精和情绪激动均可引起面部潮红,开始时间断出现,后来持续出现。

组织学

通常通过临床表现就可作出诊断,无需病理活检;然而,如果诊断不明确,皮肤活检对鉴别诊断十分重要，如与 LE 之间的鉴别。酒渣鼻的病理表现是非特异性的，仅可见轻微的水肿和毛细血管扩张。炎性丘疹脓疱型患者在血管和毛囊周围可见淋巴细胞浸润。

治疗

患者应进行光防护和避免诱发因素。局部治疗包括长期使用 1% 甲硝唑霜、0.75% 凝胶[105-107]，或 20% 壬二酸霜[108]。抗生素的使用很重要，一般包括赖甲四环素（美国禁用）、红霉素、米诺环素等。低剂量强力霉素（40mg/d）有效，这是美国常见的处方。严重或顽固性痤疮可用异维 A 酸。如果病情突然加重，应短期口服激素，同时使用异维 A 酸。激光可用于治疗毛细血管扩张，可乐定可以用来治疗面部潮红，但是该药容易引起血压升高，这限制了它的使用。眼型酒渣鼻的患者，约有 30% 需要转眼科就诊，以防出现失明。进行有效的治疗可以抵消紫外线辐射造成的损害，但白种患者仍需加强光保护。

Smith- Lemli-Opitz 综合征

Smith- Lemli-Opitz 综合征是一种罕见的常染色体隐性遗传疾病，由先天性 7- 脱氢胆固醇还原酶缺乏引起胆固醇代谢紊乱的疾病。堆积的代谢产物导致智力残疾和一系列的生理和行为特征改变。大概有 50% 的患者有严重的 UVA 介导的光敏性（峰值在 350nm）[109, 110]。7- 脱氢胆固醇水平和光敏的严重程度之间缺乏相关性，表明能观察到的光敏性不是直接发挥光毒性作用。高胆固醇饮食可以减轻光敏性[110]。

受到紫外线辐射后偶尔加剧的疾病

特应性皮炎

光加重性特应性皮炎（AD）、药物引起的光敏性皮炎和慢性光化性皮炎表现为暴露部位的湿疹样皮炎。单色仪光测试以及日光模拟器的光激发试验阳性是确定慢性光化性皮炎的有效手段。有一小部分患特应性皮炎的青年患者可出现获得性光加重和光试验结果异常[111, 112]，使其有时难以与光加重性特应性皮炎和慢性光化性皮炎相鉴别。

荷兰的一项对 3804 例湿疹患者的回顾性研究显示，145 例患者因为临床怀疑有光敏感，因而行光试验，其中有 108 例患者出现光激发反应（发生率为 3%），8 例患者 UVB-MED 有所降低（7%），5 例患者 UVA-MED 有所降低。在这 108 例患者中，有 72 例对 UVA 和 UVB 均敏感（67%），有 18 例单纯对 UVB 敏感（17%），有 18 例单纯对 UVA 敏感（17%）。其中 51 例患者（47%）的光激发反应包括全身性红斑狼疮样皮疹，伴瘙痒反应，数小时内发展迅速，数天后才消退，表现类似于 PMLE，这些患者被诊断为 AD 伴 PMLE；44 例患者（41%）表现为湿疹样的光激发反应，发展缓慢，持续时间长，11 例患者（10%）同时具有两种类型的反应[113]。

天疱疮

红斑型天疱疮（PE），也被称为 Sinear-Usher 综合征，是天疱疮的 6 种亚型之一。PE 的发病没有种族及性别差异。儿童偶可发病，但以 50~60 岁成年人最常见。落叶型天疱疮（PF）极少出现 ANA 阳性的改变，如果为阳性，可能代表天疱疮合并了 LE，这可能是由于抗原表位扩展所致。在面部及头部等暴露部位可见散在的水疱及大疱，有渗出倾向，破溃后干涸、结痂。皮损可形成瘢痕和继发感染。黏膜是否受累有助于区分 PE 和寻常型天疱疮。与其他类型 PF 类似，其发病机制是体内抗体攻击连接表皮细胞的桥粒。细胞之间的连接受到破坏，导致水疱的形成，这些水疱是表浅的，并且容易破溃（图 5）。PF 和寻常型天疱疮一样有光加重现象[114, 115, 116]。所以应建议患者进行光防护，防止紫外线辐射加重病情。

银屑病

大部分银屑病患者经过紫外线照射后可控制病情；然而，有 5%~20% 的特殊患者，在照射紫外线后病情加重（图 6）[117-119]。这部分患者常见于有家族史的老年女性，她们通常发病较早，皮损常见于手背部[118-120]。这与易感基因 HLA-Cw*0620 有强相关性[119]。约 50% 的银屑病患者日晒后出现 PMLE 皮损，并最终发展为 PMLE；而其他 50% 的光加重性银屑病患者与 PMLE 无相关性[118]。与 PMLE 相关的银屑病易被 UVA 诱发，而光加重性银屑病易被 UVB 诱发[121]。光加重银屑病患者应进行光试验验证，同时需要进行光防护。

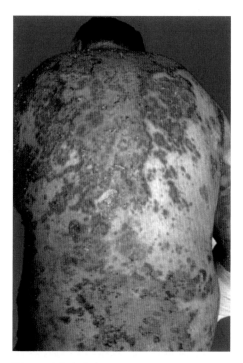

图 5　天疱疮水疱

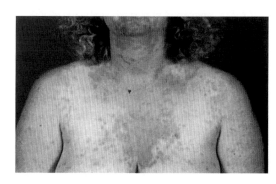

图 6　光加重银屑病

（邓蕙妍　译，刘清　叶倩如　校，朱慧兰　审）

参考文献

1. Wadhwani AR, Sharma VK, Ramam M, et al. A clinical study of the spectrum of photodermatoses in dark-skinned populations. Clin Exp Dermatol 2013;38(8):823–9.

2. Hasan T, Nyberg F, Stephansson E, et al. Photosensitivity in lupus erythematosus, UV photoprovocation results compared with history of photosensitivity and clinical findings. Br J Dermatol 1997;136(5):699–705.

3. Murphy GM, Hawk JL. The prevalence of antinuclear antibodies in patients with apparent polymorphic light eruption. Br J Dermatol 1991;125(5): 448–51.

4. Cusack C, Danby C, Fallon JC, et al. Photoprotective behaviour and sunscreen use: impact on vitamin D levels in cutaneous lupus erythematosus. Photodermatol Photoimmunol Photomed 2008; 24(5):260–7.

5. Cazenave PL. Lupus erythemateux (erytheme centrifuge). Ann Mal Peau Syph 1851;3:297–9.

6. Dubois EL. Lupus erythematosus: a review of the current status of discoid and systematic lupus erythematosus and their variants. New York: McGraw-Hill, Blakiston Division; 1966.

7. Feldman CH, Hiraki LT, Liu J, et al. Epidemiology and sociodemographics of systemic lupus erythematosus and lupus nephritis among US adults with Medicaid coverage, 2000-2004. Arthritis Rheum 2013;65(3):753–63.

8. Gronhagen CM, Fored CM, Granath F, et al. Cutaneous lupus erythematosus and the association with systemic lupus erythematosus: a population-based cohort of 1088 patients in Sweden. Br J Dermatol 2011;164(6):1335–41.

9. Biazar C, Sigges J, Patsinakidis N, et al. Cutaneous lupus erythematosus: first multicenter database analysis of 1002 patients from the European Society of Cutaneous Lupus Erythematosus (EUSCLE). Autoimmun Rev 2013;12(3):444–54.

10. Scheinfeld N, Deleo VA. Photosensitivity in lupus erythematosus. Photodermatol Photoimmunol Photomed 2004;20(5):272–9.

11. Baer RL, Harber LC. Photobiology of lupus erythematosus. Arch Dermatol 1965;92:124–8.

12. Everett MA, Olson RL. Response of cutaneous lupus erythematosus to ultraviolet light. J Invest Dermatol 1965;44:133–8.

13. Lehmann P, Holzle E, Kind P, et al. Experimental reproduction of skin lesions in lupus erythematosus by UVA and UVB radiation. J Am Acad Dermatol 1990;22(2 Pt 1):181–7.

14. Ashok BT, Ali R. Antigen binding characteristics of experimentally-induced antibodies against hydroxyl radical modified native DNA. Autoimmunity 1999; 29(1):11–9.

15. Davis P, Russell AS, Percy JS. Antibodies to UV light denatured DNA in systemic lupus erythematosus: detection by filter radioimmunoassay and clinical correlations. J Rheumatol 1976;3(4):375–9.

16. Jones SK. Ultraviolet radiation (UVR) induces cell-surface Ro/SSA antigen expression by human keratinocytes in vitro: a possible mechanism for the UVR induction of cutaneous lupus lesions. Br J Dermatol 1992;126(6):546–53.

17. Golan TD, Elkon KB, Gharavi AE, et al. Enhanced membrane binding of autoantibodies to cultured

keratinocytes of systemic lupus erythematosus patients after ultraviolet B/ultraviolet A irradiation. J Clin Invest 1992;90(3):1067–76.

18. Furukawa F, Kashihara-Sawami M, Lyons MB, et al. Binding of antibodies to the extractable nuclear antigens SS-A/Ro and SS-B/La is induced on the surface of human keratinocytes by ultraviolet light (UVL): implications for the pathogenesis of photosensitive cutaneous lupus. J Invest Dermatol 1990;94(1):77–85.

19. Bennion SD, Ferris C, Lieu TS, et al. IgG subclasses in the serum and skin in subacute cutaneous lupus erythematosus and neonatal lupus erythematosus. J Invest Dermatol 1990;95(6): 643–6.

20. Caricchio R, McPhie L, Cohen PL. Ultraviolet B radiation-induced cell death: critical role of ultraviolet dose in inflammation and lupus autoantigen redistribution. J Immunol 2003;171(11):5778–86.

21. Majai G, Kiss E, Tarr T, et al. Decreased apoptophagocytic gene expression in the macrophages of systemic lupus erythematosus patients. Lupus 2014;23:133–45.

22. Janko C, Schorn C, Grossmayer GE, et al. Inflammatory clearance of apoptotic remnants in systemic lupus erythematosus (SLE). Autoimmun Rev 2008;8(1):9–12.

23. Yu C, Chang C, Zhang J. Immunologic and genetic considerations of cutaneous lupus erythematosus: a comprehensive review. J Autoimmun 2013;41: 34–45.

24. Norris DA, Lyons MB, Middleton MH, et al. Ultraviolet radiation can either suppress or induce expression of intercellular adhesion molecule 1 (ICAM-1) on the surface of cultured human keratinocytes. J Invest Dermatol 1990;95(2):132–8.

25. Kuhn A, Fehsel K, Lehmann P, et al. Aberrant timing in epidermal expression of inducible nitric oxide synthase after UV irradiation in cutaneous lupus erythematosus. J Invest Dermatol 1998;111(1):149–53.

26. Millard TP, Kondeatis E, Cox A, et al. A candidate gene analysis of three related photosensitivity disorders: cutaneous lupus erythematosus, polymorphic light eruption and actinic prurigo. Br J Dermatol 2001;145(2):229–36.

27. Werth VP, Zhang W, Dortzbach K, et al. Association of a promoter polymorphism of tumor necrosis factor-alpha with subacute cutaneous lupus erythematosus and distinct photoregulation of transcription. J Invest Dermatol 2000;115(4):726–30.

28. Golan TD, Foltyn V, Roueff A. Increased susceptibility to in vitro ultraviolet B radiation in fibroblasts and lymphocytes cultured from systemic lupus erythematosus patients. Clin Immunol Immunopathol 1991;58(2):289–304.

29. Nived O, Johansen PB, Sturfelt G. Standardized ultraviolet-A exposure provokes skin reaction in

systemic lupus erythematosus. Lupus 1993;2(4): 247–50.

30. Klein LR, Elmets CA, Callen JP. Photoexacerbation of cutaneous lupus erythematosus due to ultraviolet A emissions from a photocopier. Arthritis Rheum 1995;38(8):1152–6.

31. Rihner M, McGrath H Jr. Fluorescent light photosensitivity in patients with systemic lupus erythematosus. Arthritis Rheum 1992;35(8):949–52.

32. McGrath H Jr. Ultraviolet A1 (340-400 nm) irradiation and systemic lupus erythematosus. J Investig Dermatol Symp Proc 1999;4(1):79–84.

33. Molina JF, McGrath H Jr. Longterm ultraviolet-A1 irradiation therapy in systemic lupus erythematosus. J Rheumatol 1997;24(6):1072–4.

34. McGrath H, Martinez-Osuna P, Lee FA. Ultraviolet-A1 (340-400 nm) irradiation therapy in systemic lupus erythematosus. Lupus 1996;5(4):269–74.

35. Kuhn A, Sonntag M, Richter-Hintz D, et al. Phototesting in lupus erythematosus tumidus–review of 60 patients. Photochem Photobiol 2001;73(5):532–6.

36. Chlebus E, Wolska H, Blaszczyk M, et al. Subacute cutaneous lupus erythematosus versus systemic lupus erythematosus: diagnostic criteria and therapeutic implications. J Am Acad Dermatol 1998; 38(3):405–12.

37. Sanders CJ, Van Weelden H, Kazzaz GA, et al. Photosensitivity in patients with lupus erythematosus: a clinical and photobiological study of 100 patients using a prolonged phototest protocol. Br J Dermatol 2003;149(1):131–7.

38. Nyberg F, Hasan T, Puska P, et al. Occurrence of polymorphous light eruption in lupus erythematosus. Br J Dermatol 1997;136(2):217–21.

39. Tan EM, Cohen AS, Fries JF, et al. The 1982 revised criteria for the classification of systemic lupus erythematosus. Arthritis Rheum 1982; 25(11):1271–7.

40. Hochberg MC. Updating the American College of Rheumatology revised criteria for the classification of systemic lupus erythematosus. Arthritis Rheum 1997;40(9):1725.

41. Duarte-Garcia A, Fang H, To CH, et al. Seasonal variation in the activity of systemic lupus erythematosus. J Rheumatol 2012;39(7):1392–8.

42. Szeto CC, Mok HY, Chow KM, et al. Climatic influence on the prevalence of noncutaneous disease flare in systemic lupus erythematosus in Hong Kong. J Rheumatol 2008;35(6):1031–7.

43. Tsukazaki N, Watanabe M, Shimizu K, et al. Photoprovocation test and immunohistochemical analysis of inducible nitric oxide synthase expression in patients with Sjogren's syndrome associated with photosensitivity. Br J Dermatol 2002;147(6): 1102–8.

44. Stege H, Budde MA, Grether-Beck S, et al. Evaluation of the capacity of sunscreens to photoprotect

lupus erythematosus patients by employing the photoprovocation test. Photodermatol Photoimmunol Photomed 2000;16(6):256–9.

45. Kuhn A, Gensch K, Haust M, et al. Photoprotective effects of a broad-spectrum sunscreen in ultraviolet-induced cutaneous lupus erythematosus: a randomized, vehicle-controlled, double-blind study. J Am Acad Dermatol 2011;64(1):37–48.

46. Seiger E, Roland S, Goldman S. Cutaneous lupus treated with topical tretinoin: a case report. Cutis 1991;47(5):351–5.

47. Neri R, Mosca M, Bernacchi E, et al. A case of SLE with acute, subacute and chronic cutaneous lesions successfully treated with Dapsone. Lupus 1999;8(3):240–3.

48. Duong DJ, Spigel GT, Moxley RT 3rd, et al. American experience with low-dose thalidomide therapy for severe cutaneous lupus erythematosus. Arch Dermatol 1999;135(9):1079–87.

49. Newton RC, Jorizzo JL, Solomon AR Jr, et al. Mechanism-oriented assessment of isotretinoin in chronic or subacute cutaneous lupus erythematosus. Arch Dermatol 1986;122(2):170–6.

50. Schanz S, Ulmer A, Rassner G, et al. Successful treatment of subacute cutaneous lupus erythematosus with mycophenolate mofetil. Br J Dermatol 2002;147(1):174–8.

51. Kreuter A, Tomi NS, Weiner SM, et al. Mycophenolate sodium for subacute cutaneous lupus erythematosus resistant to standard therapy. Br J Dermatol 2007;156(6):1321–7.

52. Torchia D, Caproni M, Massi D, et al. Paraneoplastic toxic epidermal necrolysis-like subacute cutaneous lupus erythematosus. Clin Exp Dermatol 2010;35(4):455–6.

53. Darier J. De la psorospermose folliculaire vegetante. Ann Dermatol Syphiligr 1889;10:597–612.

54. White J. A case of keratosis (ichthyosis) follicularis. J Cutan Genito-Urin Dis 1889;7:201–9.

55. White J. Keratosis follicularis (psorospermose folliculaire vegetante). A second case. J Cutan Genito-Urin Dis 1890;8:13–20.

56. Munro CS. The phenotype of Darier's disease: penetrance and expressivity in adults and children. Br J Dermatol 1992;127(2):126–30.

57. Svendsen IB, Albrectsen B. The prevalence of dyskeratosis follicularis (Darier's disease) in Denmark: an investigation of the heredity in 22 families. Acta Derm Venereol 1959;39:256–69.

58. Hovnanian A. Darier's disease: from dyskeratosis to endoplasmic reticulum calcium ATPase deficiency. Biochem Biophys Res Commun 2004;322(4):1237–44.

59. Dhitavat J, Dode L, Leslie N, et al. Mutations in the sarcoplasmic/endoplasmic reticulum Ca2+ ATPase isoform cause Darier's disease. J Invest Dermatol 2003;121(3):486–9.

60. Baba T, Yaoita H. UV radiation and keratosis follicularis. Arch Dermatol 1984;120(11):1484–7.

61. Mayuzumi N, Ikeda S, Kawada H, et al. Effects of ultraviolet B irradiation, proinflammatory cytokines and raised extracellular calcium concentration on the expression of ATP2A2 and ATP2C1. Br J Dermatol 2005;152(4):697–701.

62. Burge SM, Wilkinson JD. Darier-White disease: a review of the clinical features in 163 patients. J Am Acad Dermatol 1992;27(1):40–50.

63. Telfer NR, Burge SM, Ryan TJ. Vesiculo-bullous Darier's disease. Br J Dermatol 1990;122(6):831–4.

64. Macleod RI, Munro CS. The incidence and distribution of oral lesions in patients with Darier's disease. Br Dent J 1991;171(5):133–6.

65. Hedblad MA, Nakatani T, Beitner H. Ultrastructural changes in Darier's disease induced by ultraviolet irradiation. Acta Derm Venereol 1991;71(2):108–12.

66. Burge SM, Buxton PK. Topical isotretinoin in Darier's disease. Br J Dermatol 1995;133(6):924–8.

67. Burkhart CG, Burkhart CN. Tazarotene gel for Darier's disease. J Am Acad Dermatol 1998;38(6 Pt 1):1001–2.

68. Schmidt H, Ochsendorf FR, Wolter M, et al. Topical 5-fluorouracil in Darier disease. Br J Dermatol 2008;158(6):1393–6.

69. Burge S. Darier's disease–the clinical features and pathogenesis. Clin Exp Dermatol 1994;19(3):193–205.

70. Christophersen J, Geiger JM, Danneskiold-Samsoe P, et al. A double-blind comparison of acitretin and etretinate in the treatment of Darier's disease. Acta Derm Venereol 1992;72(2):150–2.

71. Buchbinder R, Forbes A, Hall S, et al. Incidence of malignant disease in biopsy-proven inflammatory myopathy. A population-based cohort study. Ann Intern Med 2001;134(12):1087–95.

72. Bohan A, Peter JB. Polymyositis and dermatomyositis (first of two parts). N Engl J Med 1975;292(7):344–7.

73. Bohan A, Peter JB. Polymyositis and dermatomyositis (second of two parts). N Engl J Med 1975;292(8):403–7.

74. Sontheimer RD. Cutaneous features of classic dermatomyositis and amyopathic dermatomyositis. Curr Opin Rheumatol 1999;11(6):475–82.

75. Bendewald MJ, Wetter DA, Li X, et al. Incidence of dermatomyositis and clinically amyopathic dermatomyositis: a population-based study in Olmsted County, Minnesota. Arch Dermatol 2010;146(1):26–30.

76. Hengstman GJ, van Venrooij WJ, Vencovsky J, et al. The relative prevalence of dermatomyositis and polymyositis in Europe exhibits a latitudinal gradient. Ann Rheum Dis 2000;59(2):141–2.

77. Okada S, Weatherhead E, Targoff IN, et al. Global surface ultraviolet radiation intensity may modulate the clinical and immunologic expression of autoim-

mune muscle disease. Arthritis Rheum 2003;48(8): 2285–93.

78. Cheong WK, Hughes GR, Norris PG, et al. Cutaneous photosensitivity in dermatomyositis. Br J Dermatol 1994;131(2):205–8.

79. Dourmishev L, Meffert H, Piazena H. Dermatomyositis: comparative studies of cutaneous photosensitivity in lupus erythematosus and normal subjects. Photodermatol Photoimmunol Photomed 2004; 20(5):230–4.

80. Werth VP, Callen JP, Ang G, et al. Associations of tumor necrosis factor alpha and HLA polymorphisms with adult dermatomyositis: implications for a unique pathogenesis. J Invest Dermatol 2002;119(3):617–20.

81. Pablos JL, Santiago B, Galindo M, et al. Keratinocyte apoptosis and p53 expression in cutaneous lupus and dermatomyositis. J Pathol 1999;188(1): 63–8.

82. Woo TY, Callen JP, Voorhees JJ, et al. Cutaneous lesions of dermatomyositis are improved by hydroxychloroquine. J Am Acad Dermatol 1984; 10(4):592–600.

83. Dalakas MC, Illa I, Dambrosia JM, et al. A controlled trial of high-dose intravenous immune globulin infusions as treatment for dermatomyositis. N Engl J Med 1993;329(27):1993–2000.

84. Isaacson D, Turner ML, Elgart ML. Summertime actinic lichenoid eruption (lichen planus actinicus). J Am Acad Dermatol 1981;4(4):404–11.

85. Katzenellenbogen I. Lichen planus actinicus (lichen planus in subtropical countries). Dermatologica 1962;124:10–20.

86. Bedi TR. Summertime actinic lichenoid eruption. Dermatologica 1978;157(2):115–25.

87. Verhagen AR, Koten JW. Lichenoid melanodermatitis. A clinicopathological study of fifty-one Kenyan patients with so-called tropical lichen planus. Br J Dermatol 1979;101(6):651–8.

88. Zanca A. Lichen planus actinicus. Int J Dermatol 1978;17(6):506–8.

89. Dostrovsky A, Sagher F. Lichen planus in subtropical countries; study of an annular type with inverse localization (uncovered surfaces of the skin). Arch Derm Syphilol 1949;59(3):308–28.

90. Kilaimy M. Lichen planus subtropicus. Arch Dermatol 1976;112(9):1251–3.

91. van der Schroeff JG, Schothorst AA, Kanaar P. Induction of actinic lichen planus with artificial UV sources. Arch Dermatol 1983;119(6):498–500.

92. Verma KK, Sirka CS, Ramam M, et al. Parthenium dermatitis presenting as photosensitive lichenoid eruption. A new clinical variant. Contact Derm 2002;46(5):286–9.

93. Fitzgerald E, Purcell SM, Goldman HM. Photodistributed hypertrophic lichen planus in association with acquired immunodeficiency syndrome: a distinct entity. Cutis 1995;55(2):109–11.

94. Berger TG, Dhar A. Lichenoid photoeruptions in human immunodeficiency virus infection. Arch Dermatol 1994;130(5):609–13.

95. Bilu D, Mamelak AJ, Nguyen RH, et al. Clinical and epidemiologic characterization of photosensitivity in HIV-positive individuals. Photodermatol Photoimmunol Photomed 2004;20(4):175–83.

96. Salman SM, Kibbi AG, Zaynoun S. Actinic lichen planus. A clinicopathologic study of 16 patients. J Am Acad Dermatol 1989;20(2 Pt 1):226–31.

97. Salman SM, Khallouf R, Zaynoun S. Actinic lichen planus mimicking melasma. A clinical and histopathologic study of three cases. J Am Acad Dermatol 1988;18(2 Pt 1):275–8.

98. Jansen T, Gambichler T, von Kobyletzki L, et al. Lichen planus actinicus treated with acitretin and topical corticosteroids. J Eur Acad Dermatol Venereol 2002;16(2):174–5.

99. Wan P, Moat S, Anstey A. Pellagra: a review with emphasis on photosensitivity. Br J Dermatol 2011; 164(6):1188–200.

100. Gibson GE, Codd MB, Murphy GM. Skin type distribution and skin disease in Ireland. Ir J Med Sci 1997;166(2):72–4.

101. McAleer MA, Fitzpatrick P, Powell FC. Papulopustular rosacea: prevalence and relationship to photodamage. J Am Acad Dermatol 2010;63(1):33–9.

102. Robert Willan. On cutaneous diseases. Vol. 1. London: Printed for J.Johnson, 180

103. Berg M, Liden S. An epidemiological study of rosacea. Acta Derm Venereol 1989;69(5):419–23.

104. Murphy G. Ultraviolet light and rosacea. Cutis 2004;74(3 Suppl):13–6, 32–4.

105. Nielsen PG. A double-blind study of I% metronidazole cream versus systemic oxytetracycline therapy for rosacea. Br J Dermatol 1983;109(1):63–5.

106. Jorizzo JL, Lebwohl M, Tobey RE. The efficacy of metronidazole 1% cream once daily compared with metronidazole 1% cream twice daily and their vehicles in rosacea: a double-blind clinical trial. J Am Acad Dermatol 1998;39(3):502–4.

107. Dahl MV, Katz HI, Krueger GG, et al. Topical metronidazole maintains remissions of rosacea. Arch Dermatol 1998;134(6):679–83.

108. Bjerke R, Fyrand O, Graupe K. Double-blind comparison of azelaic acid 20% cream and its vehicle in treatment of papulo-pustular rosacea. Acta Derm Venereol 1999;79(6):456–9.

109. Anstey AV, Ryan A, Rhodes LE, et al. Characterization of photosensitivity in the Smith-Lemli-Opitz syndrome: a new congenital photosensitivity syndrome. Br J Dermatol 1999;141(3):406–14.

110. Anstey AV, Taylor CR. Photosensitivity in the Smith-Lemli-Opitz syndrome: the US experience of a new congenital photosensitivity syndrome. J Am Acad Dermatol 1999;41(1):121–3.

111. Ogboli MI, Rhodes LE. Chronic actinic dermatitis in young atopic dermatitis sufferers. Br J Dermatol 2000;142(4):845.

112. Russell SC, Dawe RS, Collins P, et al. The photo-sensitivity dermatitis and actinic reticuloid syndrome (chronic actinic dermatitis) occurring in seven young atopic dermatitis patients. Br J Dermatol 1998;138(3):496–501.

113. ten Berge O, van Weelden H, Bruijnzeel-Koomen CA, et al. Throwing a light on photosensitivity in atopic dermatitis: a retrospective study. Am J Clin Dermatol 2009;10(2):119–23.

114. Igawa K, Matsunaga T, Nishioka K. Involvement of UV-irradiation in pemphigus foliaceus. J Eur Acad Dermatol Venereol 2004;18(2):216–7.

115. Kano Y, Shimosegawa M, Mizukawa Y, et al. Pemphigus foliaceus induced by exposure to sunlight. Report of a case and analysis of photochallenge-induced lesions. Dermatology 2000;201(2):132–8.

116. Reis VM, Toledo RP, Lopez A, et al. UVB-induced acantholysis in endemic pemphigus foliaceus (fogo selvagem) and pemphigus vulgaris. J Am Acad Dermatol 2000;42(4):571–6.

117. Farber EM, Bright RD, Nall ML. Psoriasis. A questionnaire survey of 2,144 patients. Arch Dermatol 1968;98(3):248–59.

118. Ros AM, Eklund G. Photosensitive psoriasis. An epidemiologic study. J Am Acad Dermatol 1987;17(5 Pt 1):752–8.

119. Rutter KJ, Watson RE, Cotterell LF, et al. Severely photosensitive psoriasis: a phenotypically defined patient subset. J Invest Dermatol 2009;129(12):2861–7.

120. Nalluri R, Arun B, Rhodes LE. Photoaggravated hand and foot psoriasis. Photodermatol Photoimmunol Photomed 2010;26(5):261–2.

121. Ros AM, Wennersten G. Photosensitive psoriasis–clinical findings and phototest results. Photodermatol 1986;3(6):317–26.

第 13 章　紫外线光疗

Mariam B. Totonchy，Melvin W. Chiu

关键词

- 光疗 ● 窄谱中波紫外线 ● PUVA ● UV-A1 ● 准分子激光 ● 补骨脂素 ● 银屑病
- 紫外线治疗

要点

- 紫外线光疗是治疗多种常见和少见皮肤病的有用工具。
- 因为副作用更少，窄谱 UVB 已经取代补骨脂素 -UVA 光疗（psoralen and UV-A light，PUVA）成为一些光反应性皮肤病的一线疗法，但 PUVA 对部分皮肤病仍然具有更好的效果。
- 准分子光疗是局限性光反应皮肤病的最佳选择。
- UV-A1 逐渐成为一种有效的治疗，特别是针对硬化性皮肤病，和 PUVA 相比副作用更少。

引言

　　紫外线（UV）光疗在皮肤科治疗中发挥着越来越重要的作用。UV 辐射可以分为 UV-C（200~290nm）、UV-B（290~320nm）和 UV-A（320~400nm）。UV-A 可以进一步划分为 UV-A1（340~400nm）和 UV-A2（320~340nm）（表 1）。本文作者着重关注皮肤科治疗中主要使用的 UV 治疗：窄谱UV-B(NB-U-VB)、准分子激光、补骨脂素 -UVA光疗（PUVA）、光化学疗法和 UV-A1。

表 1　紫外光谱（10~400nm）

名称缩写	波长（nm）
UV-A	320~400
UV-A1	340~400
UV-A2	320~340
UV-B	290~320
UV-C	200~290

历史

　　虽然靶向 UV 疗法是近年产生的，但人类利用日光治疗皮肤疾病的历史可以追溯至公元前 2000—1400 年的印度和埃及，在那里人们已经使用补骨脂素、大阿米芹（ammi majus）联合日光来治疗白癜风[1, 2]。1947 年 Fahmy 和他的同事从大阿米芹中分离出 8- 甲氧沙林（8-MOP），联合日光照射用于治疗白癜风。20 世纪 60 年代，外用和口服的 8-MOP 联合 UV 照射已应用于银屑病的治疗[6]。不久之后，还出现了 UV-A 灯全身照射联合外用 8-MOP 的治疗方法。虽然这种 UV-A 灯联合外用 8-MOP 治疗有效，但 UV-A 照射对于口服 8-MOP 的患者无效。Parris 和他的同事在 1974 年进行了一项里程碑式的临床试验，一种新型的高能量 UV-A 灯联合口服 8-MOP 可以治疗银屑病[7]。这个发现标志着 PUVA 治疗银屑病的开端。

　　1925 年，Goeckerman 发现汞石英灯管发射的 UV 辐射联合粗制煤焦油用于治疗银屑病比单用 UV 照射和外用煤焦油更有效。这个发现是之后几十年全世界利用 UV 光疗治疗银屑病的基础[8]。1953 年，Ingram 描述了英国使用煤焦油、地蒽酚和 UV

照射治疗银屑病的标准方法[9]。20 世纪 60 年代，Wiskemann 引入了宽谱 UV-B（BB-UV-B），和之前汞石英灯管产生无滤过的 UV 相比，其为通过滤过 UV-B 波长范围的 UV[10]。1978 年，Wiskemann 使用 BB-UV-B 治疗银屑病[10]，同时 Gilchrest 和他的同事使用 BB-UV-B 治疗尿毒症的瘙痒[11]。但 BB-UV-B 治疗银屑病的效果不及 PUVA。20 世纪 80 年代早期，经过仔细筛选治疗银屑病的 UV-B，发现最有效的作用波长是 313nm[12-14]。最终研发出的 NB-UVB（311~313nm）灯，在银屑病的治疗使用证实这比传统的 BB-UVB 更有效[15, 16]。NB-UV-B 逐渐取代 BB-UV-B 成为银屑病的一线治疗。

　　20 世纪 90 年代早期，UV-A1 开始应用于特应性皮炎的治疗[17]。由于 UV-A1 的波长较长（340~400nm），和 UV-B 相比，UV-A1 可以穿透较深到达皮肤的真皮部分。同时可以有效上调基质金属蛋白酶。因此，临床上常使用它来治疗真皮改变的皮肤病，特别是硬化性皮肤病[18]。

UV–B

作用机制

　　UV-B 可以改变皮肤内的细胞因子，导致凋亡，促进免疫抑制，造成 DNA 损害，减少树突状细胞和其他天然免疫系统的细胞的增殖。皮肤内存在三种不同的 T 细胞：Th1、Th2 和 Th17。银屑病的皮损中 Th1 和 Th17 过度活跃，这些细胞产生的细胞因子增加，加重皮肤炎症，导致角质形成细胞的过度增殖[19, 20]。相反，Th2 相关的细胞因子相对减少，如白介素（IL）-10，而 Th1 相关的细胞因子 IL-12 和肿瘤坏死因子（TNF）-α 较正常皮肤增加[19, 20]。UV-B 可以通过上调 IL-10 同时下调 IL-12 纠正这种不平衡[21, 22]。研究发现 NB-UV 可以抑制 Th1/Th17 细胞因子 IL-12、IL-17 和干扰素（IFN）-γ，同时增加银屑病皮损内 Th2 细胞因子 IL-4 的表达[23-26]。IL-4 可以抑制 Th1/Th17 激活的信号通路，发挥 NB-UV-B 的治疗作用。NB-UV-B 还可以使尿刊酸（UCA）异构化，从反式转变为顺式；这不仅使皮肤环境从 Th1 免疫转变为 Th2 免疫，也可使皮肤出现广泛的 UV 诱导的免疫抑制反应[27-29]。

　　NB-UV-B 的另一治疗作用是促进银屑病皮损处 T 细胞和角质形成细胞的凋亡[30-32]。朗格汉斯细胞在 UVB 治疗后数量减少，但这种现象的具体机制不明；可能的解释是它们从表皮迁移至淋巴结而不是由于凋亡所导致的数量减少[33-35]。NB-UV-B 还

可以导致 DNA 破坏，损坏细胞脂膜、细胞内容物和细胞骨架，足够高的剂量可引起细胞周期阻滞和细胞死亡。UV-B 不仅可以减少表皮朗格汉斯细胞的数量，削弱其功能[33, 34, 36-38]，同时可减少 T 细胞[30]，减少炎症性树突状细胞[23]和抑制接触性超敏反应，后者常被认为是 T 细胞活性的标志[39-42]。长时间、低剂量的 UV-B 治疗可以抑制混合性表皮细胞、淋巴细胞反应，说明免疫反应被抑制[36, 43]。UV 光疗还可以增加调节性 T 细胞，从而防止免疫系统活化[44]。308nm 准分子激光可以诱导 T 细胞的凋亡，较 NB-UV-B 更加有效[45]。

治疗方式

BB-UV-B 光疗

　　BB-UV-B 光疗（280~320nm）是第一种选择波长的 UV 光疗，用于治疗银屑病。一项研究显示，20 名银屑病患者每周照射 3 次 BB-UV-B，共 10~38 次治疗后 18 名患者可以达到临床清除[46]。类似的研究使用家用 UV-B 设备，用红斑量照射后，28 名患者中的 20 名达到治愈[47]。

NB-UV-B 光疗

　　20 世纪 90 年代晚期开始，NB-UV-B（311~313nm）逐渐取代 BB-UV-B，因为前者更加安全有效，治疗银屑病的速度更快而且有更长的缓解期[48-52]。和 BB-UV-B 相比，NB-UV-B 可以更多的减少银屑病皮损内的 T 细胞，这可能是由于后者可以穿透深至真皮。使用 NB-UV-B，可以在减少晒伤的同时传递较多的能量[31]。Schindl 等的研究比较了表皮细胞在不同剂量 UV 照射后的凋亡率，发现达到同样的细胞凋亡效果时，需要使用的 BB-UV-B 的剂量是 NB-UV-B 的 5~10 倍[53]。在清除银屑病方面，NB-UV-B 效果更佳，和 BB-UV-B 相比达到同样治疗效果可以使用较低的最小红斑量（MED）[54]。B-UV-B 减少皮损内朗格汉斯细胞、T 细胞和肥大细胞的数量不及 NB-UV-B[30, 31, 48, 55]。最后在异构化反式 UCA 转变为顺式，以及对整个天然免疫细胞和细胞因子的免疫抑制方面，NB-UV-B 的效果优于 BB-UV-B[55, 56]。因此本章节着重讨论 NB-UV-B，毕竟临床上 BB-UV-B 已经不再使用。

靶向性光疗：准分子激光和准分子灯

　　准分子（308nm）激光 / 灯在近十年使用的越来越多，因为它们是运用高剂量的 308nm 光进行

靶向性的光疗。准分子灯可以发射不连贯的光，在308nm 达到峰值，但只有欧洲和亚洲有这种仪器，美国市场是没有的。因此本章节只介绍准分子激光。

使用 NB-UV-B 时，病变皮损和正常皮肤都会接受辐射，准分子激光可以只针对受累的皮损。与NB-UV-B 相比，准分子激光具有选择性，可以发射短脉冲的、更高能量密度的光，其临床反应较快。

但治疗大面积的皮损时，准分子激光需要花费的时间和人力也较多。

适应证

常见的 NB-UV-B 适应证是银屑病、白癜风[57, 58]、特应性皮炎、蕈样肉芽肿和瘙痒（表 2）。

表 2　光疗适应证

NB-UV-B	PUVA	UVA-1
常见	常见	常见
银屑病	银屑病	硬斑病
白癜风	白癜风	硬化性苔藓
特应性皮炎	特应性皮炎	特应性皮炎
蕈样肉芽肿	蕈样肉芽肿	
瘙痒（和肾脏疾病和真性红细 　　胞增多症相关）		
少见	少见	少见
获得性穿通性皮肤病	斑秃	皮肤移植物抗宿主病
皮肤移植物抗宿主病	皮肤移植物抗宿主病	皮肤肥大细胞增多症
多形性日光疹	皮肤肥大细胞增多症	扁平苔藓
皮肤肥大细胞增多症	多形性日光疹	蕈样肉芽肿
环状肉芽肿	疱疹样皮炎	类脂质渐进性坏死
扁平苔藓	汗疱疹	苔藓样糠疹
慢性单纯性苔藓	环状肉芽肿	结节病
淋巴瘤样丘疹病	组织细胞增多症	系统性红斑狼疮
副银屑病	扁平苔藓	
苔藓样糠疹	硬化性苔藓	
玫瑰糠疹	硬斑病	
毛发红糠疹	玫瑰糠疹	
脂溢性皮炎	荨麻疹	

经允许改编自 Walker D，Jacobe H. Phototherapy in the age of biologics. Semin Cutan Med Surg 2011；30（4）：190-8

禁忌证

NB-UV-B 的禁忌证包括红斑狼疮、基底细胞痣综合征、着色性干皮病。Fitzpatrick 皮肤类型 Ⅰ到 Ⅱ 型的患者在进行 UV-B 治疗时需要注意他们更容易发生晒伤。有服用砷剂、放射性暴露、黑素瘤和非黑素瘤皮肤肿瘤病史以及幽闭恐惧症的患者慎用[54]。对非黑色素瘤皮肤肿瘤的患者来说，光疗一般被认为是一种安全的治疗手段，但对于有多发皮肤肿瘤或者有黑素瘤病史的患者，仍然建议改用其他治疗手段。

治疗方案

表 3 列出了 NB-UV-B 治疗的总体方案。接受治疗的患者应该佩戴防护眼罩，男性应该使用外生殖器防护罩。不同皮肤类型的 NB-UV-B 的 MED（MED-B）的差异很大，因此治疗前推荐进行MED-B 试验。MED 试验后 24 小时可以进行 UV-B治疗。但 MED 试验非常耗费人力和时间，医疗保险报销也需要占用很多时间，因此临床经常根据不同皮肤类型进行起始量照射。NB-UV-B 的治疗一般为 3 次 / 周，3 次 / 周和 5 次 / 周在疗效上没有统计学差异[59-61]。3 次 / 周的治疗加上低的剂量增量可

以减少 UV-B 的总剂量和毒性。起始 UV-B 剂量一般在 50%~70%MED，这对浅色和深色皮肤患者都是疗效最佳和安全性最好的范围[29, 62]。在一个随机双盲对照试验中，Kleinpenning 和他的同事检测了高剂量 NB-UV-B（0.7MED，40% 增量）和低剂量（0.35MED，20% 增量），发现达到皮损缓解的患者数量以及总 UV-B 累积量无显著性差异[63]。但高剂量组需要的治疗次数（20.6）小于低剂量组（24.1）。

NB-UV-B 治疗的目标是通过维持最小的红斑达到最佳的效果[64]。一些研究建议 40% MED 的增量，另一些却发现 5%~10% 的增量与高增量效果相当[61, 63, 65]。

如果光疗和阿维 A 合用，药物应该在光疗开始前 2 周使用。大于等于 70kg 的患者标准剂量为 25~50mg/d。对于轻于 70kg 的患者，10mg/d 是推荐剂量。光疗的起始剂量应该为正常单用光疗剂量的 25%[54]。如果患者已经进行光疗再给予阿维 A，NB-UV-B 剂量应该减少 33%，可以耐受的话每次治疗增加 5%~15% 的剂量。

虽然一些人认为 NB-UV-B 的维持治疗可以获得较长时间的缓解期[66]，但长时间使用 NB-UV-B 进行维持治疗没有公认的指南[67]。因此临床医生应该慎重综合患者对治疗的反应、疾病严重程度和增加治疗的可行性，考虑是否进行维持治疗。一般来说，一旦达到满意的临床缓解，治疗的频率和剂量都应该相应减少（表 3）[68]。

表 3　NB-UV-B 治疗方案[a]

根据皮肤类型进行光疗			
皮肤类型	起始剂量（mJ/cm²）	后续增量（mJ/cm²）	预计目标（mJ/cm²）	最大剂量（mJ/cm²）
I	50~120	15~50	520	2000
II	100~220	25~50	880	2000
III	200~260	30~50	1040	3000
IV	250~330	45~75	1320	3000
V	300~350	50~100	1400	5000
VI	350~400	50~100	1600	5000
白癜风	同 I 类型的皮肤治疗			

根据 MED 进行光疗
　　起始量：50% MED
　　第 1~20 次增量：10% 起始 MED
　　第 21 次及以后：每次的增量需要临床医生慎重决定
如果错过治疗后的下一次治疗
　　< 7 天：按照方案执行原有剂量
　　1~2 周：减少 25% 剂量
　　2~3 周：减少 50% 剂量或者重新从起始剂量开始
　　> 3 周：重新从起始剂量开始
皮损清除满意后的维持治疗
　　一周 2 次，共 4 周：同等剂量
　　一周 1 次，共 4 周：同等剂量
　　两周 1 次，共 4 周：减少 25% 剂量
　　四周 1 次：减少 50% 剂量

[a] 这个方案是治疗银屑病和白癜风的代表性方案。尽管没有共识，NB-UV-B 光疗治疗其他适应证的方案一般都类似银屑病的治疗

经允许后改编自 Menter A，Korman NJ，Elmets CA，et al. Guidelines of care for the management of psoriasis and psoriatic arthritis：section 5. Guidelines of care for the treatment of psoriasis with phototherapy and photochemotherapy. J Am Acad Dermatol 2010；62（1）：118

最后也是很重要的一点，每周都应该检查计算 NB-UV-B 治疗设备的输出剂量。灯管的输出剂量会缓慢衰减，如果不经常检查输出剂量，可能造成治疗不足[54]。目前常用的市售设备常具备（但家用设备常不具备）内在的检测系统可以检测传输出的剂量，据此应该根据输出剂量的减少间断调整治疗时间。

对于准分子激光来说，治疗频率为 2~3 次/周，至少间隔 48 小时，持续 3~6 周[69]。是否值得进行维持治疗也需要综合考虑疾病负担、患者意愿和后续治疗的可行性以及保险政策。为此进行了一项针对 5 名银屑病患者维持治疗的研究，这些患者经过 15 次（2 次/周）的准分子激光治疗，银屑病面积严重程度评分（PASI）改善达 75%。维持治疗包括一周一次治疗持续 4 周，接着两周一次治疗持续 4 周以及最后一次治疗为 4 周后进行，共 7 次。第一个月的减量中无人复发（定义为和基线比较加重 25%）；在整个减量期间，所有的患者保持 50%PASI 的改善[70]。表 4 描述了准分子激光的推荐治疗方案。

表 4　准分子激光治疗方案 [a]

银屑病的起始剂量		
斑块厚度	Fitzpatrick 皮肤类型Ⅰ~Ⅲ（剂量用 mJ/cm² 标示）	Fitzpatrick 皮肤类型Ⅳ~Ⅵ（剂量用 mJ/cm² 标示）
轻度	500	400
中度	500	600
重度	700	900

后续治疗的剂量				
效果	没有红斑没有疗效	轻度红斑轻度疗效	轻中度红斑疗效较好	较理想的改善	中重度红斑（± 水疱）
推荐剂量	增量 25%	增量 15%	维持剂量	维持或者减量 15%	停止治疗或者在未发生水疱区域减量 25%

[a] 治疗白癜风的准分子激光方案类似银屑病，一周进行 2~3 次治疗，至少间隔 48 小时，持续 4~36 周

经允许改编自 Menter A，Korman NJ，Elmets CA，et al. Guidelines of care for the management of psoriasis and psoriatic arthritis：section 5. Guidelines of care for the treatment of psoriasis with phototherapy and photochemotherapy. J Am Acad Dermatol 2010；62（1）：124

预期结果

中重度银屑病使用 NB-UV-B 治疗 20~36 次后可以有显著改善[71]。NB-UV-B 治疗银屑病一般可以达到 60%~70% 的清除率[49, 72, 76]。使用准分子激光，8~10 次治疗后可能达到缓解[77-79]。光的致癌性和累积的 UV 剂量直接相关[80]，和 NB-UV-B 治疗相比，准分子激光导致肿瘤发生的可能性较小，但这方面目前没有直接临床资料。

不良反应

急性不良反应包括瘙痒、烧灼感、水疱、针刺感、干燥和红斑。光疗后 8~24 小时可以出现明显的红斑[64]。防护眼罩可以减少 UV-B 相关白内障的发生。但已证实 UV 是不能穿透眼睑的[81]，所以对于眼周皮损的治疗，要求患者治疗期间闭眼是安全的。此外，有报道显示光老化、单纯疱疹复发以及儿童焦虑和 UV-B 治疗有关。少见报道 NB-UV-B 治疗后皮损处水疱形成[82]。NB-UV-B 治疗和基底细胞癌（BCC）、鳞状细胞癌（SCC）和黑素瘤的风险升高没有显著关联[83-86]。妊娠妇女也可以安全的使用 NB-UV-B 和准分子激光[87, 88]。关于 NB-UV-B 治疗是否引起叶酸的减少尚有争议。因为叶酸缺乏对于胎儿有不良影响，所以临床医生应该在进行光疗前考虑对计划生育的女性患者补充叶酸[87, 88]。

准分子激光的不良反应和非靶向性的 UV-B 类似。最常见的不良反应包括水疱、红斑、色素沉着、轻度晒伤、瘙痒和糜烂，但所有的不良反应大多可以很好的耐受[69]。

PUVA 和 UVA-1

作用机制

PUVA 治疗是 UV-A 光联合光敏剂补骨脂的治疗，如 8-MOP，临床上用于治疗银屑病。补骨脂是呋喃香豆素类，存在于自然界的一些植物中，也可以由人工合成。补骨脂可以使皮肤细胞对 UV-A（320~400nm）光敏感。PUVA 可以引起非氧依赖的 1 型反应和氧依赖 2 型反应[29]。当补骨脂插入 DNA 碱基对中，发生非氧依赖反应。接着皮肤暴露于 UV-A 中，形成补骨脂 -DNA 交联物，形成嘧啶二聚体，阻止 DNA 复制，导致 T 淋巴细胞和角质形成细胞周期中断。接受长期的 UVA 治疗，表皮内产生的 DNA 交联物使患者容易发生 SCC（稍后讨论）。和角质形成细胞相比，淋巴细胞和抗原递呈细胞在 PUVA 治疗中更敏感，容易发生凋亡。PUVA 的临床反应和表皮内淋巴细胞减少有关，这可能对皮肤 T 细胞淋巴瘤（CTCL）和炎症性皮肤病如银屑病和特应性皮炎的 PUVA 治疗非常重要[89]。

PUVA 还可以产生活性氧簇，介导氧依赖的 2 型反应。当活化的补骨脂和分子氧反应产生活性氧簇，通过脂质过氧化反应破坏细胞和线粒体膜，导致细胞死亡。单线态氧介导的反应和自由基也可以改变细胞内的蛋白质和脂类。8-MOP 的光氧化产物可以抑制过敏毒素 C5a，阻止了 C5a 对多形核中性粒细胞的化学趋化[90]。

PUVA 还可以改变细胞因子和细胞因子受体，导致表皮角质形成细胞生长因子受体活性降低，银屑病皮损内 Th1/Th17 介导的细胞因子 IFN-γ 和 IL-23 表达减少[91]。在一个银屑病小鼠模型的研究中，PUVA 引起 Th1/Th17 抑制，显著减少 IL-17、IL-12、IFN-γ 和 IL-23[92]。Th2 细胞因子，如 IL-10 上调，类似之前讨论过的 UV-B 治疗后的反应。除了皮肤局部的改变，研究还发现 PUVA 治疗后患者血清中这些细胞因子降低[93, 94]。

UV-A1 可以通过诱导 T 细胞和 B 细胞凋亡，减少朗格汉斯细胞和肥大细胞，下调炎症因子，上调基质金属蛋白酶以及减少胶原合成而发挥效用。UV-A1 可以激活凋亡瀑布反应，引发 T 细胞和 B 细胞的凋亡[95]。UV-A1 还可以减少炎症性细胞因子 TNF-α、IFN-γ 和 IL-12[22, 96]。类似 UV-B，UV-A1 也可以使 UCA 光异构化从顺式转变为反式，UV-A1 还具有免疫调节功能[22]。细胞间黏附因子 1（ICAM-1），可以介导白细胞与角质形成细胞之间的黏附，UV-A1 照射产生的细胞因子可以上

调其表达[97]。体外培养硬斑病患者和非受累患者的成纤维细胞，以及在硬皮病的小鼠模型中，均发现 UV-A1 照射后可以上调胶原酶的 mRNA 和蛋白的表达[98]。另外一项体外研究中，体外培养人成纤维细胞和小鼠硬皮病模型的成纤维细胞，经过 UV-A1 照射后，羟脯氨酸和胶原表达减少[99]。此外，研究还发现局限性硬皮病皮损中活跃的前炎症细胞因子 IL-6 和 IL-8，在照射 UV-A1 后显著减少[100]。

治疗方式

PUVA

和前面章节 NB-UV-B 相关内容中所讨论的一致，PUVA 是治疗严重银屑病最有效的 UV 治疗。特别是在肥厚性斑块和掌跖银屑病效果明显[101]。但目前随着 NB-UV-B、生物制剂和准分子激光的进展，以及补骨脂素使用不便、多种不良反应和较其他光疗发生皮肤癌的风险高，近些年 PUVA 的使用逐渐减少。

口服补骨脂属于妊娠用药的 C 类。少数研究评估了 PUVA 治疗孕妇患者分娩先天性畸形婴儿的发生率，发现与普通人群相比有增高的风险[102-104]。在一个囊括了 504 名婴儿的研究中，他们的母亲在受孕和妊娠期间都接受了 PUVA 治疗，未发现畸形风险增加，但是低体重儿的发生率增加[103]。但是未设立不使用光疗的中重度银屑病母亲患者作为对照组。PUVA 一般不推荐用于儿童银屑病患者，因为存在皮肤癌发生升高的风险。一般建议不小于 12 岁或者体重不小于 45.4kg 的儿童谨慎使用口服 PUVA 治疗[105]。

除口服补骨脂以外，PUVA 可以通过外用、浸泡（常用手足部位）或者泡浴等方式产生疗效，并减少相关毒性。

UV-A1

20 世纪 90 年代早期，Krutmann 和 Schopf 使用 UV-A1 成功治疗特应性皮炎患者的急性发作，从此它开始作为一种潜在的有效光疗方式而得到运用[106]。和 UV-A2 相比，UV-A1 产生红斑较少，可以穿透至皮肤较深部分，可能到达皮下组织。UV-A1 可以有效治疗特应性皮炎和局限性硬皮病（稍后讨论）[18]。

适应证

PUVA 和 UV-A1 的适应证和 NB-UV-B 类似，

但因为 UV-A 穿透较深，更常用来治疗真皮病变，如硬化性皮肤病（见表 2）。

禁忌证

PUVA 和 UV-A1 的禁忌证包括着色性干皮病、光敏感和长期免疫抑制患者。值得注意的是，PUVA 已经成功的用于多形性日光疹的脱敏治疗。经受过放射线暴露、服用砷剂和 Fitzpatrick 皮肤 I 型和 II 型的患者应该慎用 PUVA。有黑素瘤和非黑素瘤皮肤肿瘤的患者、妊娠或哺乳期妇女、肝脏疾病患者（体内补骨脂浓度可能增高）、既往或者目前使用甲氨蝶呤或环孢菌素的患者，以及长时间站立或者暴露于高温环境的患者都应该审慎考虑是否使用 PUVA 治疗。因为大多数晶状体植入物可以阻挡 UV，白内障和无晶体眼并不是 PUVA 的禁忌证。实际上，白内障对于视网膜是一种保护，但白内障或者无晶体眼的患者应该在治疗中注意并确保佩戴防护眼罩。

预期结果

口服 PUVA 治疗银屑病的清除率一般在 75%~88%，治疗次数的中位数为 16 到 17[72, 73, 75, 76]。根据 Gordon 等人[72]以及 Yones 等人[76]的研究发现，经过口服 PUVA 治愈的患者中 41%~68% 在六个月之后仍能保持在缓解状态。一周进行 2~3 次口服 PUVA 治疗，患者通常在 6~10 次治疗后出现改善。研究发现口服 PUVA 和泡浴 PUVA 的效果类似，泡浴 PUVA 治疗银屑病的效果优于 NB-UV-B[107, 108]。

治疗方案

口服 PUVA 的经典方案在表 5。进行口服 PUVA 的患者一般在 UV-A 照射前 90 分钟给予 8-MOP 口服。5-MOP 的胃肠道副作用较小，光毒性也较少，欧洲都有使用，但美国没有 5-MOP。服用 8-MOP 的前后一个小时不应该进食，因为食物会减慢或者减少药物吸收。但对于感到恶心的患者，有必要在服用补骨脂之前进食少许，应该注意在每次治疗前给予相同分量的食物，有助于治疗剂量标准化和剂量的增加。一般一周进行 2~3 次治疗，间隔至少 48 小时，用于评估不良反应，如红斑、色素沉着或水疱。UV-A 的起始剂量通常由 Fitzpatrick 皮肤类型决定。一般来说，如果不产生红斑，下次治疗的 UV-A 剂量可以增加；如果红斑在下次治疗前消失，可以维持之前的剂量；如果红斑持续大于等于 48 小时，应该暂停下一次的治疗。

表 5　口服 PUVA 治疗方案[a]

口服 8-MOP 剂量		
患者体重		
磅	千克	剂量（mg）
< 66	< 30	10
66~143	30~65	20
144~200	66~91	30
> 200	> 91	40

口服 PUVA 的 UV-A 剂量			
皮肤类型	起始剂量（J/cm²）	增量（J/cm²）	最大剂量（J/cm²）
I	0.5~1.5	0.5~1.0	8~12
II	1.0~2.5	0.5~1.0	8~14
III	1.5~3.5	0.5~1.5	12~18
IV	2.0~4.5	0.5~2.0	12~22
V	2.5~5.5	1.0~2.5	20~26
VI	3.0~6.5	1.0~2.5	20~30

错过治疗后的方案
8~9 天：根据标准方案增加
10~14 天：保持原有剂量
15~20 天：减少剂量 1~2J/cm²
21~24 天：减少剂量 2~3J/cm²
25~28 天：减少剂量 3~4J/cm²
> 28 天：重新开始治疗

[a] 这个方案是治疗银屑病的代表性方案。虽然目前没有共识，但治疗其他适应证的 PUVA 方案和银屑病类似

经允许改编自 Menter A, Korman NJ, Elmets CA, et al. Guidelines of care for the management of psoriasis and psoriatic arthritis：section 5. Guidelines of care for the treatment of psoriasis with phototherapy and photochemotherapy. J Am Acad Dermatol 2010；62（1）：126

虽然目前没有 PUVA 维持治疗方案的共识。尽管维持治疗有利于防止疾病复发，但增加发生肿瘤的风险必须予以重视。与 NB-UV-B 类似，PUVA 需要耗费时间，但维持治疗的需时较少。PUVA 维持治疗可以每月 1 次，和 NB-UV-B 每周 1 次比较，

频率减少很多。另一种推荐的 PUVA 维持疗法是在皮损清除后持续 3~6 个月，每周 1 次不增加剂量。考虑到超过 200 次治疗后非黑素瘤皮肤肿瘤的风险增加，一般建议对浅肤色的患者不宜进行超过 200 次的 PUVA。外用、泡浴和浸浴的 PUVA 方案列在框 1 内[109, 110]。

框 1　外用、泡浴和浸浴的 PUVA 方案

外用 PUVA

1. 使用手套在患处涂抹 0.005% 8-MOP 水溶性凝胶，确保重复涂抹在同一部位。
2. 使用 UV-A 进行 15~20 分钟的照射。
3. 起始 UV-A 剂量：40% 最小光毒性剂量或者 0.5~1.0J/cm^2。
4. 后续 UV-A 剂量：根据部位不同使用 0.5~2J/cm^2。
5. 频率：一周两次。

浸浴 PUVA

1. 将手和（或）足浸浴在 0.03% 的 8-MOP（可以将 10mg 药片或者 1ml 1% 的 8-MOP 溶解在 3L 的温水中）中，达 20~30 分钟。
2. 使用 UV-A 进行 15~20 分钟的照射。
3. 起始 UV-A 剂量：1~2J/cm^2。
4. 后续 UV-A 剂量：每次成功治疗后增加 0.5~1.0J/cm^2。
5. 频率：一周两次。

泡浴 PUVA

1. 全身浸浴在浴缸中，使用 0.000075% 的 8-MOP（可以将 6 片 10mg 的 8-MOP 药片溶解在 80L 温水中），达 20~30 分钟。
2. 使用 UV-A 进行 15~20 分钟的照射。
3. 起始 UV-A 剂量：0.2~0.5J/cm^2。
4. 后续 UV-A 剂量：每次成功治疗后增加 20%~40% 起始剂量。
5. 频率：每周 2 次。

改编自 Halpern SM, Anstey AV, Dawe RS, et al. Guidelines for topical PUVA: a report of a workshop of the British photodermatology group. Br J Dermatol 2000; 142（1）: 22-31. 和 Tsui CL, Levitt J. Practical pearls in phototherapy. Int J Dermatol 2013; 52（11）: 1395-7.

通常有三种不同水平的 UV-A1 剂量：低剂量（每次治疗 10~20J/cm^2）、中剂量（50~70J/cm^2）和高剂量（70~130J/cm^2）。对大多数疾病来说，中剂量最常用，它的疗效优于低剂量，和高剂量相当。表

6 列出了代表性的 UVA1 治疗方案[111]。

表 6　UV-A1 治疗方案

适应证	剂量（J/cm^2）	频率	持续时间
特应性皮炎	60	一周 3~5 次	3~6 周
汗疱疹	60	一周 3~5 次	3~6 周
CTCL	60	一周 3~5 次	3~6 周
局限性硬皮病	60	一周 3~5 次	40 次
硬化性苔藓	50	一周 5 次	40 次
系统性红斑狼疮	10	一周 5 次	3 周
亚急性痒疹	50	一周 5 次	4 周
色素性荨麻疹	60	一周 5 次	3 周
玫瑰糠疹	30	一周 3 次	3 周

经允许改编自 Gambichler T, Terras S, Kreuter A. Treatment regimens, protocols, dosage, and indications for UVA1 phototherapy: facts and controversies. Clin Dermatol 2013; 31（4）: 438-54

不良反应

PUVA 治疗最常见的不良反应是红斑、瘙痒、色素沉着、皮肤干燥、恶心和或呕吐。也可发生黑甲、甲分离、多毛、雀斑样痣和水疱等[54]。光老化是慢性 PUVA 治疗的副作用。因为补骨脂是光敏剂，当患者同时服用其他光敏药物需要注意，例如非甾体类抗炎药、利尿剂、镇痛剂、抗生素（如氟喹诺酮或四环素类）以及抗真菌药物[112]。进行 PUVA 治疗的患者少有报道发生肝脏毒性。部分病例报道称 PUVA 可以增加罹患白内障的风险。在一个长达 25 年的前瞻性随访研究中，Malanos 和 Stern 发现在治疗时和治疗后使用眼部防护，PUVA 并不会使发生白内障的风险增加[113]。

目前已经明确 PUVA 暴露和发生 SCC 风险有剂量相关性，发生 BCC 的相关性较低[84, 114-121]。Stern 等人从 1975 年开始随访了 1373 名使用 PUVA 治疗银屑病的患者[120]。25 年后，他们发现 SCC 与高剂量（> 200 次治疗）的 PUVA 具有很强的相

关性，Fitzpatrick 皮肤类型 Ⅰ 型和 Ⅱ 型的患者发生 SCC 风险最高 [121]。根据 Stern 和 Lunder 所进行的荟萃分析结果 [119]，发现暴露于高剂量（ > 200 次治疗或者 2000J/cm^2 ）PUVA 的患者 SCC 发生率是低剂量 PUVA（ < 100 次治疗或 1000J/cm^2 ）的 14 倍。但在非白种人群中，长期接受 PUVA 治疗和非黑素瘤皮肤肿瘤风险增加之间的相关性并不明确 [122]。基于美国的资料，银屑病男性患者的生殖器部位暴露于高剂量 PUVA 后，可能会增加患侵袭性 SCC 的可能 [123]。因此，患者进行光疗时应该特别重视使用生殖器护罩。同时使用放射性治疗和 PUVA 后，发生皮肤癌的风险增加，因此对既往有放射性暴露史的患者需要特别注意 [116, 120]。虽然研究结果受限于样本量和随访时间，但没有发现泡浴 PUVA 会增加皮肤癌的发生风险 [124, 125]。

对于 PUVA 是否会增加黑素瘤的发生风险，存在争议性。Stern 等人从 1975 年进行的同一个队列研究中 [126]，对于接受了 250 次以上治疗的患者，15 年后随访发现黑素瘤发生率增高 5.5 倍。进一步的研究发现，在对年龄、性别，以及高龄人群本身就存在黑素瘤发生率增加进行校正后，这个队列随着时间黑素瘤发生的风险依然增加 [127]。对 Fitzpatrick 皮肤类型 Ⅰ 和 Ⅱ 型来说，风险最为显著。某些结果和其他队列研究相反，那些研究并没有发现黑素瘤风险增加和 PUVA 治疗相关 [114, 128-131]，其中也包括了在瑞典从 1974 年开始进行的，一项大型的囊括了 4799 名接受 PUVA 治疗的患者的研究，在平均随访时间达 16 年后，研究者并未发现黑素瘤发生风险增加 [131]。

关于 UV-A1 的严重副作用报道较少。最常见的副作用包括红斑、瘙痒、色素沉着、水疱形成、光老化、多形性日光疹和单纯疱疹病毒的重新活化 [18, 132, 133]。目前尚不清楚 UV-A1 发生皮肤癌的风险。已有报道显示 UV-A1 治疗期间发生 Merkel 细胞肿瘤和黑素瘤 [134, 135]；因为尚未有大型的研究报道，UVA1 光疗和皮肤癌发生风险是否相关仍不清楚。

总结

紫外线光疗已经成为治疗常见和少见皮肤病的一种重要手段。基于其良好的疗效和较少的不良反应，临床医生在实际医疗操作中应该及时适当地使用这种治疗方法。

（陈荃　译，罗权　江娜　校，朱慧兰　审）

参考文献

1. Fitzpatrick TB, Pathak MA. Historical aspects of methoxsalen and other furocoumarins. J Invest Dermatol 1959;32(2 Pt 2):229–31.

2. Pathak MA, Fitzpatrick TB. The evolution of photochemotherapy with psoralens and UVA (PUVA): 2000 BC to 1992 AD. J Photochem Photobiol B 1992;14(1–2):3–22.

3. Fahmy IR, Abu-Shady H. Ammi majus Linn.; pharmacognostical study and isolation of a crystalline constituent, ammoidin. Q J Pharm Pharmacol 1947;20(3):281–91 [discussion: 426].

4. Fahmy IR, Abu-Shady H. The isolation and properties of ammoidin, ammidin and majudin, and their effect in the treatment of leukoderma. Q J Pharm Pharmacol 1948;21(4):499–503.

5. Fahmy IR, Abushady H, Schonberg A, et al. A crystalline principle from Ammi majus L. Nature 1947;160(4066):468.

6. Roelandts R. The history of phototherapy: something new under the sun? J Am Acad Dermatol 2002;46(6):926–30.

7. Parrish JA, Fitzpatrick TB, Tanenbaum L, et al. Photochemotherapy of psoriasis with oral methoxsalen and longwave ultraviolet light. N Engl J Med 1974; 291(23):1207–11.

8. Goeckerman WH. Treatment of psoriasis. Northwest Med 1925;24:229–31.

9. Ingram JT. The approach to psoriasis. Br Med J 1953;12(2):591–4.

10. Wiskemann A. UVB-Phototherapie der Psoriasis mit einer fur die PUVA-Therapie entwickelten Stehbox. [UVB-phototherapy of psoriasis using a standing box developed for PUVA-therapy]. Z Hautkr 1978; 53(18):633–6 [in German].

11. Gilchrest BA, Rowe JW, Brown RS, et al. Ultraviolet phototherapy of uremic pruritus. Long-term results and possible mechanism of action. Ann Intern Med 1979;91(1):17–21.

12. Alsins J, Claesson S, Fischer T, et al. Development of high intensity narrow-band lamps and studies of the irradiation effect on human skin. Irradiation with high intensity lamps. Acta Derm Venereol 1975; 55(4):261–71.

13. Fischer T, Alsins J, Berne B. Ultraviolet-action spectrum and evaluation of ultraviolet lamps for psoriasis healing. Int J Dermatol 1984;23(10):633–7.

14. Parrish JA, Jaenicke KF. Action spectrum for phototherapy of psoriasis. J Invest Dermatol 1981; 76(5):359–62.

15. van Weelden H, De La Faille HB, Young E, et al. A new development in UVB phototherapy of psoriasis. Br J Dermatol 1988;119(1):11–9.

16. Green C, Ferguson J, Lakshmipathi T, et al. 311 nm UVB phototherapy–an effective treatment for psori-

asis. Br J Dermatol 1988;119(6):691–6.

17. Krutmann J, Czech W, Diepgen T, et al. High-dose UVA1 therapy in the treatment of patients with atopic dermatitis. J Am Acad Dermatol 1992;26(2 Pt 1):225–30.

18. Kroft EB, Berkhof NJ, van de Kerkhof PC, et al. Ultraviolet A phototherapy for sclerotic skin diseases: a systematic review. J Am Acad Dermatol 2008;59(6):1017–30.

19. Schlaak JF, Buslau M, Jochum W, et al. T cells involved in psoriasis vulgaris belong to the Th1 subset. J Invest Dermatol 1994;102(2):145–9.

20. Uyemura K, Yamamura M, Fivenson DF, et al. The cytokine network in lesional and lesion-free psoriatic skin is characterized by a T-helper type 1 cell-mediated response. J Invest Dermatol 1993; 101(5):701–5.

21. Enk CD, Sredni D, Blauvelt A, et al. Induction of IL-10 gene expression in human keratinocytes by UVB exposure in vivo and in vitro. J Immunol 1995;154(9):4851–6.

22. Skov L, Hansen H, Allen M, et al. Contrasting effects of ultraviolet A1 and ultraviolet B exposure on the induction of tumour necrosis factor-alpha in human skin. Br J Dermatol 1998;138(2):216–20.

23. Johnson-Huang LM, Suarez-Farinas M, Sullivan-Whalen M, et al. Effective narrow-band UVB radiation therapy suppresses the IL-23/IL-17 axis in normalized psoriasis plaques. J Invest Dermatol 2010;130(11):2654–63.

24. Piskin G, Tursen U, Sylva-Steenland RM, et al. Clinical improvement in chronic plaque-type psoriasis lesions after narrow-band UVB therapy is accompanied by a decrease in the expression of IFN-gamma inducers – IL-12, IL-18 and IL-23. Exp Dermatol 2004;13(12):764–72.

25. Racz E, Prens EP, Kurek D, et al. Effective treatment of psoriasis with narrow-band UVB phototherapy is linked to suppression of the IFN and Th17 pathways. J Invest Dermatol 2011;131(7): 1547–58.

26. Walters IB, Ozawa M, Cardinale I, et al. Narrowband (312-nm) UV-B suppresses interferon gamma and interleukin (IL) 12 and increases IL-4 transcripts: differential regulation of cytokines at the single-cell level. Arch Dermatol 2003;139(2):155–61.

27. Duthie MS, Kimber I, Norval M. The effects of ultraviolet radiation on the human immune system. Br J Dermatol 1999;140(6):995–1009.

28. Kammeyer A, Teunissen MB, Pavel S, et al. Photoisomerization spectrum of urocanic acid in human skin and in vitro: effects of simulated solar and artificial ultraviolet radiation. Br J Dermatol 1995; 132(6):884–91.

29. Zanolli M. Phototherapy treatment of psoriasis today. J Am Acad Dermatol 2003;49(Suppl 2): S78–86.

30. Krueger JG, Wolfe JT, Nabeya RT, et al. Successful ultraviolet B treatment of psoriasis is accompanied by a reversal of keratinocyte pathology and by selective depletion of intraepidermal T cells. J Exp Med 1995;182(6):2057–68.

31. Ozawa M, Ferenczi K, Kikuchi T, et al. 312-nanometer ultraviolet B light (narrow-band UVB) induces apoptosis of T cells within psoriatic lesions. J Exp Med 1999;189(4):711–8.

32. Weatherhead SC, Farr PM, Jamieson D, et al. Keratinocyte apoptosis in epidermal remodeling and clearance of psoriasis induced by UV radiation. J Invest Dermatol 2011;131(9):1916–26.

33. Kolgen W, Both H, van Weelden H, et al. Epidermal Langerhans cell depletion after artificial ultraviolet B irradiation of human skin in vivo: apoptosis versus migration. J Invest Dermatol 2002;118(5): 812–7.

34. McLoone P, Woods GM, Norval M. Decrease in Langerhans cells and increase in lymph node dendritic cells following chronic exposure of mice to suberythemal doses of solar simulated radiation. Photochem Photobiol 2005;81(5):1168–73.

35. Wong T, Hsu L, Liao W. Phototherapy in psoriasis: a review of mechanisms of action. J Cutan Med Surg 2013;17(1):6–12.

36. van Praag MC, Mulder AA, Claas FH, et al. Long-term ultraviolet B-induced impairment of Langerhans cell function: an immunoelectron microscopic study. Clin Exp Immunol 1994;95(1):73–7.

37. DeSilva B, McKenzie RC, Hunter JA, et al. Local effects of TL01 phototherapy in psoriasis. Photodermatol Photoimmunol Photomed 2008;24(5): 268–9.

38. Seite S, Zucchi H, Moyal D, et al. Alterations in human epidermal Langerhans cells by ultraviolet radiation: quantitative and morphological study. Br J Dermatol 2003;148(2):291–9.

39. Mork NJ, Austad J. Short-wave ultraviolet light (UVB) treatment of allergic contact dermatitis of the hands. Acta Derm Venereol 1983;63(1):87–9.

40. Sjovall P, Christensen OB. Local and systemic effect of ultraviolet irradiation (UVB and UVA) on human allergic contact dermatitis. Acta Derm Venereol 1986;66(4):290–4.

41. Yoshikawa T, Rae V, Bruins-Slot W, et al. Susceptibility to effects of UVB radiation on induction of contact hypersensitivity as a risk factor for skin cancer in humans. J Invest Dermatol 1990;95(5): 530–6.

42. Miyauchi H, Horio T. Ultraviolet B-induced local immunosuppression of contact hypersensitivity is modulated by ultraviolet irradiation and hapten application. J Invest Dermatol 1995; 104(3):364–9.

43. Skov L, Hansen H, Dittmar HC, et al. Susceptibility to effects of UVB irradiation on induction of contact

sensitivity, relevance of number and function of Langerhans cells and epidermal macrophages. Photochem Photobiol 1998;67(6):714–9.

44. Soyland E, Heier I, Rodriguez-Gallego C, et al. Sun exposure induces rapid immunological changes in skin and peripheral blood in patients with psoriasis. Br J Dermatol 2011;164(2):344–55.

45. Novak Z, Bonis B, Baltas E, et al. Xenon chloride ultraviolet B laser is more effective in treating psoriasis and in inducing T cell apoptosis than narrow-band ultraviolet B. J Photochem Photobiol B 2002;67(1):32–8.

46. Adrian RM, Parrish JA, Momtaz TK, et al. Outpatient phototherapy for psoriasis. Arch Dermatol 1981;117(10):623–6.

47. Larko O, Swanbeck G. Home solarium treatment of psoriasis. Br J Dermatol 1979;101(1):13–6.

48. Walters IB, Burack LH, Coven TR, et al. Suberythemogenic narrow-band UVB is markedly more effective than conventional UVB in treatment of psoriasis vulgaris. J Am Acad Dermatol 1999; 40(6 Pt 1):893–900.

49. Almutawa F, Alnomair N, Wang Y, et al. Systematic review of UV-based therapy for psoriasis. Am J Clin Dermatol 2013;14(2):87–109.

50. Picot E, Meunier L, Picot-Debeze MC, et al. Treatment of psoriasis with a 311-nm UVB lamp. Br J Dermatol 1992;127(5):509–12.

51. Storbeck K, Holzle E, Schurer N, et al. Narrowband UVB (311 nm) versus conventional broadband UVB with and without dithranol in phototherapy for psoriasis. J Am Acad Dermatol 1993;28(2 Pt 1): 227–31.

52. Dawe RS, Cameron H, Yule S, et al. A randomized controlled trial of narrowband ultraviolet B vs bath-psoralen plus ultraviolet A photochemotherapy for psoriasis. Br J Dermatol 2003;148(6): 1194–204.

53. Schindl A, Klosner G, Honigsmann H, et al. Flow cytometric quantification of UV-induced cell death in a human squamous cell carcinoma-derived cell line: dose and kinetic studies. J Photochem Photobiol B 1998;44(2):97–106.

54. Menter A, Korman NJ, Elmets CA, et al. Guidelines of care for the management of psoriasis and psoriatic arthritis: section 5. Guidelines of care for the treatment of psoriasis with phototherapy and photochemotherapy. J Am Acad Dermatol 2010; 62(1):114–35.

55. Berneburg M, Rocken M, Benedix F. Phototherapy with narrowband vs broadband UVB. Acta Derm Venereol 2005;85(2):98–108.

56. Guckian M, Jones CD, Vestey JP, et al. Immunomodulation at the initiation of phototherapy and photochemotherapy. Photodermatol Photoimmunol Photomed 1995;11(4):163–9.

57. Hofer A, Hassan AS, Legat FJ, et al. Optimal weekly frequency of 308-nm excimer laser treatment in vitiligo patients. Br J Dermatol 2005; 152(5):981–5.

58. Hofer A, Hassan AS, Legat FJ, et al. The efficacy of excimer laser (308 nm) for vitiligo at different body sites. J Eur Acad Dermatol Venereol 2006;20(5): 558–64.

59. Cameron H, Dawe RS, Yule S, et al. A randomized, observer-blinded trial of twice vs. three times weekly narrowband ultraviolet B phototherapy for chronic plaque psoriasis. Br J Dermatol 2002; 147(5):973–8.

60. Dawe RS, Wainwright NJ, Cameron H, et al. Narrowband (TL-01) ultraviolet B phototherapy for chronic plaque psoriasis: three times or five times weekly treatment? Br J Dermatol 1998;138(5):833–9.

61. Wainwright NJ, Dawe RS, Ferguson J. Narrowband ultraviolet B (TL-01) phototherapy for psoriasis: which incremental regimen? Br J Dermatol 1998; 139(3):410–4.

62. Youssef RM, Mahgoub D, Mashaly HM, et al. Different narrowband UVB dosage regimens in dark skinned psoriatics: a preliminary study. Photodermatol Photoimmunol Photomed 2008;24(5): 256–9.

63. Kleinpenning MM, Smits T, Boezeman J, et al. Narrowband ultraviolet B therapy in psoriasis: randomized double-blind comparison of high-dose and low-dose irradiation regimens. Br J Dermatol 2009;161(6):1351–6.

64. Schneider LA, Hinrichs R, Scharffetter-Kochanek K. Phototherapy and photochemotherapy. Clin Dermatol 2008;26(5):464–76.

65. Boztepe G, Akinci H, Sahin S, et al. In search of an optimum dose escalation for narrowband UVB phototherapy: is it time to quit 20% increments? J Am Acad Dermatol 2006;55(2):269–71.

66. Stern RS, Armstrong RB, Anderson TF, et al. Effect of continued ultraviolet B phototherapy on the duration of remission of psoriasis: a randomized study. J Am Acad Dermatol 1986;15(3): 546–52.

67. Boztepe G, Karaduman A, Sahin S, et al. The effect of maintenance narrow-band ultraviolet B therapy on the duration of remission for psoriasis: a prospective randomized clinical trial. Int J Dermatol 2006;45(3):245–50.

68. Walker D, Jacobe H. Phototherapy in the age of biologics. Semin Cutan Med Surg 2011;30(4):190–8.

69. Mudigonda T, Dabade TS, Feldman SR. A review of targeted ultraviolet B phototherapy for psoriasis. J Am Acad Dermatol 2012;66(4):664–72.

70. Housman TS, Pearce DJ, Feldman SR. A maintenance protocol for psoriasis plaques cleared by the 308 nm excimer laser. J Dermatolog Treat 2004;15(2):94–7.

71. Lapolla W, Yentzer BA, Bagel J, et al. A review of

phototherapy protocols for psoriasis treatment. J Am Acad Dermatol 2011;64(5):936–49.

72. Gordon PM, Diffey BL, Matthews JN, et al. A randomized comparison of narrow-band TL-01 phototherapy and PUVA photochemotherapy for psoriasis. J Am Acad Dermatol 1999;41(5 Pt 1): 728–32.

73. Henseler T, Wolff K, Honigsmann H, et al. Oral 8-methoxypsoralen photochemotherapy of psoriasis. The European PUVA study: a cooperative study among 18 European centres. Lancet 1981; 1(8225):853–7.

74. Markham T, Rogers S, Collins P, et al. (TL-01) phototherapy vs oral 8-methoxypsoralen psoralen-UV-A for the treatment of chronic plaque psoriasis. Arch Dermatol 2003;139(3):325–8.

75. Melski JW, Tanenbaum L, Parrish JA, et al. Oral methoxsalen photochemotherapy for the treatment of psoriasis: a cooperative clinical trial. J Invest Dermatol 1977;68(6):328–35.

76. Yones SS, Palmer RA, Garibaldinos TT, et al. Randomized double-blind trial of the treatment of chronic plaque psoriasis: efficacy of psoralen-UV-A therapy vs narrowband UV-B therapy. Arch Dermatol 2006;142(7):836–42.

77. Bonis B, Kemeny L, Dobozy A, et al. 308 nm UVB excimer laser for psoriasis. Lancet 1997; 350(9090):1522.

78. Feldman SR, Mellen BG, Housman TS, et al. Efficacy of the 308-nm excimer laser for treatment of psoriasis: results of a multicenter study. J Am Acad Dermatol 2002;46(6):900–6.

79. Trehan M, Taylor CR. Medium-dose 308-nm excimer laser for the treatment of psoriasis. J Am Acad Dermatol 2002;47(5):701–8.

80. Lavker RM, Gerberick GF, Veres D, et al. Cumulative effects from repeated exposures to suberythemal doses of UVB and UVA in human skin. J Am Acad Dermatol 1995;32(1):53–62.

81. Prystowsky JH, Keen MS, Rabinowitz AD, et al. Present status of eyelid phototherapy. Clinical efficacy and transmittance of ultraviolet and visible radiation through human eyelids. J Am Acad Dermatol 1992;26(4):607–13.

82. George SA, Ferguson J. Lesional blistering following narrow-band (TL-01) UVB phototherapy for psoriasis: a report of four cases. Br J Dermatol 1992;127(4):445–6.

83. Lee E, Koo J, Berger T. UVB phototherapy and skin cancer risk: a review of the literature. Int J Dermatol 2005;44(5):355–60.

84. Stern RS, Laird N. The carcinogenic risk of treatments for severe psoriasis. Photochemotherapy Follow-up Study. Cancer 1994;73(11):2759–64.

85. Hearn RM, Kerr AC, Rahim KF, et al. Incidence of skin cancers in 3867 patients treated with narrowband ultraviolet B phototherapy. Br J Dermatol 2008;159(4):931–5.

86. Man I, Crombie IK, Dawe RS, et al. The photocarcinogenic risk of narrowband UVB (TL-01) phototherapy: early follow-up data. Br J Dermatol 2005; 152(4):755–7.

87. Tauscher AE, Fleischer AB Jr, Phelps KC, et al. Psoriasis and pregnancy. J Cutan Med Surg 2002;6(6):561–70.

88. Vun YY, Jones B, Al-Mudhaffer M, et al. Generalized pustular psoriasis of pregnancy treated with narrowband UVB and topical steroids. J Am Acad Dermatol 2006;54(Suppl 2):S28–30.

89. Coven TR, Walters IB, Cardinale I, et al. PUVA-induced lymphocyte apoptosis: mechanism of action in psoriasis. Photodermatol Photoimmunol Photomed 1999;15(1):22–7.

90. Esaki K, Mizuno N. Effect of psoralen + ultraviolet-A on the chemotactic activity of polymorphonuclear neutrophils towards anaphylatoxin C5a des Arg. Photochem Photobiol 1992;55(5):783–8.

91. Ravic-Nikolic A, Radosavljevic G, Jovanovic I, et al. Systemic photochemotherapy decreases the expression of IFN-gamma, IL-12p40 and IL-23p19 in psoriatic plaques. Eur J Dermatol 2011;21(1): 53–7.

92. Singh TP, Schon MP, Wallbrecht K, et al. 8-methoxypsoralen plus ultraviolet A therapy acts via inhibition of the IL-23/Th17 axis and induction of Foxp3+ regulatory T cells involving CTLA4 signaling in a psoriasis-like skin disorder. J Immunol 2010; 184(12):7257–67.

93. Coimbra S, Oliveira H, Reis F, et al. Interleukin (IL)-22, IL-17, IL-23, IL-8, vascular endothelial growth factor and tumour necrosis factor-alpha levels in patients with psoriasis before, during and after psoralen-ultraviolet A and narrowband ultraviolet B therapy. Br J Dermatol 2010;163(6):1282–90.

94. Rotsztejn H, Zalewska A, Trznadel-Budzko E, et al. Influence of systemic photochemotherapy on regulatory T cells and selected cytokine production in psoriatic patients: a pilot study. Med Sci Monit 2005;11(12):CR594–8.

95. Godar DE. UVA1 radiation triggers two different final apoptotic pathways. J Invest Dermatol 1999; 112(1):3–12.

96. Szegedi A, Simics E, Aleksza M, et al. Ultraviolet-A1 phototherapy modulates Th1/Th2 and Tc1/Tc2 balance in patients with systemic lupus erythematosus. Rheumatology (Oxford) 2005;44(7):925–31.

97. Krutmann J, Grewe M. Involvement of cytokines, DNA damage, and reactive oxygen intermediates in ultraviolet radiation-induced modulation of intercellular adhesion molecule-1 expression. J Invest Dermatol 1995;105(Suppl 1):67S–70S.

98. Gruss C, Reed JA, Altmeyer P, et al. Induction of interstitial collagenase (MMP-1) by UVA-1 phototherapy in morphea fibroblasts. Lancet 1997;

350(9087):1295–6.

99. Ju M, Chen K, Chang B, et al. UVA1 irradiation inhibits fibroblast proliferation and alleviates pathological changes of scleroderma in a mouse model. J Biomed Res 2012;26(2):135–42.

100. Kreuter A, Hyun J, Skrygan M, et al. Ultraviolet A1-induced downregulation of human beta-defensins and interleukin-6 and interleukin-8 correlates with clinical improvement in localized scleroderma. Br J Dermatol 2006;155(3):600–7.

101. Spuls PI, Witkamp L, Bossuyt PM, et al. A systematic review of five systemic treatments for severe psoriasis. Br J Dermatol 1997;137(6):943–9.

102. Garbis H, Elefant E, Bertolotti E, et al. Pregnancy outcome after periconceptional and first-trimester exposure to methoxsalen photochemotherapy. Arch Dermatol 1995;131(4):492–3.

103. Gunnarskog JG, Kallen AJ, Lindelof BG, et al. Psoralen photochemotherapy (PUVA) and pregnancy. Arch Dermatol 1993;129(3):320–3.

104. Stern RS, Lange R. Outcomes of pregnancies among women and partners of men with a history of exposure to methoxsalen photochemotherapy (PUVA) for the treatment of psoriasis. Arch Dermatol 1991;127(3):347–50.

105. Marqueling AL, Cordoro KM. Systemic treatments for severe pediatric psoriasis: a practical approach. Dermatol Clin 2013;31(2):267–88.

106. Krutmann J, Schopf E. High-dose-UVA1 phototherapy: a novel and highly effective approach for the treatment of acute exacerbation of atopic dermatitis. Acta Derm Venereol Suppl (Stockh) 1992;176:120–2.

107. Berneburg M, Herzinger T, Rampf J, et al. Efficacy of bath psoralen plus ultraviolet A (PUVA) vs. system PUVA in psoriasis: a prospective, open, randomized, multicentre study. Br J Dermatol 2013;169(3):704–8.

108. Salem SA, Barakat MA, Morcos CM. Bath psoralen + ultraviolet A photochemotherapy vs. narrow band-ultraviolet B in psoriasis: a comparison of clinical outcome and effect on circulating T-helper and T-suppressor/cytotoxic cells. Photodermatol Photoimmunol Photomed 2010;26(5):235–42.

109. Halpern SM, Anstey AV, Dawe RS, et al. Guidelines for topical PUVA: a report of a workshop of the British photodermatology group. Br J Dermatol 2000;142(1):22–31.

110. Tsui CL, Levitt J. Practical pearls in phototherapy. Int J Dermatol 2013;52(11):1395–7.

111. Gambichler T, Terras S, Kreuter A. Treatment regimens, protocols, dosage, and indications for UVA1 phototherapy: facts and controversies. Clin Dermatol 2013;31(4):438–54.

112. Stern RS, Kleinerman RA, Parrish JA, et al. Phototoxic reactions to photoactive drugs in patients treated with PUVA. Arch Dermatol 1980;116(11):1269–71.

113. Malanos D, Stern RS. Psoralen plus ultraviolet A does not increase the risk of cataracts: a 25-year prospective study. J Am Acad Dermatol 2007;57(2):231–7.

114. Chuang TY, Heinrich LA, Schultz MD, et al. PUVA and skin cancer. A historical cohort study on 492 patients. J Am Acad Dermatol 1992;26(2 Pt 1):173–7.

115. Lindelof B, Sigurgeirsson B, Tegner E, et al. PUVA and cancer: a large-scale epidemiological study. Lancet 1991;338(8759):91–3.

116. Stern RS, Laird N, Melski J, et al. Cutaneous squamous-cell carcinoma in patients treated with PUVA. N Engl J Med 1984;310(18):1156–61.

117. Stern RS, Lange R. Non-melanoma skin cancer occurring in patients treated with PUVA five to ten years after first treatment. J Invest Dermatol 1988;91(2):120–4.

118. Stern RS, Liebman EJ, Vakeva L. Oral psoralen and ultraviolet-A light (PUVA) treatment of psoriasis and persistent risk of nonmelanoma skin cancer. PUVA Follow-up Study. J Natl Cancer Inst 1998;90(17):1278–84.

119. Stern RS, Lunder EJ. Risk of squamous cell carcinoma and methoxsalen (psoralen) and UV-A radiation (PUVA). A meta-analysis. Arch Dermatol 1998;134(12):1582–5.

120. Stern RS, Thibodeau LA, Kleinerman RA, et al. Risk of cutaneous carcinoma in patients treated with oral methoxsalen photochemotherapy for psoriasis. N Engl J Med 1979;300(15):809–13.

121. Nijsten TE, Stern RS. The increased risk of skin cancer is persistent after discontinuation of psoralen + ultraviolet A: a cohort study. J Invest Dermatol 2003;121(2):252–8.

122. Murase JE, Lee EE, Koo J. Effect of ethnicity on the risk of developing nonmelanoma skin cancer following long-term PUVA therapy. Int J Dermatol 2005;44(12):1016–21.

123. Stern RS. Genital tumors among men with psoriasis exposed to psoralens and ultraviolet A radiation (PUVA) and ultraviolet B radiation. The Photochemotherapy Follow-up Study. N Engl J Med 1990;322(16):1093–7.

124. Hannuksela A, Pukkala E, Hannuksela M, et al. Cancer incidence among Finnish patients with psoriasis treated with trioxsalen bath PUVA. J Am Acad Dermatol 1996;35(5 Pt 1):685–9.

125. Hannuksela-Svahn A, Sigurgeirsson B, Pukkala E, et al. Trioxsalen bath PUVA did not increase the risk of squamous cell skin carcinoma and cutaneous malignant melanoma in a joint analysis of 944 Swedish and Finnish patients with psoriasis. Br J Dermatol 1999;141(3):497–501.

126. Stern RS, Nichols KT, Vakeva LH. Malignant melanoma in patients treated for psoriasis with methoxsalen (psoralen) and ultraviolet A radiation (PUVA). The PUVA Follow-Up Study. N Engl J Med 1997; 336(15):1041–5.

127. Stern RS, PUVA Follow up Study. The risk of melanoma in association with long-term exposure to PUVA. J Am Acad Dermatol 2001;44(5):755–61.

128. Forman AB, Roenigk HH Jr, Caro WA, et al. Long-term follow-up of skin cancer in the PUVA-48 cooperative study. Arch Dermatol 1989;125(4):515–9.

129. Lindelof B. Risk of melanoma with psoralen/ultraviolet A therapy for psoriasis. Do the known risks now outweigh the benefits? Drug Saf 1999;20(4): 289–97.

130. Morison WL, Baughman RD, Day RM, et al. Consensus workshop on the toxic effects of long-term PUVA therapy. Arch Dermatol 1998;134(5):595–8.

131. Lindelof B, Sigurgeirsson B, Tegner E, et al. PUVA and cancer risk: the Swedish follow-up study. Br J Dermatol 1999;141(1):108–12.

132. Gambichler T, Othlinghaus N, Tomi NS, et al. Medium-dose ultraviolet (UV) A1 vs. narrowband UVB phototherapy in atopic eczema: a randomized crossover study. Br J Dermatol 2009;160(3):652–8.

133. Kroft EB, van de Kerkhof PC, Gerritsen MJ, et al. Period of remission after treatment with UVA-1 in sclerodermic skin diseases. J Eur Acad Dermatol Venereol 2008;22(7):839–44.

134. Calzavara-Pinton P, Monari P, Manganoni AM, et al. Merkel cell carcinoma arising in immunosuppressed patients treated with high-dose ultraviolet A1 (320-400 nm) phototherapy: a report of two cases. Photodermatol Photoimmunol Photomed 2010;26(5):263–5.

135. Wallenfang K, Stadler R. Assoziation zwischen UVA1 bzw. Bade-PUVA-Bestrahlung und Melanomentwicklung?. [Association between UVA1 and PUVA bath therapy and development of malignant melanoma] Hautarzt 2001;52(8):705–7 [in German].

第 14 章　光动力疗法

Ali M. Rkein，David M. Ozog

关键词

- 光动力疗法 ● 氨基酮戊酸 ● 甲基氨基酮戊酸 ● 非黑色素皮肤肿瘤 ● 光疗法

要点

- 在过去的 100 年中，光动力疗法（PDT）已演变为一种安全有效的治疗日光性角化病、浅表非黑色素性皮肤肿瘤（NMSC）的方法，最近更多地应用于光老化、痤疮和疣的治疗。
- 光动力疗法（PDT）依赖于三种成分之间的相互作用：可见光、光敏剂和氧。这三者相互作用产生的活性氧簇（ROS），尤其是单线态氧自由基，导致细胞以坏死或凋亡的形式死亡。
- 氨基酮戊酸（ALA）和甲基氨基酮戊酸（MAL）是两种常用的光敏剂，两者在细胞中代谢分别转化为光敏卟啉，原卟啉 IX（PpIX）。因此，一个潜在吸收期是必需的。
- 红蓝光是常用的光敏剂活化的光源。

引言

光动力疗法依赖于可见光、光敏剂和氧之间的互相作用。这种作用使摄取光敏剂的细胞产生 ROS，导致细胞以坏死或凋亡的形式死亡，而周围组织不受影响。最初的 PDT 依赖于光敏剂的全身性给药，而随着药物的革新，出现了外用药物。100 年来，光动力疗法（PDT）已演变为一种安全有效的治疗日光性角化病、浅表非黑色素性皮肤癌（NMSC）的方法，近来则更多地用于光老化、痤疮和疣的治疗中[1, 2]。此外，PDT 也在皮肤科以外的学科发展，现今它可作为肺、呼吸道、神经系统和泌尿系统肿瘤以及玻璃体视网膜疾病的辅助治疗。

历史回顾

几千年前的古人就已经知道他们可以将不同植物与阳光结合来治疗各种皮肤疾病。直到大约 100 年前，Hermann von Tappeiner[3] 使用光动力作用这个术语来描述光敏作用后的氧依赖性反应[3]。他指出，在缺氧的情况下，染料和可见光本身并不导致细胞死亡。他不断完善光动力疗法的概念，并描述了第一例人类以伊红作为光敏剂治疗多种皮肤病（包括尖锐湿疣和 NMSC）的病例。

多年来，许多光敏剂开始被使用，其中研究得最多的光敏剂是血卟啉。然而，血卟啉须静脉注射使用，其在组织中清除缓慢，从而导致长时间的光毒性。直到 1990 年，Kennedy 等[4] 报道了采用 5-氨基酮戊酸（5-ALA）联合可见光应用于局部皮肤的 PDT 治疗。ALA 的发现具有创新意义，因为它容易渗入损伤或非正常角质层并可快速从机体清除。单独使用此方法治疗基底细胞癌（BCC），研究指出能够达到 90% 的完全缓解率[4]。

作用机制

光动力疗法依赖于可见光、光敏剂和氧之间的互相作用（图 1）。光敏剂暴露于激发波长的光后，产生 ROS，尤其是单线态氧自由基。ROS 可影响包括蛋白质和 DNA 的所有细胞成分，导致细胞坏死或凋亡[2]。因此，只有吸收光敏剂的细胞选择性地被破坏，而周围组织可存活，出现一个显著的美容效果。

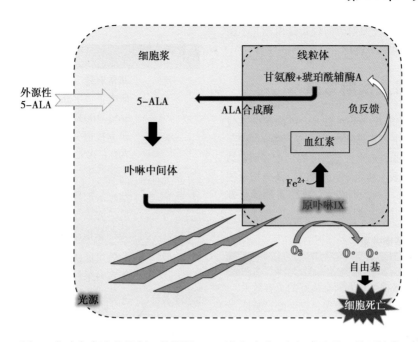

图 1 光动力疗法的机制。外源性 ALA 进入卟啉 - 血红素途径，继而转化成内源性光敏剂 PpIX。一旦 PpIX 被特定波长的光激活，就可产生单线态氧自由基，破坏靶细胞

光敏剂

大多数早期的光敏剂包括伊红和血卟啉衍生物，因其副作用而不能被广泛地运用于皮肤科[3]。5-ALA 的出现彻底改革了 PDT。光敏剂 5-ALA 的分子量小，这使它能容易的穿透角质层，其在使用后 24~48 小时内从皮肤中清除[2]。ALA 是卟啉 - 血红素合成途径中合成的第一个化合物（见图 1），继而转化成内源性光敏剂 PpIX。一旦 PpIX 暴露于其作用光谱（包括 400~410nm 和 635nm），破坏靶细胞的 ROS 即可产生。ALA 合成酶控制血红素合成途径，但外源性 ALA 可旁路绕过该限速酶，抑制该细胞把 PpIX 转化为血红素的能力。ALA 常优先被用来治疗上皮来源肿瘤，这是由于这些肿瘤的屏障缺陷，同时其将 PpIX 转换为血红素的速率缓慢。在美国，ALA 作为浓度为 20% 的溶液，市场上以商品名 Levulan 销售。

甲基酯形式的 MAL 是 ALA 的一种替代物，其结构中的甲基酯基团可以使提高该分子亲脂性和渗透性；然而，它会被细胞内酶转换回 ALA。尽管这可能会限制 ALA 的可利用性，但已证明 MAL 具有更好的肿瘤选择性，可迅速达到 PpIX 的最大细胞内浓度，这可以缩短其潜伏期。在美国，16.8% 的 MAL，商品名为 metvixia，可被短暂使用。

然而，由于经济原因，它目前无法在美国市场立足，但在欧洲依然被广泛使用。

光源

多种光源已用于 PDT，包括相干和非相干光。PpIX 在 405nm 处有很高的吸收峰，随后还有几个小 Q 带；最后一个吸收峰在 635nm。包含波长 405nm 的蓝光经常被使用，它能有效地激发 PpIX。然而，由于蓝光相对较短的波长，其渗透并不深。包含波长 635nm 的红光经常被用于较厚皮损的治疗。这段波长作用于最后一个 Q 带。由于红光不能像蓝光一样有效地激发 PpIX，因此照射红光时需要更高的剂量[2]。大多数其他能利用 PpIX 作用光谱的光源也已被开发利用，这包括强脉冲光（IPL）、染料脉冲激光（585nm）和自然光。

能够掌握用于 PDT 光源的能量密度（J/cm^2）和辐照度（mW/cm^2）是非常重要的。波长近 405nm 光源测定有效光敏剂量约为 $10J/cm^2$（可增加 10 倍）；635nm 光源其有效光敏剂量为 $100J/cm^2$ 的 635nm 光源。PDT 会消耗氧气，高量辐射可能会快速消耗氧分子，从而导致效率下降，因此使用适当的能量密度（如辐照度）非常重要[2]。因此典型的 PDT 蓝光治疗约需 15 分钟，而红光治疗大

约需要 30 分钟。红光照射时间较长是由于其不能像蓝光一样有效地激发 PpIX。

治疗的应用及预期效果

由于 PDT 的出现，下列表格中可应用的适应证继续增多。以下着重论述光学嫩肤、痤疮、疣、日光性角化病、非黑色素性皮肤癌的治疗和预期结果。读者可参阅表 1 和表 2 以及框 1，其分别概述了 PDT 治疗的应用和预期结果、PDT 常用治疗方案以及 PDT 治疗中的经典设置。

表 1 适应证和预期效果

适应证	预期效果
光学嫩肤	对光损伤各方面有良好的美容效果 费用低和时间更短，已经经过验证和易于被人接受
寻常痤疮	治疗炎性丘疹非常有效，除外粉刺 治疗中、重度痤疮，不能使用异维A酸时，PDT 是很好的选择 缺点包括起效时间、治疗过程中的不适、治疗后红斑、结痂

续表

适应证	预期效果
疣	非常有效 研究报道手部和足部的疣清除率达 56%~100% 研究报道尖锐湿疣的清除率达 66%~79%
日光性角化病	高效 治疗头部和颈部，优于或与 FDA 认可的方式疗效相似 与冷冻相比具有更好的美容效果
鲍温病	疗效可能优于冷冻、5-FU 美容效果好
浅表性基底细胞癌	非常有效，并类似于简单的切除 治疗多发性病变很有用 主要缺点是起效时间慢
结节性基底细胞	这个时候不建议用

缩写：FDA，美国食品和药物管理局；5-FU，5-氟尿嘧啶

表 2 对于不同的适应证光动力疗法具体的治疗方法

适应证		外用光敏剂潜伏期和光源剂量			建议
光学嫩肤	ALA	30min~3h	蓝光	$10J/cm^2$	每月重复 2~3 次
			强脉冲光	$37J/cm^2$	
	MAL	30min~1h	红光	$37J/cm^2$	
寻常痤疮	ALA	3h	蓝光	$10J/cm^2$	每月重复 2~3 次
			红光	$37J/cm^2$	
	MAL	3h	红光	$37J/cm^2$	
疣	ALA	4h	红光	$\geq 100J/cm^2$	每 2 周重复 4~5 次
日光性角化病	ALA	4h	蓝光	$10J/cm^2$	最佳的效果需要 1~2 次 PDT
			红光	$75~150J/cm^2$	
	MAL	3h	红光	$37~75J/cm^2$	
鲍温病	ALA	4h	红光	$\geq 100J/cm^2$	最佳的效果需要 2~3 次 PDT
	MAL	3h	红光	$75~100J/cm^2$	
浅表性基底细胞癌	ALA	3-6h	红光	$\geq 60J/cm^2$	最佳的效果需要 2~3 次 PDT
	MAL	3h	红光	$37~75J/cm^2$	

光学嫩肤

多个临床研究一致表明使用 PDT 可取得良好的美容效果。Babilas 等[5] 在一项前瞻性随机对照分层研究中，采用发光二极管照射（635nm，37J/cm^2）或强脉冲光仪（610~950nm，80J/cm^2）联合 MAL 光敏剂治疗 25 例日晒伤皮肤病患者。3 个月后，研究者发现无论使用何种光源，皱纹和色素沉着都得到显著改善。Gold 等[6] 进行了短时间应用（30~60分钟）ALA 联合 IPL 光源，与单独使用 IPL 照射的 16 例患者的平行对照研究。患者共进行 3 个月的 PDT 治疗并在治疗后 1 个月和 3 个月时随访。强脉冲光治疗参数为 34J/cm^2，550nm 的滤光片用于 Fitzpatrick Ⅰ~Ⅲ 型皮肤，570nm 的滤光片用于 Fitzpatrick 皮肤类型 Ⅳ 中。研究者发现与单独照射 IPL 的患者皮肤相比，在 ALA-PDT-IPL 治疗组的患者皮肤损伤的各个方面都得到更大的改善。

作为光学嫩肤的疗法，PDT 的使用面临诸多现实的挑战，如存在许多其他被证实并可接受的治疗方法，如化学换肤、激光和 IPL。进行 PDT 需要更多时间和供应成本高，这些限制了它的广泛应用。

寻常痤疮

痤疮丙酸杆菌产生的一种内源性卟啉——粪卟啉Ⅲ，这使得 PDT 成为痤疮治疗的理想选择。此外，毛囊皮脂腺对光敏剂 ALA 和 MAL 有很强的吸收能力。有两项研究通过活检测 PDT 对皮脂腺的影响。一项研究使用了高剂量的光源（波长 550~700nm，150J/cm^2 的能量密度），另一项研究使用了低剂量的光源（600~700nm，13J/cm^2）。两项研究均显示皮脂腺细胞抑制，以高剂量的光源抑制时间持续更久[7, 8]。此外，Wiegell 和 Wulf[9, 10] 采用随机分层研究者盲法的研究方法，对比了 ALA-PDT 治疗组和 MAL-PDT 治疗组治疗痤疮的疗效。患者接受治疗并随访 12 周。两光敏剂封包反应 3 小时，然后用红光照射（635nm，37J/cm^2）。研究人员发现炎性病变平均减少 59%，但在 ALA 和 MAL 治疗组中，非炎性病变的数量没有减少；两种药物之间的差异无统计学意义。最后，在 PDT 治疗痤疮的回顾性研究中，Sakamoto 等[11] 认为，至少 3 小时的封包期与长期的缓解相关，高剂量的 ALA-PDT 疗法和 MAL-PDT 疗法（至少有 3 小时的封包期、高能量密度和红光）有相似的疗效，且红光比蓝光或脉冲光更可能破坏皮脂腺。

在临床实践中，PDT 是治疗痤疮的一种重要疗法（图 2）。在大多数情况下，光动力疗法治疗炎性病变的疗效要优于抗生素，但不如异维 A 酸好。因此，它是中至重度炎性痤疮而无法接受异维 A 酸患者一种有效治疗选择。非炎症性病变似乎没有改善，这可以选择辅助治疗或物理治疗。治疗缺点包括起效时间、在治疗过程中的不适、治疗后红斑、治疗成本和结痂。

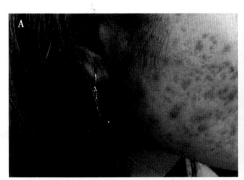
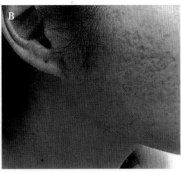

图 2　A. 痤疮治疗前。B. 痤疮多次使用 20% 氨基酮戊酸 - 蓝光的光动力疗法治疗后

疣

一些研究已经证实 PDT 治疗疣的疗效很好。手部和足跖部疣清除率在 56%~100% 范围内。在一项研究中，患者每 1~2 周被随机分配到 6 个反复的 ALA-PDT 治疗组或安慰剂 PDT 治疗组中。治疗前切除肉眼可见的疣，然后使用光敏剂 ALA 封包，4 小时后照射红光（590~700nm，70J/cm²）。在 1 个月和 2 个月的治疗后，疣的面积明显减小，在 ALA-PDT 治疗组中分别平均相对减少 98% 和 100%，而在安慰剂组中分别平均减少 52% 和 71%，这表明 ALA-PDT 在疣的治疗中优于安慰剂 -PDT[12]。在另一项研究中，Schroeter 等[13] 利用 ALA-PDT 治疗甲周和甲下疣。患处涂抹 ALA 后平均封包 4.6 小时（3~6 小时），照射红光（580~700nm，70J/cm²，范围 30~180J/cm²）。研究发现，在平均 4.5 次处理后，90% 的患者患处得到了完全清除。

一些研究还探索了 PDT 在治疗生殖器疣的疗效。Stefanaki 等[14] 在用 ALA 封包 6~11 小时后，用可见光照射治疗男性尖锐湿疣（400~800nm，70J/cm² 或者 100J/cm²）。重复处理 1 周后，病变并未达到至少 50% 的改善。1 年后，其总治愈率为 79.2%。在另一项研究中，Fehr 等[15] 研究了 PDT 在治疗外阴、阴道尖锐湿疣的疗效。用 ALA 封包平均 2.5 小时（2~4 小时），用脉冲染料激光照射病变（635nm，116J/cm²，范围 100~132J/cm²）。研究显示，约 8 周治疗后，完全清除率可达 66%。

日光性角化病

最早美国食品和药物管理局（FDA）研究阶段 2 和阶段 3 的 ALA-PDT（Levulan Kerastick）治疗面部和头皮部的非角化过度性日光性角化病。使用 ALA 封包皮疹 14~18 小时，以蓝光照射（10J/cm²）1000 秒，在 1~2 次治疗后皮损清除率可达 85%~90%。

自此，为了提高其他适应证的疗效，减少应用 PDT 时的不适和时间，各种治疗方案也逐渐发展起来[2]。在欧洲的一个样本量为 119 人、1500 个病变的多中心、随机、前瞻性研究中，将使用 MAL-PDT 治疗日光性角化病的疗效与冷冻治疗进行比较：患者被随机分配到使用 MAL-PDT（封包 3 小时）联合宽谱红光照明（75J/cm²）的单一治疗组，或双冷冻液氮冻融循环治疗组。结果发现两种治疗方式没有显著差异，但 MAL-PDT 的美容效果更优[16]。Touma 等[17] 研究了预处理尿素的作用（提高 ALA 渗透），发现尿素不影响治疗效果。最后，Cochrane 最近的一篇综述认为，ALA-PDT 或 MAL-PDT，联合蓝光或红光，在治疗日光性角化病有类似的疗效；然而，ALA-PDT 的封包期较长（4 小时），其与封包期短的疗法相比（< 2 小时）效果更好[18]。该综述还认为，封包期 4 小时的 ALA-PDT 与冷冻治疗相比，疗效更为明显，但封包期 1 小时的 ALA-PDT（联合蓝光或脉冲染料激光）与 0.5% 5-Fu 封包相比，疗效没有明显的区别。最后，该综述认为 MAL-PDT 无论所使用何种光源（红光、水滤红外线的宽频可见光、日光），治疗日光性角化病疗效类似。

总之，PDT 治疗颜面和头皮部日光性角化病（图 3）的预期疗效等同于或优于其他 FDA 认可的治疗方式。此外，许多曾接受冷冻治疗、外用氟尿嘧啶，或咪喹莫特治疗的患者最终倾向于选择 PDT 疗法。这可能是由于与冷冻治疗相比疼痛更少，与外用制剂相比其总的治疗和恢复时间较短，和（或）有更佳的美容效果。这一事实由 Tierney 等[19] 证实，他们完成了关于病患在处理日光性角化病过程中的认知和喜好的评估调查，发现与手术切除和冷冻治疗相比，PDT 具有更快的恢复时间和更好的美容效果。此外，与 5-Fu 或咪喹莫特相比，患者首选光动力疗法。

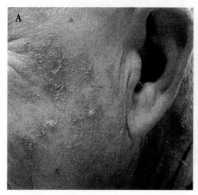
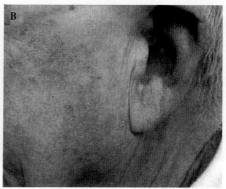

图 3　左侧面颊部日光性角化病。A. 治疗前。B. 用 20% 氨基酮戊酸联合蓝光光动力疗法后

使用 PDT 治疗躯干和四肢日光性角化病，临床疗效显著降低。如增加封包时间、刮除病变或在应用 ALA 之前使用小量激光烧蚀、封闭、和（或）局部药物预处理等措施，可改善疗效。

非黑色素瘤性皮肤癌

鲍恩病

多个研究已经表明，PDT 治疗鲍温病有效。Morton 等 [20] 进行了一些临床试验来优化 ALA-PDT 治疗鲍恩病（Bowen disease）。研究者得出结论，使用红光（波长 630nm）治疗所获得的完全清除率和复发率都优于绿光（波长 540nm）治疗。他们还进行了一项安慰剂对照、随机、多中心研究，比较了 MAL-PDT 与冷冻治疗、5-FU 治疗鲍恩病的疗效。用 MAL 封包 3 小时，然后用宽带红光照射（75J/cm^2，

570~670nm）。治疗 1 周后重复。3 个月后，重复治疗使病变得到部分缓解。1 年后，MAL-PDT 治疗鲍恩病的持续完全缓解率优于冷冻治疗（80% 比 67%）和 5-FU（80% 比 69%）。此外，Salim 等 [21] 比较了 ALA-PDT 与局部 5-FU 治疗鲍恩病的疗效。其中，使用 ALA 封包 4 小时后用窄谱红光照射（630nm，100J/cm^2），两种疗法均必须重复治疗 6 周。1 年后，研究人员发现，PDT 治疗的皮损 82% 得到完全缓解，而 5-FU 治疗只有 42% 缓解。

在临床实践中，这些是鲍恩病可接受的清除率；另外 1 年后，PDT 的疗效可能优于 5-FU（图 4）。复发病灶可以再用 PDT 或切除、刮除术和电灼法等手术治疗，也可根据病灶大小和位置进行莫氏手术。此外，美国的 PDT 治疗可能显著降低了无法享受处方方案和医疗保险患者的治疗成本。

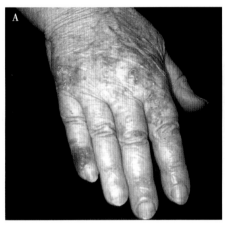 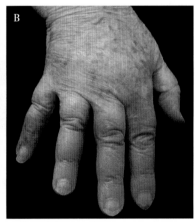

图 4　A. 右手多发鲍恩病。B. 使用 20%- 氨基酮戊酸联合蓝光和脉冲染料激光光动力疗法。莫氏手术切除小指残余病灶

基底细胞癌

多项研究探讨了 ALA-PDT 和 MAL-PDT 治疗基底细胞癌的疗效。12 个随访期为 3 个月到 36 个月的研究表明，浅表性基底细胞癌的平均完全清除率为 87%，结节性基底细胞癌则为 53%[2]。Morton 等 [22] 发现，治疗 BCC，ALA 封包 6 小时比封包 4 小时更有效，红光（630nm）照射比绿光更有效（540nm）。Szeimies 等 [23] 比较了 MAL-PDT 疗法和单纯切除术治疗浅表性 BCC 的效果。研究中，196 例患者接受两次 MAL-PDT 治疗，治疗间隔 1 周，若有必要，3 个月后再次照射，涂抹 MAL 封包 3 小时后再用窄波段红光照射（630nm，37J/cm^2）。他们认为：MAL-PDT 和简单切除均可获得同样好

的疗效，而 MAL-PDT 的美容效果更好 [23]。

临床上，PDT 常用于治疗小而简单的浅表性基底细胞癌。由于 PDT 治疗部位的外观可得到显著改善，包括减少色素沉着和临床可见的瘢痕，因此 PDT 治疗是优于刮除术和电灼法的。顽固的皮疹可给予重复 PDT 治疗，或以其他方式处理。与一次刮除术和电灼法对比，PDT 的主要缺点是起效时间长（3 小时的封包期）、疼痛以及需要两次治疗。当患者有多发性浅表基底细胞癌、格林综合征或增生性瘢痕倾向时，这些缺点往往会被放大。为了提高在这些实例中的疗效，其中一位研究者（D.M.O.）采用脉冲燃料激光作为替代光源，在波长 595nm 的设备中设置 7.5J/cm^2，10mm×3mm 大小的光斑和 10ms 的脉冲持续时间，每个病变累积 7~10 倍的脉

冲，使病变周边 3~4mm 的范围总能量密度达到为 52.5~75J/cm^2。临床上，研究者已治疗了上百例病变，复发率低（David Ozog，数据未出版，2013）。研究者的团队先前已经用脉冲染料激光治疗了多种皮肤疾病[24]。

不良事件的管理

疼痛

PDT 治疗产生疼痛的机制仍有待商榷，但它多被认为是继发于细胞坏死所致的炎症与有髓三角区或无髓 C 纤维之间的相互作用。疼痛常被患者描述为烧灼感及，通常在治疗的最初几分钟到达高峰。一些研究采用疼痛视觉模拟评分（VAS）发现约 20% 的患者疼痛为 6 级或更高，这个发现非常有意义，可能使患者的依从性降低[25]。

多重因素在疼痛的发生中发挥了重要作用。这些因素包括光敏剂的类型、病变部位、病变的类型、能量传递的总量和速率、光源的类型和治疗次数。一些研究表明，MAL-PDT 比 ALA-PDT 所致疼痛程度较轻。这也许是由于与 ALA 相比，MAL 更多的是被异常细胞选择性吸收[25]。此外，我们认为 ALA 能更多地被运送至神经末梢，而 MAL 则不会。病变位于神经末梢丰富的区域时，如头部和手部，皮损体表面积较大时（> 130mm^2），使用 PDT 治疗时疼痛更为明显。此外，不同类型病变，治疗可能会导致不同程度的疼痛；日光性角化病比鲍温病或基底细胞癌治疗时更痛。正如预期的那样，能量传递的速度和量越大，即辐照度和能量密度，疼痛越明显。有研究比较不同 PDT 光源对疼痛的影响，得到的结果并不一致，因此没能作出结论[25]。最后，患者第一次已经感受照射时疼痛的程度，第二次照射通常更痛苦。

研究已发现有几项措施可在减少疼痛程度上有所帮助，但不能完全消除，这些措施包括使用冷气、局部 / 注射麻醉、减少辐射和中断 PDT 治疗（表 3）。

表 3 控制 PDT 产生的疼痛的方法

方法	效果	缺点
冷气	有效减轻疼痛，但不能消除	可能减轻临床疗效
注射麻醉剂（不含血管收缩剂）	大幅度减轻疼痛	额外消耗时间和金钱
中断 PDT 治疗（中断 3 分钟进行冷喷）	有效减轻疼痛	使用冷喷会减轻疗效
	冷喷不减轻疗效	治疗时间延长
表面麻醉	没效果	—

冷气

冷却皮肤是 PDT 治疗过程中的缓解疼痛最常见的方法。这种方法可能是通过降低代谢而减少组织损伤，进而发挥作用的。此外，冷冻可刺激 A delta 纤维，抑制疼痛的传导。事实上，Stangeland 和 Kroon 发现当空气冷却装置用于治疗日光性角化病时，3 分钟和 9 分钟疼痛评分的差异有统计学意义[26]。然而，Tyrell 等[27]发现，与对照组相比，患者使用冷却装置 3 个月，可减少 PpIX 导致的光褪色和降低临床清除率。因此，虽然空气冷却装置是 PDT 治疗时疼痛控制的有效方法，但应谨慎使用。然而，在临床实践中，冷空气冷却在减少患者的不适和完成疗程中起了明显的作用。为了补偿冷冻而导致的 PDT 疗效降低，致敏剂的封包时间或治疗时间可能要增加。

注射麻醉剂

已发现采用无血管收缩剂的神经阻滞或局部浸润麻醉，有助于控制 PDT 治疗的疼痛。无血管收缩剂的麻醉使得足够的氧气流到治疗区域。Paoli 等[28]对 16 例额头对称分布的面部日光性角化病（AKS）患者进行单侧颜面部神经阻滞治疗并对 PDT 治疗期间的疼痛进行 VAS 评估。研究人员发现面神经阻滞治疗侧的疼痛明显减少；其神经阻滞侧平均 VAS 评分为 1.3，而非麻醉侧为 7.5。Serra-Guillen 等[29]比较了 PDT 过程中阻滞滑车上神经和眶上神经与冷冻减少疼痛的效果，他们发现神经阻滞对疼痛的缓解是优于冷冻疗法的。然而，由于需要额外的时间和费用，注射麻醉剂通常是在其他非侵入性麻醉方法都失败的情况下使用。

中断治疗

每 3 分钟，中断 PDT 治疗，用冷水来处理治疗区域，可以明显减少疼痛而不影响治疗效果。这一事实由 Wigell 等人证实[30]。他们治疗了 24 例日光性角化病；治疗区域每光照 3 分钟后，暂时停止照射，治疗部位用冷水喷雾或冷水袋冷却处理。调查人员发现，采用 VAS 评分，使用冷水喷雾疼痛的强度降低了 1.2 个点和使用冷冻袋降低了 1.3 个点，但采用中断治疗处理后下降得更多（使用冷水喷雾降低了 3.7 个点和使用冷冻袋降低了 3.0 个点）。他们得出结论，与单纯冷却相比，冷却联合 3 分钟暂停的方法，可以明显减少疼痛。虽然这项研究没有阐明使用冷冻袋减少疼痛的疗效，但是这种使用冷冻的潜在的影响（如前所述）更值得思考。因此，最初减轻不适的研究方案中应该不使用冷冻袋而单纯中断的治疗。

局部麻醉

使用局部麻醉药的效果是令人失望的。局部麻醉药的混合物、利多卡因、丁卡因和辣椒素都曾用于减轻疼痛；然而，它们均没有任何效果[25]。

光毒性

PDT 治疗的常见副作用——光毒性，常表现为红斑和水肿。Lehmann 的一篇综述发现 5 年间收治的使用 PDT 治疗的 2031 例患者中，89% 的患者出现红斑和水肿。红斑出现在照射后 1~2 小时，通常在 1~2 周缓解[31]。偶有病例红斑持续超过 3 个月。在 ALA-PDT 照射后，机体释放组胺，在 30 分钟达到高峰。然而，Brooke 等[32] 一项研究发现，西替利嗪以半数最小风团量（median minimal urticating dose）的两倍剂量给药并不影响 24 小时的最小光毒量或红斑反应。Ibboston[33] 发现有 34% 的患者接受 PDT 治疗后继发荨麻疹，但其他的研究[34] 结果显示其发生率较低，从 0.9%~3.8% 不等。因此，尽管一些研究者建议预防性使用抗组胺药，但这并没有被广泛使用。

感染

感染的风险很小，可能是因为 PDT 固有的抗菌活性。感染的风险估计小于 1%[2]。然而，寻常性痤疮患者应用 PDT 治疗时常常继发无菌脓疱。虽然罕见，但 Wolfe 等[31] 报道了 700 多名患者中有 4 例在 PDT 治疗中继发蜂窝织炎。这 4 例患者在 PDT 治疗后 1~4 天内疼痛和灼烧感加重，治疗部位金黄色葡萄球菌培养阳性。因此，患者 PDT 治疗后出现疼痛和灼烧感加重时，建议在治疗部位进行细菌培养，并预防性使用抗生素治疗金黄色葡萄球菌。单纯疱疹的复发已鲜有报道，目前并不推荐预防性使用抗病毒治疗。

免疫抑制

在小鼠模型中，局部光动力疗法后 1 天，表皮朗格汉斯细胞数量开始降低并出现一个持续的下降趋势，约在 5 天后达到最低水平。在同样的动物模型中，研究发现 PDT 能降低治疗位点对 2, 4- 二硝基氟苯的迟发型超敏反应（即局部免疫抑制）；当使用高剂 PDT 治疗量时，可以观察到系统性的免疫抑制[36]。然而，应该指出的是，受试者资料中，患者有移植史，同时又成功进行了 PDT 治疗 NMSC 的，没有相关免疫抑制的临床报告。

瘢痕形成

当考虑浅表性 NMSC 治疗的美观性时，PDT 治疗通常成为治疗的首选。然而，曾有发生萎缩性和增生性瘢痕的报道，其风险估计不超过 1%。根据不同的光毒性反应的严重程度，可观察到粟丘疹、表皮样囊肿，但这些可在一段时间内消退。这些副作用可能是由于光毒性所导致的，因此合适的封包时间、辐照量和能量密度很重要。其他治疗方法如激光、化学换肤，如果皮损愈合过程中发生着磨损可继发瘢痕。这些应提前告知患者，并且这些信息应包含在患者的病情告知书中。

色素沉着

由于 PDT 治疗可在治疗部位导致炎症，因此色素沉着是一个可预期的结果。据报道，无论是使用 MAL 还是 ALA 都有可能出现色素沉着和色素减退，但在 ALA 治疗过程中发生率更高[2]。皮肤类型为 IV 和 VI 的患者发生色素沉着风险可能更大。如其他情况下发生的炎症后色素沉着一样，通常是任其自然消退。应该向患者宣教防光防晒，包括急性光毒性反应后立即使用防晒系数大于 30 宽谱防晒霜。应告知患者治疗后的这些皮肤颜色改变，这些皮肤改变可以类似吹风性皮肤损伤或呈古铜色，这些均可随着时间逐渐消退。

致癌风险

Finaland 等[37] 应用体内模型研究了 PDT 和补

骨脂素联合紫外线光疗法（PUVA）对人类皮肤的影响。研究人员认为，PUVA 导致了 p53 的累积和磷酸化，引起 DNA 损伤从而发生肿瘤，而 ALA-PDT 则不会发生这种情况。然而，一些病例报道有皮肤癌患者行 PDT 治疗后癌症病灶继续发展的，包括多次 PDT 治疗的老年患者头皮发生黑色素瘤，大量 ALA 联合蓝光光动力治疗面部日光性角化病发生角化棘皮瘤。然而，很难证明每一种情况与之有关，皮肤癌的发展也可能只是巧合。PDT 仍然是新的治疗方法，其在 20 世纪 90 年代初开始广泛使用。因此，我们建议长期随访行多种 PDT 治疗的患者。

总结

PDT 领域将继续发展。目前有足够的数据证实了 PDT 治疗日光性角化病、浅表 NMSC、光老化、痤疮和皮肤疣的效果。PDT 治疗与标准的疗法疗效相似，且患者的耐受性高和美容效果好。然而，PDT 不同与一般的手术切除，它不能控制治疗 NMSC 的组织深度，因此谨慎的做法是选择合适的病变，然后采用这种方法处理。PDT 疗法患者一般耐受性良好。虽然不良事件报告中疼痛仍然是最常见的，但也有各种有效的策略来控制疼痛。

（林 玲 译，黄茂芳 江 娜 校，朱慧兰 审）

参考文献

1. Rivard J, Ozog D. Henry Ford Hospital dermatology experience with Levulan Kerastick and blue light photodynamic therapy. J Drugs Dermatol 2006; 5(6):556–61.

2. Babilas P, Schreml S, Landthaler M, et al. Photodynamic therapy in dermatology: state-of-the-art. Photodermatol Photoimmunol Photomed 2010;26(3): 118–32.

3. Szeimies RM, Drager J, Abels C, et al. History of photodynamic therapy in dermatology. Photodynamic therapy and fluorescence diagnosis in dermatology. Amsterdam: Elsevier; 2001. p. 3–16.

4. Kennedy JC, Pottier RH, Pross DC. Photodynamic therapy with endogenous protoporphyrin IX: basic principles and present clinical experience. J Photochem Photobiol B 1990;6(1–2):143–8.

5. Babilas P, Travnik R, Werner A, et al. Split-face-study using two different light sources for topical PDT of actinic keratoses: non-inferiority of the LED system. J Dtsch Dermatol Ges 2008;6:25–32.

6. Gold MH, Bradshaw VL, Boring MM, et al. Split-face comparison of photodynamic therapy with 5-amino-levulinic acid and intense pulsed light versus intense pulsed light alone for photodamage. Dermatol Surg 2006;32:795–801 [discussion: 801–3].

7. Hongcharu W, Taylor CR, Chang Y, et al. Topical ALA-photodynamic therapy for the treatment of acne vulgaris. J Invest Dermatol 2000;115:183–92.

8. Itoh Y, Ninomiya Y, Tajima S, et al. Photodynamic therapy of acne vulgaris with topical delta-aminolaevulinic acid and incoherent light in Japanese patients. Br J Dermatol 2001;144:575–9.

9. Wiegell SR, Wulf HC. Photodynamic therapy of acne vulgaris using methyl aminolaevulinate: a blinded, randomized, con-trolled trial. Br J Dermatol 2006; 154:969–76.

10. Wiegell SR, Wulf HC. Photodynamic therapy of acne vulgaris using 5-aminolevulinic acid versus methyl aminolevulinate. J Am Acad Dermatol 2006;54: 647–51.

11. Sakamoto FH, Torezan L, Anderson RR. Photodynamic therapy for acne vulgaris: a critical review from basics to clinical practice Part 2 Understanding parameters for acne treatment with photodynamic therapy. J Am Acad Dermatol 2010;63:195–211.

12. Stender IM, Na R, Fogh H, et al. Photodynamic therapy with 5-aminolaevulinic acid or placebo for recalcitrant foot and hand warts: randomised double-blind trial. Lancet 2000;355:963–6.

13. Schroeter CA, Kaas L, Waterval JJ, et al. Successful treatment of periungual warts using photodynamic therapy: a pilot study. J Eur Acad Dermatol Venereol 2007;21:1170–4.

14. Stefanaki IM, Georgiou S, Themelis GC, et al. In vivo fluorescence kinetics and photodynamic therapy in condylomata acuminata. Br J Dermatol 2003;149: 972–6.

15. Fehr MK, Hornung P, Schwarz VA, et al. Photodynamic therapy of vulvar and vaginal condylomata and intraepithelial neoplasia using topical 5-aminolaevulinic acid. Lasers Surg Med 2002;30:273–9.

16. Morton C, Campbell S, Gupta G, et al. Intraindividual, right-left comparison of topical methyl aminolaevulinate-photodynamic therapy and cryotherapy in subjects with actinic keratoses: a multicentre, randomized controlled study. Br J Dermatol 2006;155:1029–36.

17. Touma D, Yaar M, Whitehead S, et al. A trial of short incubation, broad-area photodynamic therapy for facial actinic keratoses and diffuse photodamage. Arch Dermatol 2004;140:33–40.

18. Gupta AK, Paquet M, Villanueva E, et al. Interventions for actinic keratoses. Cochrane Database Syst Rev 2012;(12):CD004415.

19. Tierney EP, Eide MJ, Jacobsen G, et al. Photodynamic therapy for actinic keratoses: survey of patient perceptions of treatment satisfaction and outcomes. J Cosmet Laser Ther 2008;10(2):81–6.

20. Morton C, Horn M, Leman J, et al. Comparison of topical methyl aminolevulinate photodynamic therapy with cryotherapy or fluorouracil for treatment of squamous cell carcinoma in situ: results of a multicenter randomized trial. Arch Dermatol 2006;142:729–35.

21. Salim A, Leman JA, McColl JH, et al. Randomized comparison of photodynamic therapy with topical 5-fluorouracil in Bowen's disease. Br J Dermatol 2003;148:539–43.

22. Morton CA, MacKie RM, Whitehurst C, et al. Photodynamic therapy for basal cell carcinoma: effect of tumor thickness and duration of photosensitizer application on response. Arch Dermatol 1998;134:248–9.

23. Szeimies RM, Ibbotson S, Murrell DF, et al. A clinical study comparing methyl aminolevulinate photodynamic therapy and surgery in small superficial basal cell carcinoma (8–20 mm), with a 12-month follow-up. J Eur Acad Dermatol Venereol 2008;22:1302–11.

24. Liu A, Moy RL, Ross EV, et al. Pulsed dye laser and pulsed dye laser-mediated photodynamic therapy in the treatment of dermatologic disorders. Dermatol Surg 2012;38(3):351–66.

25. Chaves Y, Torezan L, Niwa AB, et al. Pain in photodynamic therapy: mechanism of action and management strategies. An Bras Dermatol 2012;87(4):521–6 [quiz: 527–9].

26. Stangeland KZ, Kroon S. Cold air analgesia as pain reduction during photodynamic therapy of actinic keratosis. J Eur Acad Dermatol Venereol 2012;26(7):849–54.

27. Tyrrell J, Campbell SM, Curnow A. The effect of air cooling pain relief on protoporphyrin IX photobleaching and clinical efficacy during dermatological photodynamic therapy. J Photochem Photobiol B 2011;103(1):1–7.

28. Paoli J, Halldin C, Ericson MB, et al. Nerve blocks provide effective pain relief during topical photodynamic therapy for extensive facial actinic keratoses. Clin Exp Dermatol 2008;33(5):559–64.

29. Serra-Guillen C, Hueso L, Nagore E, et al. Comparative study between cold air analgesia and supraorbital and supratrochlear nerve block for the management of pain during photodynamic therapy for actinic keratoses of the frontotemporal zone. Br J Dermatol 2009;161(2):353–6.

30. Wiegell SR, Haedersdal M, Wulf HC. Cold water and pauses in illumination reduces pain during photodynamic therapy: a randomized clinical study. Acta Derm Venereol 2009;89:145–9.

31. Lehmann P. Side effects of topical photodynamic therapy. Hautarzt 2007;58:597–603.

32. Brooke RCC, Sinha A, Sidhu MK, et al. Histamine is released following aminolevulinic acid-photodynamic therapy of human skin and mediates an aminolevulinic acid dose-related immediate inflammatory response. J Invest Dermatol 2006;126:2296–301.

33. Ibbotson SH. Adverse effects of topical photodynamic therapy. Photodermatol Photoimmunol Photomed 2011;27(3):116–30.

34. Kaae J, Philipsen PA, Haedersdal M, et al. Immediate whealing urticaria in red light exposed areas during photodynamic therapy. Acta Derm Venereol 2008;88(5):480–3.

35. Wolfe CM, Hatfield K, Cognetta AB. Cellulitis as a postprocedural complication of topical 5-aminolevulinic acid photodynamic therapy in the treatment of actinic keratosis. J Drugs Dermatol 2007;6:544–8.

36. Hayami J, Okamoto H, Sugihara A, et al. Immunosuppressive effects of photodynamic therapy by topical aminolevulinic acid. J Dermatol 2007;34:320–7.

37. Finlan LE, Kernohan NM, Thomson G, et al. Differential effects of 5-aminolaevulinic acid photodynamic therapy and psoralen plus ultraviolet A therapy on p53 phosphorylation in normal human skin in vivo. Br J Dermatol 2005;153:1001–10.

第15章 防晒剂的健康获益、监管与争议

Silvia E. Mancebo，Judy Y. Hu，and Steven Q. Wang

关键词

● 光保护 ● 皮肤癌的预防 ● 防晒剂的争议 ● 防晒条例

要点

● 经常使用防晒剂可以预防与日晒有关的光线性角化病（actinic keratosis，AK）、鳞状细胞癌（squamous cell carcinoma，SCC）、黑素瘤和光老化的发生。
● 食品和药物管理局（FDA）最终裁定采用标志和有效性试验的临界波长（critical wavelength，CW）测试来评估紫外线（ultraviolet，UV）-A 过滤能力；只有 CW ≥ 370nm 的产品才能称为广谱。
● 防晒剂的安全性被提出质疑，目前的研究表明防晒剂是安全和有效的。
● 主要的挑战是合理的使用和提高依从性，这两者限制了防晒剂的效果。

引言

皮肤癌是美国最常见的癌症。在过去几十年来，皮肤癌的发病率和死亡率呈上升趋势。现在估计超过 200 万美国人每年受到非黑素瘤皮肤肿瘤的影响，每五个美国人中就有一个将在他们的一生中会受到非黑素瘤皮肤肿瘤的影响[1, 2]。紫外线在皮肤癌的发生发展中起着重要的作用[3]。近 90% 非黑素瘤和 65% 的黑素瘤皮肤肿瘤的发生与日晒有关[4, 5]。因此，防御紫外线照射对于预防皮肤癌来说是一个重要手段。

UV 按照不同的波长分为：UV-C（270~290nm），UV-B（290~320nm），UV-A2（320~340nm），UV-A1（340~400nm）[6]。UV-C 被臭氧层过滤而没有达到地球的表面。与 UV-B 相比，UV-A 可穿透至深层皮肤，到达真皮。紫外线辐射达到皮肤的强度取决于多种环境因素包括纬度、海拔、季节、云量和一天当中的时间[7]。紫外辐射穿过皮肤、DNA、脂质，蛋白质吸收紫外线的能量，对附近的组织结构造成直接和间接损害[8, 9]。高能量的 UV-B 通过在嘧啶碱基之间形成共价键对 DNA 造成直接损伤[10, 11]。这些共价键具有高的致突变潜力，需要通过 DNA 修复机制纠正。UV-A 和 UV-B 的间接损害导致活性氧物族产生，DNA 氧化损伤，激活炎性细胞因子[12-14]。最终，这些分子上的损伤导致晒伤、色素沉着、细胞免疫抑制、过早老化和光致癌[15-17]。

在过去的几十年中，保健社区在促进人们对日光拥有健康的态度和行为方面做出了很大的努力。全面防晒保护，包括减少太阳光下的暴露，通过光防护如穿长袖衬衫，戴宽沿帽子和太阳镜，规律使用防晒剂（框 1）。在这些防晒措施中，防晒剂是最受大众欢迎的一种[18]。本文讨论了使用防晒剂的益处，回顾了 2011 FDA 制定的防晒标记和有效性测试的效果，并阐述使用防晒剂使用的相关争议和局限性。

作用机制

防晒剂只能暂时性的预防紫外线辐射。基于化学成分和作用机制将其活性成分分为有机和无机紫外线吸收剂。有机吸收剂是通过芳香族化合物吸收 UV，无机吸收剂是矿物质，可以吸收、反射和散射紫外线光（图 1）。这两种吸收剂各有优缺点，这两种类型的吸收剂并不罕见，在市场中均可获得。

有机紫外线吸收剂是通过吸收紫外辐射的高能量光子而发挥其保护作用。吸收的能量传递给电子，跳到激发态，在返回基态时，能量以较长的波长光和热的形式释放出来[19-21]。在美国使用的第一紫外

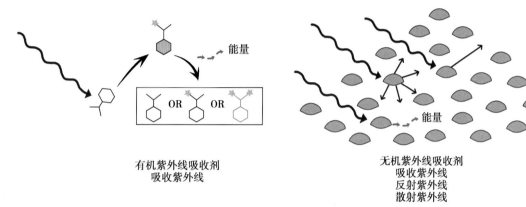

图 1　防晒剂的作用机制。有机紫外线吸收剂吸收紫外线辐射的能量从而引起吸收剂中的电子跳到激发态。返回到基态时，能量在长波中以光或热的形式释放出来。跃迁回到基态潜在引起的化学修饰，导致吸收剂吸收紫外线效果较差。无机紫外线吸收剂可以吸收、反射和散射紫外光。相比有机吸收剂，这些产品是在紫外线照射时降解时，显得更稳固

线吸收剂是对氨基苯甲酸，但它有许多不良特性。它可能引起光变态反应、接触性皮炎以及将衣物染色等问题[22]。新一代的有机吸收剂在其安全性、感官和扩大 UV-A 防护覆盖范围上有所改进。

目前，在美国有 15 个有机紫外线吸收剂被批准使用（表 1）。同时，阿伏苯宗是唯一由 FDA 批准的具有长波 UV-A（340~400nm）保护作用的有机吸收剂。其吸收范围从 310nm 至 400nm，吸收峰在 360nm[23]。阿伏苯宗本质上是不稳定的，紫外线辐射 1 小时后降解[24]。为保持其有效性，它必须与光稳定剂结合，这有利于从激发态跃迁回基态[25]。在无光稳定剂存在的情况下，阿伏苯宗分子在激发态时能异构化，裂解成化合物，吸收紫外线时的效果

就差很多[26]。

氧化锌（ZnO）和二氧化钛（TiO₂）是美国唯一批准使用的无机紫外线吸收剂（见表 1）。但这些早期的产品因其感官的固有缺陷而未得到广泛应用。这些早期的产品中因含有较大的颗粒而具有较高的折射率，形成一个厚的灰白面罩，后者空间色散较差和导致粉刺产生[27]。在过去的几十年中，制造商已改良配方，这些产品包含微米和纳米级的 ZnO 和 TiO₂，他们可以分散不可见光，形成更透明的薄膜，提高其美观性[28]。随着粒子直径的减小，吸收谱也发生了变化。纳米级的 TiO₂ 在紫外线范围内对 UV-B 有较强的吸收能力（即 290~320nm）[29]。然而，UV-B 吸收能力的这种增强可能会导致对

表 1　FDA 批准用于美国的紫外线吸收剂

		活性成分	最大吸收波长（nm）	紫外光谱范围
有机 UV 吸收剂	UVB 吸收剂	二甲基硅油类		
		对氨基苯（甲）酸	283	UV-B
		二甲氨苯酸辛酯	311	UV-B
		肉桂类		
		甲氧基肉桂酸乙基己酯	289	UV-B
		甲氧基肉桂酸辛酯	311	UV-B
		水杨酸类		
		三乙醇胺水杨酸	260~355	UV-B
		水杨酸三甲环己酯	306	UV-B
		水杨酸辛酯	307	UV-B
		其他		
		奥克立林	303	UV-B，UV-A2
		（2-氰基-3,3-二苯丙烯酸异辛酯）		
		苯基苯并咪唑硫磺	310	UV-B
	UVA 吸收剂	苯酮类		
		羟苯甲酮（二苯甲酮 -3）	288，325	UV-B，UV-A2
		双羟苯甲酮（二苯甲酮 -8）	352	UV-B，UV-A2
		磺异苯酮（二苯甲酮 -4）	366	UV-B，UV-A2
		二苯甲酰甲烷		
		4- 叔丁基 -4, - 甲氧基二苯酰甲烷	360	UV-A1
		Anthralates		
		Meradimate	340	UV-A2
		樟脑类		
		Ecamsule	345	UV-B，UV-A
无机 UV 吸收剂		氧化锌	取决于颗粒大小	UV-B，UV-A
		二氧化钛	取决于颗粒大小	UV-B，UV-A

简称：苯甲酸，对氨基苯甲酸。来源于美国食品和药物管理局数据。Sunscreen drug products for over-the-counter human use［stayed indefinitely］.21 CFR 352. Avaliable at：http：//www.gpo.gov/fdsys/pkg/CFR-2002-title21-vol5/pdf/CFR-2002-title21-vol5-sec352-10.pdf. Revised April 1，2013. Effective June 4，2004. Accessed September 1，2013

UV-A 辐射的保护能力下降，造成潜在性的广谱覆盖范围的缺失[30]。相比有机吸收剂，这些无机吸收剂是不容易受到紫外线照射而降解，导致过敏反应的风险更小[27]。

使用防晒剂的健康获益

使用防晒剂对健康有许多益处。研究表明，在日常生活中使用防晒剂可以防止 AK、鳞状细胞癌和黑素瘤的发生[31-33]。此外，有证据表明，防晒剂可以减轻皮肤过早老化，同时可以防止光线性疾病的恶化[34,35]。目前大多数我们所知道的有关防晒剂的防护信息来源于澳大利亚的楠普拉皮肤癌预防试验。这一系列研究始于 1992 年，使用的是含有 2% 的 4- 叔丁基 -4′- 甲氧基二苯甲酰甲烷（二甲基硅油）和 8% 甲氧基肉桂酸乙基己酯作为有效活性成分，防晒系数（SPF）为 16 的防晒剂[36]。这个配方光不稳定，没有通过 FDA 的新标准，不能作为广谱防晒剂[37]。然而事实上，这个防晒剂可以降低皮肤癌的发病率，这表明现有的防晒产品因其较高 SPF 值和广谱保护功能，因此可能提供更大的健康获益。

日光性角化（AK）和鳞状细胞癌（SCC）的预防

日光性角化有可能潜在发展为非黑素瘤皮肤肿瘤的风险，近 65% 的 SCC 曾被诊断为日光性角化[38]。一些研究探讨了使用防晒剂对 AKs 的影响。Thompson 等人[39]采用随机对照试验研究 AKs 的发病率、患病率和缓解率。参与这项研究的受试者使用含有 2% 阿伏苯宗和 8% 甲氧基肉桂酸辛酯的广谱 SPF 17 的防晒剂或不含活性成分的底霜。研究周期 7 个月，结果表明，每天使用防晒剂减少新病灶的产生，降低日光性角化的总数，可以提高缓解率，均呈剂量依赖性[39]。Darlington 等人[31]评估了参与澳大利亚 Nambour 皮肤肿瘤预防试验受试者出现 AKs 的发生率。他们发现，每日使用广谱 SPF 16 的防晒剂的患者中，AK 发生率平均降低 24%，尤其见于 AKs 基线较少的受试者，AK 的发生呈大幅度的降低，提示使用防晒剂可以更有效地预防而不是减缓 AKS[31, 40]。

鳞状细胞癌通常发生在浅肤色人群躯体的阳光暴露部位[41]。AK 和 SCC 都与大剂量累积的紫外线有关。强有力的证据证明使用防晒剂是预防 SCC 的一种安全有效的方法。在一个随机对照试验中，参与者为居住在澳大利亚东部的 1621 名成人，被分配到干预组或对照组，干预组日常使用含有 2% 阿伏苯宗和 8% 甲氧基肉桂酸辛酯 SPF 16 的防晒剂，对照组使用一定量允许范围内的防晒剂[36]。经过 4.5 年后，研究表明，干预组中 SCC 肿瘤的发病率显著降低了 38%。完成 4.5 年随访后，再过 8 年，研究表明每天使用防晒剂仍具有保护作用。干预组的这些效应可能源于最初的试验期间防晒剂的使用，但在随访过程中，很多人仍继续更频繁地使用防晒剂[42]。

减少基底细胞癌

基底细胞癌（BCC）在所有皮肤肿瘤中占 80% 以上，目前已证实日晒是皮肤肿瘤发病的危险因素[1]。紫外线和 BCC 发展之间的关系是复杂的。大多数 BCC 肿瘤出现在慢性晒伤的皮肤部位，如脸、头和颈部，但 1/3 的肿瘤发生在太阳暴晒较少的部位，如躯干和下肢，提示可能有其他因素参与了肿瘤的发生[43]。到目前为止，前面所提到的澳大利亚的楠普拉皮肤癌预防试验是目前仅有的研究防晒剂对 BCC 发展影响的随机对照实验[36]。这项研究的结果并没有表明研究组间基底细胞癌的患病率有显著差异。然而，在随后的研究中，Van der Pols 等人[32]在 8 年后发现干预组（防晒组）的参与者 BCC 的发生率减少了 25%，与对照组差别无统计学差异，其原因可能如下：首先，从紫外线损伤到 BCC 临床发病的潜伏期超过 20 年[43]。Van der Pols 等人[32]研究证明了 BCC 发病率降低的趋势，这表明观察防晒剂使用对 BCC 发展的保护作用可能需要更长的随访观察时间。此外，这些研究允许对照组的受试者可以随意地使用防晒剂。事实上，25% 的对照组与干预组一样规范地使用防晒剂，这可能影响了对照组的实验结果[42]。总之，防晒剂可以有利的预防 BCC 发展。可是，未来需要更多的研究来阐明这一效应。

黑素瘤的预防

黑素瘤是由多因素包括遗传和环境等引起的皮肤疾病。紫外线已被证实为黑素瘤的发展的唯一可变的危险因素[33]。大剂量间歇的太阳暴晒与晒伤可使所有年龄组一生中的黑素瘤相对危险率高达 1.6[44]。尽管紫外线可以导致恶性黑素瘤的发展，使用防晒剂预防的黑素瘤的发展在历史上一直存在着争议[42, 45]。Dennis 等人[46]进行了一项荟萃分析，评估了从 1966 到 2003 年间发表的所有的队列和病例对照研究，结果显示使用防晒剂和黑素瘤发生之间无明显关联性。2010 年，Green 等人[33]发表了第一个评价防晒剂使用对黑素瘤发展的保护作用的随机对照研究。这项研究将黑色素瘤作为次要终点，在 Nambour 皮肤肿瘤预防试验得出结论后 10 年发表。研究人员发现防晒组出现新的原发性黑素瘤发生率减少了 50% 以上，侵袭性黑素瘤发生率减少了 73%。这一具有里程碑意义的研究表明经常使用防晒剂可以减少黑素瘤发展的风险。这项研究强调随访时间超过 15 年。

预防皮肤光老化

光老化是一个复杂的渐进过程，紫外线暴露后会加快这个进程。治疗中，防晒剂是预防光老化最有效的方法。其证据来自 Hughes 等人[34]在 Nambour 皮肤肿瘤预防试验进行的一项随机对照试验，受试者年龄小于 55 岁。这些研究人员获取参与者的左手背侧皮肤表面的复制品和分级的微观形貌，微观形貌每增加一个单位与皮肤老化迹象的相关，例如皮肤纹理增粗，脸上小血管和粉刺增加，以及日光性角化发展和非黑素瘤皮肤癌风险[47-49]。Hughes 等人[34]总结每天规律使用防晒霜能降低微观形貌的级别和降低 AKs 和皮肤癌的发生风险。

光线性皮肤病的管理

多形性日光疹（polymorphous light eruption，PMLE）是一种日光暴露而导致的常见的光敏性皮肤病，其特点是异常瘙痒和多形性皮损[50]。疾病的皮损和瘙痒会降低患者的生活质量。对于 PMLE 的患者，不论疾病的严重程度，其主要治疗手段是避免日晒[50]。如外出，鼓励患者必须采用综合光防护，包括频繁使用 SPF > 30、广谱的防晒剂[51]。Schleyer 等人[52] 分析规范使用防晒剂可以防御高剂量的 UV-A 和 UV-B，从而阻止 PMLE 的皮损发展。

12 例患者在照射部位涂抹含有多种 UV-A 和 UV-B 吸收剂或没有活性成分的霜剂，再照射 UV-A 或 UV-B，或 UV-A 和 UV-B。照射后，安慰组出现 PMLE，而应用防晒剂的那组不会出现 PMLE。最终，本研究结果显示，SPF 较高的广谱防晒剂可防止 PMLE 的发展[52-53]。

美国对防晒产品标签和有效性测试的管理

长期以来 UV-A 辐射的有害性是公认的。UVA 辐射造成分子和细胞损伤，导致光老化、免疫抑制和皮肤肿瘤的发展[54]。UV-A 辐射的暴露与氧化损伤导有关，引起黑色素合成增加，细胞膜脂质过氧化损伤，基质金属蛋白酶的激活，炎性细胞因子和生长因子的释放[7, 13, 14]。最终，导致血管、细胞和组织的持久性的损害，从而可能导致皮肤完整性的永久改变[55]。

以往，在美国，含有一种或多种 UV-A 吸收剂的防晒剂可以被称为广谱防晒剂，尽管针对 UV-A 的防护水平在这些产品中存在着显著差异[56]。2011 年 FDA 公布了关于防晒剂的标签和有效性测试的最终决定（表 2）。体外通过 / 未通过临界波长（CW）系统测试是评估 UV-A 吸收能力的唯一方法。CW

表 2　2011 FDA 最后裁决的防晒剂的标记和有效性测试

活性成分	美国批准在防晒剂中使用的 17 种活性成分 8 种活性成分经过 TEA 过程评价 目前不允许使用二甲基硅油的组合和恩索利唑
标签要求	
广谱和 SPF > 15	使用与利益诉求：有助于预防晒伤，与其他防晒措施（见相关章节）一起直接使用，可以降低皮肤癌和日晒导致的光老化的风险。 防晒措施：增加在阳光下的暴露时间会增加皮肤癌和光老化的风险。为减轻其风险，应规律的使用广谱且 SPF ≥ 15 防晒剂以及其他的光防护措施，包括尽量减少在太阳下的暴露，尤其是在上午 10 点至下午 2 点之间，穿长袖衬衫、长裤，戴帽子和太阳镜。
非广谱 SPF < 15	使用：预防日晒伤 皮肤癌 / 皮肤老化的信号：暴露在阳光下会增加皮肤癌和光老化的风险。这类产品只能预防日晒伤，不能预防皮肤癌或皮肤老化。
防水	使用指导：游泳后 40（或 80）分钟后或出汗后立即重新涂抹，毛巾擦干后立即涂抹或至少每 2h 涂抹一次。
非防水	使用指导：至少每 2h 使用一次，或者游泳或出汗时使用防水的防晒剂
所有的防晒产品	使用指导：在晒太阳前 15 分钟尽可能涂抹多的、较厚的防晒剂
不允许出现的标签	隔离霜、防汗、防水、全天、扩大定义、除非 FDA 认证。
SPF 测试	10 ~ 13 名患者体内 MED 测试，至少 10 人的结果显示有效
广谱性测试	体外通过 / 未通过 CW 测试；产品的 CW 必须 ≥ 370nm
未解决的问题	●标签是否限制在 SPF50+ ●剂型可能没有资格复审：毛巾、药巾、粉、沐浴液和洗发水 ●喷剂：需考虑其有效性和安全性 ●TEA 过程中的 8 种紫外线吸收剂可能会在产品制造上提供更广泛的选择

缩写：MED，最小红斑剂量；TEA，时间和程度上的应用。数据来源于美国食品和药物管理局。标签和有效性测试：2012 年人类使用的非处方药防晒产品的实用指南。Available at：http://www.fda.gov/drugs/guidancecomplianceregulatoryinformation/guidances/ucm330694.h Accessed September 1，2013.

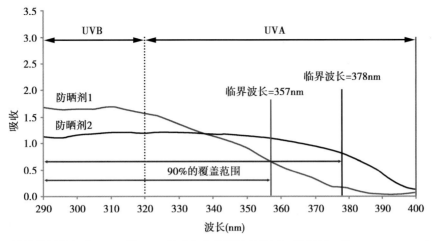

图 2　波长的评价方法。CW 是 90% 的吸收曲线的波长范围。防晒剂 1 是 SPF 30、CW 为 357 nm 的防晒剂。防晒剂 2 是 SPF 15、CW 为 378 nm 的防晒剂。根据 2011 最终的法规，只有防晒 2 可以称为广谱。（摘自 Wang SQ，Tanner PR，Lim HW，et al. The evolution of sunscreen products in the United States：a 12-year cross sectional study. Photochem Photobiol Sci 2013；12：197-202；已得到欧洲的光生物学学会、欧洲光化学协会和英国皇家化学学会的许可）

测试紫外线吸收光谱（290~400nm）和定义了 CW 在 90% 的紫外线吸收波长谱中（图 2）[57]。根据新的 FDA 标准，广谱防晒产品 CW 必须 ≥ 370nm。此外，最终的裁决确立了标准，保证 CW 测试的可靠性。这些标准包括测试一定量的防晒剂，提高照射防晒剂样品导致光降解，确定在每个波长的平均紫外线透过率，并利用这些数据的总和计算 CW[57]。在图 2 中可以看到，CW 用来测量 UV 覆盖的广度，它不检测防护紫外线的幅度，而测量防护 UV-B 的振幅应与 SPF 组合使用[58]。

FDA 也采取新的有益措施和警告声明。首次声明提供 SPF > 15 的广谱防晒剂可以降低皮肤肿瘤和由太阳引起的早期皮肤老化的风险[57]。这个有益的声明基于 UV 辐射对癌症前期和癌病变发展中的影响和防晒剂预防皮肤癌和皮肤老化的理论形成[58]。尽管这个声明确认了光谱范围的防晒剂的防护效果，但是 FDA 谨慎地强调只有在防晒剂和其他防护措施一起使用时或是至少每两个小时涂抹一次时才具有临床意义[58]。此外，警告声明防晒剂不提供广谱范围或者是 SPF < 15，花时间暴晒反而增加皮肤癌或是早期皮肤老化的风险。这种产品仅仅是预防太阳晒伤并不防止皮肤癌或是早期的皮肤老化[58]。这个声明意在警告公众有关暴露在太阳下的危害，同时提醒使用不能提供足够的 UV-A 和 UV-B 的防晒剂可能存在的风险。

在 2011 年，有几个没有被最终解决的问题。最近，SPF 标签的最大值并没有被限制。防晒剂生产商生产的商品 SPF 值超过 100，声称 SPF 值越高提供保护越强[58]。使用更高值的 SPF 产品的好处是补充消费者使用防晒剂的不足，反而导致防护更弱[59]。然而这些声明是正确的，对于高 SPF 值的产品有一种倾向，这种倾向灌输了一种对安全性的误解。消费者可能过度依赖这些产品作为他们唯一防护阳光的来源，长时间的呆在户外，因此增加他们 UV 暴露的剂量[58]。结果，FDA 建议标签上 SPA 最大值为 50+，没有充足的证据支持超过这个 SPF 值的产品的医学益处[60]。这个决定并不是最终的，FDA 欢迎评估使用高 SPF 值防晒剂是否有益。

另一个问题是，尚未完全解决的防晒配方的评价 FDA 发布的法规制定提案预告（ANPR）：防晒剂，非处方级防晒产品的使用；有关剂型包括油剂、乳液、面霜、凝胶、黄油、膏和持续销售的药膏[61]。然而，防晒剂的形式如为粉末、纸巾、沐浴露和洗发水等可能不适宜。如果 ANPR 成为最终的法规，这些产品将不再在美国上市。未来可能出现喷雾式的防晒剂，然而，有人担心喷雾剂可导致意外吸入，且因弥漫性分布而可能无法达到与常规制剂例如膏剂一样的防晒效果[58]。

最后，FDA 仍需评估多种紫外线吸收剂。目前，在美国有 17 种紫外线吸收剂被批准作为活性成分使用，包括依茨舒，唯一批准用于特定的配方。在现有的吸收剂中，提供广谱的吸收剂很少，甚至没有吸收长波 UV-A 的能力。有 8 种紫外线吸收剂在时间和范围应用（TEA）的程序上尚待批准（表 3）。这些吸

表 3　在时间和范围应用（TEA）的程序上等待 FDA 批准的活性成分

活性成分	最大吸收峰值	UV 波谱范围	TEA 的申请日期
恩扎樟烯（甲基苄亚基樟脑）	300	UVB	2013.7.11
阿米沙酯	310	UVB	2013.7.11
辛基三嗪酮（乙基己基三嗪酮）	314	UVB	2013.7.11
Tinosorb M/Bisoctrizole（亚甲基双 - 苯并三唑基四甲基丁基酚）	305，360	UVB，UVA	2005.12.05
Tinosorb S/Bemotrizinol（双 - 乙基己氧苯酚甲氧苯基三嗪）	310，343	UVB，UVA	2005.12.05
二乙基己基丁酰胺基三嗪酮	312	UVB	2006.7.26
对苯二亚甲基二樟脑磺酸	345	UVB，UVA	2008.9.12
麦素宁滤光环（甲酚曲唑三硅氧烷）	303，344	UVB，UVA	2010.6.2

数据来源于美国食品和药物管理局。Status of OTC rulemakings-rulemaking history of OTC time and extent applications. Available at: http: //www.fda.gov/Drugs/DevelopmentApprovalProcess/DevelopmentResources/Over-the-Counter OTC Drugs、StatusofOTCRulemakings/ucm072455.htm. Update Apirl 11，2012. Accessed September 1，2013

收剂用于欧洲、澳洲和亚洲市场至少有 5 年，如果批准，将为厂家提供更多的选项创建高质量配方[58]。

有关防晒剂的争议

氧苯酮的安全性

氧苯酮是一种有机的吸收剂，可以吸收 UV-B 和短波 UV-A 射线。迄今为止，这种成分由于可能扰乱荷尔蒙而受到关注。氧苯酮被系统吸收并通过尿液和排泄物排出。一些体内和体外动物的研究已经证实氧苯酮的雌激素和抗雄激素的活性[62-65]。然而，在这些动物研究中照射剂量很高。王等人[66] 表明要花超过 277 年的日常使用防晒剂才能达到同样的氧苯酮的剂量。同样，Janjua 等人[67] 评估局部使用氧苯酮在血浆中无聚集。调查者包括 15 名男性和 17 名绝经后的女性使用含有 10% 氧苯酮的防晒剂 1 周，结果显示在使用 3 个小时后氧苯酮的系统性吸收达到最大。第一次使用后的 24 小时和 96 小时氧苯酮血浆浓度并没有明显的不同，这显示在涂抹防晒剂的一周内氧苯酮在血浆中并没有积聚。此外这项研究评估了在研究的起始阶段和结束阶段性荷尔蒙水平：睾丸素、抑制素 B 和血清雌二醇水平有小的差别，但却具有显著的统计意义。然而，差别并不具有显著的生物学意义，也与氧苯酮的接触无关[67]。最后，雌激素和氧苯酮的紧密程度明显弱于雌激素和雌二醇的紧密程度[65]。

纳米粒的安全性

近些年来，纳米二氧化钛和氧化锌的安全性已经被质疑。通过皮肤吸收最小剂量的无机吸收剂通常被视为是安全的，很少被角质层吸收[68]。然而，随着微粒的大小变小，则需考虑金属氧化能渗透皮肤并引起局部和系统性的毒性，尤其是来自 UV 诱导的自由基的损伤。一些在体内和体外的研究表明纳米粒在正常的皮肤中不渗透[69]。此外，评估纳米粒子对细胞和分子结构的直接影响的研究表明纳米粒子是安全的，不会引起哺乳动物细胞的损伤[70]。为了解决自由基形成的可能性，制造商已经把这些纳米分子和镁以及其他物质一起封装，来减少自由基的排出。最后，人类的皮肤天生具有抗氧化机制防御自由基。

防晒剂诱发维生素 D 缺乏

维生素 D 是一种脂溶性的维生素，主要从皮肤暴露在阳光中的 UV-B 中形成。维生素 D 有益于人类生理，在过去的几年，已经提高关注防晒剂抑制维生素 D 合成方面[22, 71]。理论上，$2mg/cm^2$ 的防晒剂的使用量能减少维生素 D 的形成，因为防晒剂有效的阻断 UV-B 到达表皮。然而，医学数据显示使用人们在增加的阳光暴晒中不充分的使用防晒剂反而导致维生素 D 的产生增多。建议个人不要通过过多的暴露 UV 中来获得维生素 D。相反，饮食补充维生素 D 是获得血清充足水平的可靠途径[75]。对儿童和 70 岁的成人，医学机构推荐日常饮食限额为 600IU 的维生素 D。超过 71 岁的成人则推荐每天 800IU 的维生素 D[76]。

使用防晒剂的有限性

现代的防晒剂提供超级紫外线的防护。然而，制造一个有效的产品仅考虑紫外线的吸收，而其他的因素，例如香气、颜色、外表、感官、包装及成本经常在学术讨论中被忽略，但这些因素对于产生的有效性发挥了重要的作用。防晒剂在这些方面如没有满足顾客的需求可能会导致使用者不喜欢使用，从而影响紫外线防护效果[77]。最好的防晒产品应该是被消费者充分使用的产品。

在创建一个有着精致感官的防晒剂，生产者面临着许多的挑战。市场上大部分的有机吸收剂都是脂溶性分子，导致人们产生油腻的感觉。此外，防水防晒剂包含聚合物给人一种黏黏的感觉。为了解决这些问题，制造商添加了不同的光滑的成分以及高分子表面活性剂来提高整体的触觉和感官。

除了来自建立模式的挑战，消费者不合理是限制防晒剂有效使用的另一主要因素，在户外，消费者倾向使用防晒剂作为他们唯一的防护并且他们也倾向长时间的待在太阳下进行太阳浴和晒黑[78-80]。此外，使用防晒剂的剂量也太低，实际的消费者防晒剂的使用剂量接近 $0.5mg/cm^2$，而不是 $2mg/cm^2$，这就导致了 SPF 有效性的显著降低[59, 81]。最后，消费者应该至少每两个小时使用防晒剂来维持有效性，很少有人做到这点[82]。

总结

过去的几十年，防晒剂的作用已经从单一预防晒伤发展到降低皮肤癌和皮肤老化。尽管科技进步已经明显改善防晒剂的整体外观，在质地和感官上的改善提高使用者的顺从性，但随着公众对暴露在阳光下的危害性认识的逐渐提高，医生和皮肤学家需要继续努力教育公众采取适当的方法来阻止紫外线的伤害。防晒剂只是光防护的其中一种，其他光防护，例如避光，寻找遮阴以及穿具有防护的衣服也应该被使用。

（江娜　译，马少吟　校，朱慧兰　审）

参考文献

1. Rogers HW, Weinstock MA, Harris AR, et al. Incidence estimate of nonmelanoma skin cancer in the United States, 2006. Arch Dermatol 2010; 146(3):283–7.

2. Robinson JK. Sun exposure, sun protection, and vitamin D. JAMA 2005;294(12):1541–3.

3. International Agency for Research on Cancer. Solar and ultraviolet radiation. Lyon (France): International Agency for Research on Cancer; 1992.

4. Sayre RM, Dowdy JC, Lott DL, et al. Commentary on 'UVB-SPF': the SPF labels of sunscreen products convey more than just UVB protection. Photodermatol Photoimmunol Photomed 2008;24(4): 218–20.

5. Armstrong BK, Kricker A. How much melanoma is caused by sun exposure? Melanoma Res 1993; 3(6):395–401.

6. Coblentz WW. The Copenhagen Meeting of the Second International Congress on Light. Science 1932;76(1975):412–5.

7. Kullavanijaya P, Lim HW. Photoprotection. J Am Acad Dermatol 2005;52(6):937–58 [quiz: 959–62].

8. Calzavara-Pinton P, Sala R, Arisi MC, et al. Photobiology, photodermatology and sunscreens: a comprehensive overview. Part 1: damage from acute and chronic solar exposure. G Ital Dermatol Venereol 2013;148(1):89–106.

9. Marrot L, Meunier JR. Skin DNA photodamage and its biological consequences. J Am Acad Dermatol 2008;58(5 Suppl 2):S139–48.

10. Budden T, Bowden NA. The role of altered nucleotide excision repair and UVB-induced DNA damage in melanomagenesis. Int J Mol Sci 2013;14(1):1132–51.

11. Ravanat JL, Douki T, Cadet J. Direct and indirect effects of UV radiation on DNA and its components. J Photochem Photobiol B 2001;63(1–3):88–102.

12. Djavaheri-Mergny M, Mergny JL, Bertrand F, et al. Ultraviolet-A induces activation of AP-1 in cultured human keratinocytes. FEBS Lett 1996;384(1):92–6.

13. Darr D, Fridovich I. Free radicals in cutaneous biology. J Invest Dermatol 1994;102(5):671–5.

14. Runger TM, Kappes UP. Mechanisms of mutation formation with long-wave ultraviolet light (UVA). Photodermatol Photoimmunol Photomed 2008; 24(1):2–10.

15. Moyal D, Fourtanier A. Acute and chronic effects of UV on skin. In: Rigel DS, Weiss RA, Lim HW, et al, editors. Photoaging. New York: Marcel Dekker, Inc; 2004. p. 15–32.

16. Gil EM, Kim TH. UV-induced immune suppression and sunscreen. Photodermatol Photoimmunol Photomed 2000;16(3):101–10.

17. Sklar LR, Almutawa F, Lim HW, et al. Effects of ultraviolet radiation, visible light, and infrared radiation on erythema and pigmentation: a review. Photochem Photobiol Sci 2013;12(1):54–64.

18. National Cancer Institute. Sun protection. Cancer trends progress report 2011/2012 Update. 2012. Available at: http://progressreport.cancer.gov/doc_detail.asp?pid=1&did=2009&chid=91&coid=911&mid=#trends. Accessed July 31, 2013.

19. Gantz GM, Sumner WG. Stable ultraviolet light absorbers. Textile Res J 1957;27:244–51.

20. Knox JM, Guin J, Cockerell EG. Benzophenones. Ultraviolet light absorbing agents1. J Invest Dermatol 1957;29(6):435–44.

21. Kanof NH. Protection of the skin against the harmful effects of sunlight. Arch Dermatol Res 1956;74:46.

22. Celleno L, Calzavara-Pinton P, Sala R, et al. Photobiology, photodermatology and sunscreens: a comprehensive overview. Part 2: topical and systemic photoprotection. G Ital Dermatol Venereol 2013;148(1):107–33.

23. Kockler J, Robertson S, Oelgemöller M, et al. Butyl methoxy dibenzoylmethane. Profiles of drug substances, excipients, and related methodology 2013;38(2013):87–111.

24. Deflandre A, Lang G. Photostability assessment of sunscreens. Benzylidene camphor and dibenzoylmethane derivatives. Int J Cosmet Sci 1988;10(2): 53–62.

25. Beasley D, Meyer T. Characterization of the UVA protection provided by avobenzone, zinc oxide, and titanium dioxide in broad-spectrum sunscreen products. Am J Clin Dermatol 2010;11(6):413–21.

26. Bonda C. The photostability of organic sunscreen actives: a review. In: Shaath N, editor. Sunscreens: regulations and commercial development. 3rd edition. Boca Raton (FL): Taylor & Francis; 2005. p. 321–49.

27. Wang SQ, Balagula Y, Osterwalder U. Photoprotection: a review of the current and future technologies. Dermatol Ther 2010;23(1):31–47.

28. Mitchnick MA, Fairhurst D, Pinnell SR. Microfine zinc oxide (Z-cote) as a photostable UVA/UVB sunblock agent. J Am Acad Dermatol 1999;40(1): 85–90.

29. Chen L, Tooley I, Wang S. Nanotechnology in photoprotection. In: Nasir A, Friedman A, Wang S, editors. Nanotechnology in dermatology. New York: Springer; 2013. p. 9–18.

30. Wang SQ, Tooley IR. Photoprotection in the era of nanotechnology. Semin Cutan Med Surg 2011; 30(4):210–3.

31. Darlington S, Williams G, Neale R, et al. A randomized controlled trial to assess sunscreen application and beta carotene supplementation in the prevention of solar keratoses. Arch Dermatol 2003;139(4):451–5.

32. van der Pols JC, Williams GM, Pandeya N, et al. Prolonged prevention of squamous cell carcinoma of the skin by regular sunscreen use. Cancer Epidemiol Biomarkers Prev 2006;15(12):2546–8.

33. Green AC, Williams GM, Logan V, et al. Reduced melanoma after regular sunscreen use: randomized trial follow-up. J Clin Oncol 2011;29(3): 257–63.

34. Hughes MC, Williams GM, Baker P, et al. Sunscreen and prevention of skin aging: a randomized trial. Ann Intern Med 2013;158(11):781–90.

35. Bissonnette R, Nigen S, Bolduc C. Influence of the quantity of sunscreen applied on the ability to protect against ultraviolet-induced polymorphous light eruption. Photodermatol Photoimmunol Photomed 2012;28(5):240–3.

36. Green A, Williams G, Neale R, et al. Daily sunscreen application and betacarotene supplementation in prevention of basal-cell and squamous-cell carcinomas of the skin: a randomised controlled trial. Lancet 1999;354(9180):723–9.

37. Chesnut C, Kim J. Is there truly no benefit with sunscreen use and Basal cell carcinoma? A critical review of the literature and the application of new sunscreen labeling rules to real-world sunscreen practices. J Skin Cancer 2012;2012:480985.

38. Criscione VD, Weinstock MA, Naylor MF, et al. Actinic keratoses: natural history and risk of malignant transformation in the Veterans Affairs Topical Tretinoin Chemoprevention Trial. Cancer 2009; 115(11):2523–30.

39. Thompson SC, Jolley D, Marks R. Reduction of solar keratoses by regular sunscreen use. N Engl J Med 1993;329(16):1147–51.

40. Green AC, McBride P. Squamous cell carcinoma of the skin (non-metastatic). Clin Evid (Online) 2010; 2010:1–8.

41. de Gruijl FR. Photobiology of photocarcinogenesis. Photochem Photobiol 1996;63(4):372–5.

42. Green AC, Williams GM. Point: sunscreen use is a safe and effective approach to skin cancer prevention. Cancer Epidemiol Biomarkers Prev 2007; 16(10):1921–2.

43. Situm M, Buljan M, Bulat V, et al. The role of UV radiation in the development of basal cell carcinoma. Coll Antropol 2008;32(Suppl 2):167–70.

44. Dennis LK, Vanbeek MJ, Beane Freeman LE, et al. Sunburns and risk of cutaneous melanoma: does age matter? A comprehensive meta-analysis. Ann Epidemiol 2008;18(8):614–27.

45. Berwick M. Counterpoint: sunscreen use is a safe and effective approach to skin cancer prevention. Cancer Epidemiol Biomarkers Prev 2007;16(10): 1923–4.

46. Dennis LK, Beane Freeman LE, VanBeek MJ. Sunscreen use and the risk for melanoma: a quantitative review. Ann Intern Med 2003;139(12):966–78.

47. Green AC, Hughes MC, McBride P, et al. Factors associated with premature skin aging (photoaging) before the age of 55: a population-based study. Dermatology 2011;222(1):74–80.

48. Holman CD, Armstrong BK, Evans PR, et al. Relationship of solar keratosis and history of skin cancer to objective measures of actinic skin damage. Br J Dermatol 1984;110(2):129–38.

49. Kricker A, Armstrong BK, English DR, et al. Pigmentary and cutaneous risk factors for non-melanocytic skin cancer–a case-control study. Int J Cancer 1991;48(5):650–62.

50. Fesq H, Ring J, Abeck D. Management of polymorphous light eruption: clinical course, pathogenesis, diagnosis and intervention. Am J Clin Dermatol 2003;4(6):399–406.

51. Lenane P, Murphy GM. Sunscreens and the photodermatoses. J Dermatolog Treat 2001;12(1):53–7.

52. Schleyer V, Weber O, Yazdi A, et al. Prevention of polymorphic light eruption with a sunscreen of very high protection level against UVB and UVA radiation under standardized photodiagnostic conditions. Acta Derm Venereol 2008;88(6): 555–60.

53. Medeiros VL, Lim HW. Sunscreens in the management of photodermatoses. Skin Therapy Lett 2010; 15(6):1–3.

54. Seite S, Reinhold K, Jaenicke T, et al. Broad-spectrum moisturizer effectively prevents molecular reactions to UVA radiation. Cutis 2012;90(6):321–6.

55. Moyal D. Need for a well-balanced sunscreen to protect human skin from both Ultraviolet A and Ultraviolet B damage. Indian J Dermatol Venereol Leprol 2012;78(Suppl 1):S24–30.

56. Wang SQ, Tanner PR, Lim HW, et al. The evolution of sunscreen products in the United States–a 12-year cross sectional study. Photochem Photobiol Sci 2013;12(1):197–202.

57. U.S. Food and Drug Administration. Final monograph: labeling and effectiveness testing; sunscreen drug products for over-the-counter human use. 2011. Available at: http://www.gpo.gov/fdsys/pkg/FR-2011-06-17/pdf/2011-14766.pdf. Accessed September 1, 2013.

58. Wang SQ, Lim HW. Current status of the sunscreen regulation in the United States: 2011 Food and Drug Administration's final rule on labeling and effectiveness testing. J Am Acad Dermatol 2011; 65(4):863–9.

59. Diffey BL. Chapter 27 sunscreens: use and misuse. In: Paolo UG, editor. Comprehensive series in photosciences, vol. 3. Amsterdam: Elsevier; 2001. p. 521–34.

60. Mease PJ. Spondyloarthritis: is methotrexate effective in psoriatic arthritis? Nat Rev Rheumatol 2012; 8(5):251–2.

61. U.S. Food and Drug Administration. Sunscreen drug products for over-the- counter human use; request for data and information regarding dosage forms. 2011. Available at: http://www.gpo.gov/fdsys/pkg/FR-2011-06-17/pdf/2011-14768.pdf. Accessed September 1, 2013.

62. Nakagawa Y, Suzuki T. Metabolism of 2-hydroxy-4-methoxybenzophenone in isolated rat hepatocytes and xenoestrogenic effects of its metabolites on MCF-7 human breast cancer cells. Chem Biol Interact 2002;139(2):115–28.

63. Ma R, Cotton B, Lichtensteiger W, et al. UV filters with antagonistic action at androgen receptors in the MDA-kb2 cell transcriptional-activation assay. Toxicol Sci 2003;74(1):43–50.

64. Heneweer M, Muusse M, van den Berg M, et al. Additive estrogenic effects of mixtures of frequently used UV filters on pS2-gene transcription in MCF-7 cells. Toxicol Appl Pharmacol 2005;208(2):170–7.

65. Schlumpf M, Cotton B, Conscience M, et al. In vitro and in vivo estrogenicity of UV screens. Environ Health Perspect 2001;109(3):239–44.

66. Wang SQ, Burnett ME, Lim HW. Safety of oxybenzone: putting numbers into perspective. Arch Dermatol 2011;147(7):865–6.

67. Janjua NR, Mogensen B, Andersson AM, et al. Systemic absorption of the sunscreens benzophenone-3, octyl-methoxycinnamate, and 3-(4-methyl-benzylidene) camphor after whole-body topical application and reproductive hormone levels in humans. J Invest Dermatol 2004; 123(1):57–61.

68. Nash JF. Human safety and efficacy of ultraviolet filters and sunscreen products. Dermatol Clin 2006; 24(1):35–51.

69. Burnett ME, Wang SQ. Current sunscreen controversies: a critical review. Photodermatol Photoimmunol Photomed 2011;27(2):58–67.

70. Nohynek GJ, Lademann J, Ribaud C, et al. Grey goo on the skin? Nanotechnology, cosmetic and sunscreen safety. Crit Rev Toxicol 2007;37(3): 251–77.

71. Matsuoka LY, Ide L, Wortsman J, et al. Sunscreens suppress cutaneous vitamin D3 synthesis. J Clin Endocrinol Metab 1987;64(6):1165–8.

72. McLaughlin M, Raggatt PR, Fairney A, et al. Seasonal variations in serum 25-hydroxycholecalciferol in healthy people. Lancet 1974;1(7857):536–8.

73. Webb AR, Kift R, Durkin MT, et al. The role of sunlight exposure in determining the vitamin D status of the U.K. white adult population. Br J Dermatol 2010;163(5):1050–5.

74. Webb AR, Pilbeam C, Hanafin N, et al. An evaluation of the relative contributions of exposure to sunlight and of diet to the circulating concentrations of 25-hydroxyvitamin D in an elderly nursing home population in Boston. Am J Clin Nutr 1990;51(6): 1075–81.

75. Halpern AC. Vitamin D: a clinical perspective. Pigment Cell Melanoma Res 2013;26(1):5–8.

76. Rosen CJ, Abrams SA, Aloia JF, et al. IOM committee members respond to Endocrine Society vitamin D guideline. J Clin Endocrinol Metab 2012;97(4): 1146–52.

77. Wang SQ, Hu JY. Challenges in making effective sunscreen. In: Halpern AC, Marghoob AA, editors.

The melanoma letter, vol. 30. New York: Skin Cancer Foundation; 2012. p. 4–6.

78. Autier P, Dore JF, Negrier S, et al. Sunscreen use and duration of sun exposure: a double-blind, randomized trial. J Natl Cancer Inst 1999;91(15): 1304–9.

79. Autier P, Dore JF, Reis AC, et al. Sunscreen use and intentional exposure to ultraviolet A and B radiation: a double blind randomized trial using personal dosimeters. Br J Cancer 2000;83(9): 1243–8.

80. Autier P. Sunscreen abuse for intentional sun exposure. Br J Dermatol 2009;161(Suppl 3):40–5.

81. Autier P, Boniol M, Severi G, et al. Quantity of sunscreen used by European students. Br J Dermatol 2001;144(2):288–91.

82. Thieden E, Philipsen PA, Sandby-Moller J, et al. Sunscreen use related to UV exposure, age, sex, and occupation based on personal dosimeter readings and sun-exposure behavior diaries. Arch Dermatol 2005;141(8):967–73.

第 16 章 光防护：衣服和玻璃

Fahad Almutawa and Hanan Buabbas

关键词

● 紫外线 ● 光防护 ● 玻璃 ● 窗膜 ● 太阳镜 ● 衣服

要点

● 光保护的物理手段包括玻璃，窗膜，太阳镜和衣服。
● 所有类型的玻璃都能阻挡 UVB 辐射。
● UVA 的透射率取决于玻璃的类型。
● 玻璃贴上窗膜能有效降低了 UVA 在玻璃中的透射率。
● 衣物面料的特性可显著地影响衣物的光防护水平。

引言

人们都暴露在来自太阳的紫外线辐射中，紫外线可根据波长分为短波紫外线 UVC（100~290nm）、中波紫外线 UVB（290~320nm）以及长波紫外线 UVA（320~400nm），由于臭氧层可吸收所有的 UVC 以及约 90% 的 UVB，所以到达地球表面的主要是 UVA 及少量的 UVB[1]。紫外线辐射对眼睛及皮肤有一定的损伤作用。对于皮肤，急性反应包括红斑、水肿、色素沉着、延缓晒黑、表皮增生和维生素 D 的生物合成。慢性影响包括免疫抑制、光老化、光相关性皮肤癌[2]。对于眼睛，紫外线辐射与翼状胬肉的发展、角膜炎、气候性滴状角膜病变以及皮质性白内障有较强关联[3]。光防护包括上午 10 点至下午 2 点在阴处避阳，戴宽沿的遮阳帽，涂抹防晒品。然而，公众缺少对服装、玻璃及太阳镜光防护等方面的教育。

玻璃的光防护作用

玻璃是由沙子或硅石与其他成分高温融化而形成的一种混合物。在室温下，其通常是固态，当温度升高，玻璃变软成液态[4]。平板玻璃是用来制造工业材料和汽车玻璃的基础原料。它是通过浮法工艺制造。将砂、石灰石、纯碱、白云石、含铁氧化物及盐饼与碎玻璃（玻璃屑）混合在一起，1600℃下熔融，形成平板玻璃[5]。平板玻璃经不同方式处理后形成不同类型的玻璃，将在下一节中讨论（表 1）。

表 1 常见玻璃类型

玻璃类型	特性
退火玻璃	平板玻璃碎成大块
钢化玻璃	比退火玻璃能承受更大的压力，破碎后形成小而规则的碎片
涂覆玻璃	在玻璃表面涂上一层东西，降低光热的传递，耐划伤，耐腐蚀
夹层玻璃	在两层玻璃中夹有一内层，减少紫外线辐射，隔音，提高安全性，当玻璃破碎时碎片可被中间层粘在一起
图案玻璃	平板玻璃表面有规则的图案

主要玻璃类型

退火玻璃是基本的平板玻璃，它是浮法工艺流程制造玻璃的初产品。它是玻璃产业中生产出更多先进玻璃的原材料，破碎后形成大片[5]。

钢化玻璃（增韧玻璃）通过加热平板玻璃产生，并通过空气快速冷却玻璃表面，使其比平板玻璃能承受更大的压力。破碎后形成小的碎片[5]。

涂覆玻璃，通过在玻璃表面涂覆，减少光热的传递，耐划伤，耐腐蚀[5]。

夹层玻璃，在两片或多片玻璃之间夹有一层或多层有机聚合物材料（塑料）的中间膜，如聚乙烯醇缩丁醛。它主要用于汽车挡风玻璃和建筑。夹层玻璃具有过滤 UV、隔音、加色以及防火功能。当其破碎时碎片可被中间膜粘在一起，从而保障安全[5]。

所谓图案玻璃即是在平板玻璃表面有一层规则的图案[5]。

紫外线可透射过住宅玻璃

几乎所有的玻璃不论何种类型和特性都能阻挡 UVB 辐射[6]。然而 UVA 辐射因玻璃类型、厚度和颜色不同而异。Duarte 和其同事研究了 UVA 在各种不同类型住宅玻璃（退火，图案，回火 [钢化] 和夹层）中的传输。大多数研究表明 UVA 传输被测量到最大 380nm，因为大于 380nm 必须是不透明或着色玻璃才能提供光保护。这种传输由光度计紧挨 UVA 光源测定（UV-A-400C，NBC，OH）。这些研究表明退火和钢化玻璃分别能传输 74% 和 72% 的 UVA；图案玻璃传输的 UVA 更少（45%），而夹层玻璃能阻挡所有的 UVA。玻璃的颜色在 UVA 的传输中也起着主要作用。5 种不同颜色的图案玻璃（绿色、黄色、酒红色、蓝色和无色），绿色保护作用最高，其次是黄色。无色和酒红色具有类似防护作用，而蓝色玻璃光防护作用最弱[6]。玻璃厚度对 UVA 的传输的影响较小。5 倍增加玻璃的厚度（0.2~1.0cm）能适度降低的 UVA 的传输，从 76% 下降到 51%[6]。

汽车中的 UV 暴露

一项流行病学研究，评估 169 个来自美国不同州的人，发现他们每天约有 1~2 小时在汽车里[7]。当 Kimlin 及其同事评估开放式和封闭式窗户的汽车紫外线照射时，发现该辐射量足以用来评估终身的紫外线辐射剂量。有一些临床证据提示汽车中 UV 曝光可能有一定生物学意义。Hampton 和其同事[9]发现在英国夏季正午暴露于日光下 30~60 分钟，通过汽车钢化玻璃的紫外线剂量可达到 5J/cm^2，这足以引起严重光敏性疾病。来自澳大利亚的两项研究，对日光性角化和恶性雀斑样痣这两种病的独立分析发现，这两种疾病都是右侧多见（澳大利亚驾

驶员座位位于该侧）[10, 11]。从两项回顾性研究发现：在美国基底细胞癌，鳞状细胞癌，黑色素瘤，默克尔细胞癌等皮肤癌左侧稍多见。

汽车玻璃

在平板玻璃工业市场，15%~20% 的平板玻璃被用于汽车玻璃的生产[5]。汽车玻璃是由夹层或回火（钢化）玻璃组成。任一类型玻璃着色，可以改善舒适性和减少可见光及红外传输。大多数汽车玻璃都是着色的。最常用的颜色为绿色，其次为灰色和蓝色[9]。为安全起见，挡风玻璃是由夹层玻璃组成，以防止正面而来的事故对乘客的影响，而侧面和背面窗通常由回火（钢化）玻璃组成[14]。

透过汽车玻璃的紫外线

与住宅玻璃一样，夹层玻璃和钢化玻璃作为汽车玻璃都能阻挡 UVB 的透射。UVA 透射率与玻璃的类型和颜色有关。挡风玻璃采用夹层玻璃，可阻挡大部分 UVA 的辐射。Bernstein 和其同[15]使用 ELSEC UV 监视器（Littlemore Scientific Engineering，Dorset，UK）在新泽西州 9 月阳光明媚的一天测量直接的和通过夹层玻璃（2006 年沃尔沃的挡风玻璃）的太阳辐射度，发现该夹层玻璃能阻挡 98% 的紫外线辐射。Moehrle 与同事[16]在梅赛德斯 - 奔驰 3 汽车上用绿色、蓝色和红外反射的夹层玻璃作挡风玻璃来观察 UV 传输特性，发现所有的玻璃都能阻挡长达 380nm 的 UVA。比较 3 种不同颜色作为挡风玻璃的夹层玻璃，发现灰色光防护作用最强，仅有 0.06% 的 UVA 穿透，其次是绿色为 9%，最后是透明夹层玻璃，其 UVA 的传透率为 9.7%[9]。结论：用夹层玻璃做挡风玻璃 UVA 的辐射传输最小（高达 380nm），并且灰色夹层玻璃对 UVA 的防护作用是最大的。钢化玻璃用于侧面和背面的窗户，像其他类型的玻璃，它能阻挡所有 UVB，但不能阻挡大部分 UVA 的传输。Bernstein 和同事[15]研究发现 2006 年沃尔沃钢化玻璃作为侧窗能传输 79% 的 UVA 辐射。Hampton 和 colleagues[9]评估 4 种不同颜色作为侧窗的钢化玻璃，其 UVA 的穿透分别为：透明色（63%），浅绿色（36%），暗绿（23%），和灰色（11%）。另一研究[16]评估 3 种不同类型钢化玻璃：双层绿玻璃、双层蓝玻璃及红外反射的双层玻璃。研究表明，在双层绿色玻璃中 UVA 的透射量平均为 17.5%，双层蓝色玻璃为 22.4%，而双层红外线反射玻璃为 0.8%。从这些研究中，UVA 的透射量主要取决于

钢化玻璃的颜色。另外，玻璃的厚度也有利于提高光保护作用，双层玻璃比相同颜色的单层玻璃能阻挡更多的 UVA。采用红外反射技术的钢化玻璃增加对 UVA 的防护作用同时减少红外传输。这些研究表明玻璃的特性是如何影响紫外线的辐射，但怎样将玻璃的这种作用应用到日常生活？汽车中乘客受到的平均紫外线辐射大约为 3%~4%，以左侧手臂和头部侧面受到的紫外线辐射最多（在这些国家司机的座位在左侧[16]。UVA 通过钢化玻璃是否足以诱导光敏性患者皮疹的发生取决于身体距车窗的距离及在车上所呆时间的长短。在最坏情况下，把手臂直接抬起透过钢化透明侧面玻璃窗暴露在阳光下 30 分钟可检测到 UVA 的剂量为 5J/cm²。该剂量足以诱导一些对高度敏感患者出现皮损，发生多形性日光疹或者慢性光化性皮炎[9]。

窗膜

窗膜的使用始于 20 世纪 60 年代。它们被用于反射太阳辐射，但是不能反射可见光。在 20 世纪 70 年代的能源危机时，还被用于减少热量向外损失。

窗膜的黏合层采用聚酯基材，膜的另一侧为防刮涂层。组成该膜的所有成分必须具有较高的光学质量以允许可见光通过[17]。

一个标准的膜具有以下成分：①保护释放层，它是一个薄薄的聚酯层，使用之前必须除去；②可使膜粘到到玻璃上的黏接剂层；③多层聚酯膜之间应使用层叠黏合剂；④用来保护膜刮伤的硬丙烯酸涂料；⑤染料、金属、合金或 UV 滤光膜等物质加入到窗膜中可有特别的优势[17]。

该薄膜可以通过不同的方式来阻挡紫外线。加入到薄膜中的金属、合金和染料，它们都能反射太阳辐射，通过反射或吸收紫外线辐射达到紫外线防护作用。然而，防紫外线的主要方法是通过添加紫外线抑制剂至黏合剂层或具有一个单独的紫外线抑制剂层[14]。具有单独的紫外线抑制剂层可使膜具有更好的性能和更长寿命，但目前还无证据来支持这一观点[18]。很多厂家宣称窗膜对 UV 的防护高达 99%；然而这种说法是基于紫外线辐射的测量最大达 380nm。一项研究评估了来自 8 个不同品牌的 40 种不同的膜，当将这些膜用到玻璃时，它们对紫外线辐射的阻断介于 86%~99%。大部分的测试产品能阻挡 90% 以上最大为 400nm 的 UVR，但只有两种产品能阻挡 99% 的 UVR[18]。

将这些薄膜用到玻璃上会降低紫外线辐射。两项研究发现窗膜用到钢化玻璃上能减少 99% 以上的紫外线辐射[6, 15]。Duarte 及其同事[6] 应用了阳光控制膜（G5，Insulfilm，巴西）到钢化玻璃，通过 UVA 光度计（NBC，OH）测定，发现所有 UVA 都被阻挡，Bernstein 及其同事[15] 在新泽西州一个阳光明媚的日子，采用 UV 监测仪（ELSEC UV，Dorset，UK）测量通过挡风窗、侧窗和加了 UV 吸收膜侧窗（Formula One®，Solutia，St. Louis，MO，USA）的紫外线量，发现挡风玻璃能阻挡 98% 的紫外线辐射，而侧窗只能阻挡 21% 的紫外线辐射，而加入窗膜后提高到 99.6%。

太阳镜的光防护作用

UV 照射与眼

UVB 主要是由角膜吸收，而 UVA 由角膜、房水和晶状体吸收[3]。对于眼睛一天中紫外线最强是从上午 8 点至 10 点和下午 2 点到下午 4 点，因为此时光线太阳平行于眼睛，而相比之下，皮肤最强紫外线照射时间从上午 10 点到下午 2 点[19]。

UVA 和 UVB 都可能影响眼睛。大量证据证实紫外线辐射和下列眼部疾病有一定关系：翼状胬肉、角膜炎、气候性液滴角膜病、皮质性白内障[3]。一些研究发现[20, 21]UVB 和 UVA 以剂量依赖的方式影响翼状胬肉的形成。急性暴露于 UVB 可以导致角膜炎，这是角膜浅表烧伤类似皮肤晒伤；而长期暴露于 UVA 和 UV-B 可导致气候性液滴角膜病形成[3]。UVB 与皮质性白内障的发展有一定关系；加倍 UVB 照射可导致患皮质性白内障的风险增加 60%[22]。最近一项 meta 分析[23] 表明阳光暴露与年龄相关的黄斑的发展有一定联系。不过，该关系最有可能是蓝光造成而不是 UVA 或 UVB[24]。另一方面，存在有限证据支持紫外线辐射与睑裂黄斑、核和后囊下白内障和眼黑色素瘤的关系[3]。

太阳镜标准

三项太阳镜的国家标准：①美国标准 ANSI Z80.3，2010 年最后更新；②欧洲标准 EN1836：2005；③澳大利亚 / 新西兰标准 AS/NZS1067：2003。欧洲和澳大利亚都有类似的关于紫外线辐射的问卷调查，但他们对最大 UVA 和 UVB 透射率的定义有所不同[25, 26]（表 2）。美国标准见于表 3，该允许紫外线透射率取决于它是否是正常使用（如汽车内，或者从汽车到家庭或办公室）或延长使用[26]。

眼镜制造商被强制性的要求遵守澳大利亚和欧洲标准。澳大利亚准则还需要第三方的测试。在 2003 年至 2004 年进行的一项研究中，期间还未强

表 2 欧洲标准汇总（EN1836：2005）和澳大利亚标准（AS/NZS1067：2003）D

玻璃类型	光透射率（LT）% AS/NZS 1067 and EN 1836	UVB-（%LT） EN（280~315nm）	AS（280~315nm）	UVA EN（315~380nm）	AS（315~400nm）
0（很浅色）	80~100	10	5	LT	LT
1（浅色）	43~80	10	5	LT	LT
2（中色）	18~43	10	5	LT	LT
3（深色）	8~18	10	5	50% LT	50% LT
4（很深色）	3~8	10	5	50% LT	50% LT

以上数据来自 European Committee for Standardization. Sunglass standard revision. EN 1836：2005；and Standards Australia/Standards New Zealand. Sunglasses and fashion spectacles. AS/NZS 1067：2003.

表 3 美国标准总结（ANSI Z80.3）

用途	透光率（LT）%	UVB（280~315nm）（%LT） 正常使用	延长使用	UVA（315~380nm） 正常使用	延长使用
浅色 装饰用	> 40	12.5	1	LT	50% LT
中到深色 一般用途	8~40	12.5	1	LT	50% LT
深色 特殊用途	3~8	1	1	50% LT	50% LT
很深色 特殊用途	> 8	1	1	50% LT	50% LT

以上数据来自 American National Standards Institute. Nonprescription sunglasses and fashion eyewear-requirements. ANSI Z80.3：2010.

制性要求符合欧洲标准，测试 646 副带有 CE 标记的眼镜（其是否符合代表欧洲标准）发现所测试的太阳镜中有 17% 不符合欧洲标准（EN1836）。研究者认为，自我管理并没起到作用[27]。

大小、样式及墨镜的位置是应予以考虑的其他因素。小透镜能增加紫外线辐射从侧面到达眼睛的概率。基于该因素，澳大利亚标准对镜片大小有最低要求，成人的最低标准为 28mm 和儿童的最低标准为 24mm。如 Sakamoto 和其同事研究显示，眼睛也可以暴露于紫外线辐射通过透镜的后表面反射从太阳来的辐射[28]。这项研究表明使用环绕样式或侧护板以减少紫外线辐射的反射的重要性。关于眼镜的位置，小距离移动太阳镜（距离额头 6mm），到达眼睛的紫外线辐射量增加 20% 以上[29]。然而，太阳镜可能会间接增加眼睛的紫外线暴露。太阳镜，尤其是那些暗色调，会使瞳孔增大，如果镜片没有防紫外线的功能或者是由于镜片的样式、位置因素使得紫外线辐射从侧面辐射，眼睛更容易受伤。类

似于防晒霜，太阳镜可产生一种能提供安全的错觉，导致户外暴露的增加[29]。大众在选择太阳镜时要符合 3 个国家标准之一，同时选择一个环绕式或带侧护板风格及位置尽可能接近额头的太阳镜。

衣物的光保护作用

衣物提供简单有效的光保护。其优点在于它是一种均匀的覆盖，且能全天提供保护。有些因素会影响衣物的光保护作用，后面将会提到。紫外线防护系数（UPF）已成为衡量纺织品防紫外线水平的参考指数。它是 1996 年在澳大利亚第一次被提及[30]。UPF 定义为无保护处皮肤的平均有效紫外线辐射度除以有纺织物保护的皮肤的平均有效紫外线辐射度[31]。UPF 可通过体内外方法确定。确定 UPF 的常用方法是体外方法，它具有准确性和可重复性的优点，尤其是对 UPF 大于 50 的纺织品。UPF 是在最糟的情况下测得的，光源垂直照射于纺织物。因此，在现实生活中，

该织物的 UPF 通常比所测量的 UPF 大 [31]。

评估纺织品 UPF 的方法

体外方法

体外方法是最常用的确定纺织品 UPF 的方法，体外有两种方法可测得 UPF，辐射线测定法或分光光度法。辐射线测定法需要一个模拟太阳辐射的紫外线光源照射纺织品（如氙弧灯）、但滤过 UVA 和滤过 UVA+UVB 谱的滤过器、织物样品和一个类似于人类皮肤的接收器。然后使用辐射计测得通过该织物 UV 的传输（图 1）。这个技术常用来确定不同面料的相对变化。然而最好的测量 UPF 的方法是分光光度法，通过测量纤维的传输速度测得紫外线的辐射强度从而作为波长的函数。灯（氙灯或氘灯）提供紫外线辐射光源。光束射到单色器（衍射光栅），其作用就像一个棱镜并将进入的光分为不同波长；单色器转动时，仅特定波长的光射出狭缝作用于纺织品，通过检测器测量通过织物的辐射传输量。

计算 UPF，UV 源的分光放射照度与测得的通过织物发送的光谱辐照度进行红斑作用光谱加权按照以下公式 [31]：

$$UPF = \frac{\sum\limits_{\lambda=280}^{\lambda=400} E_\lambda \times S_\lambda \times \Delta\lambda}{\sum\limits_{\lambda=280}^{\lambda=400} E_\lambda \times S_\lambda \times T_\lambda \times \Delta\lambda} \qquad (1)$$

E_λ = CIE 红斑频谱效率（无单位），其中 CIE

是国际照明委员会的标准

S_λ = 太阳光谱辐照度（$W \cdot m^{-2} \cdot nm^{-1}$ 在波长 λ nm）

T_λ = 样本平均光谱透射率

$\Delta\lambda$ = 测量的波长间隔（nm）

从该公式中可看出，UPF 的计算依赖于频谱效率；因为 UVB 产生红斑的能力是 UVA 的 1000 倍，UPF 主要反映了对 UVB 的防护作用 [32]。

体内实验

体内方法较体外方法少用，因为其费用昂贵且可操作性不强。它通常是作为对体外的 UPF 测定的验证 [31]。它是由未保护皮肤的最小红斑量（MED）除以所述织物保护的皮肤的 MED。MED 的确定，利用日光模拟器使不同剂量的紫外线辐射正常皮肤，观察皮肤 24 小时的反应。

体内测量可在皮肤表面或不在皮肤表面进行 [31, 33]。在皮肤上时就可直接将纺织品置于皮肤上，不在皮肤上时，将纺织品离皮肤表面 2mm [31, 33]。

Gambichler 及其同事 [34] 对实验室与生活场景中的移动个体进行的体外实验与体内实验进行比较发现，在实验室通过体外实验测得的 UPF 显著高于体内实验。但是，测得的现实生活中场景移动个体的 UPF 低于体外实验测定结果。因此，在体外测定多采用分光光度法，因为其能有效的映 UPF 值的真实情况。

UPF 的倒数称为红斑加权透射率（EWT），或红斑加权渗透率。如果 EWT 接近 0，则织物具

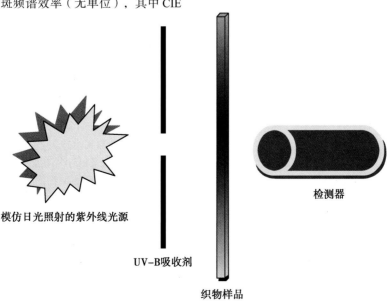

模仿日光照射的紫外线光源

UV-B 吸收剂

织物样品

检测器

图 1 UPF 的放射性检测方法

有良好的保护作用[35]。EWT 数学表达式为公式 2：

$$EWT = \frac{1}{UPF} \qquad (2)$$

EWT 取值介于 0 和 1 或 0% 和 100% 之间。有几个国际标准评价织物的 UPF[35] 如：

1. 澳大利亚 / 新西兰标准 AS/NZS4399：1996。防晒服评估和分类（表 4）。

2. 欧洲标准 EN13758-1：2002 太阳防护服，服装面料测试方法。

3. 欧洲标准 13 758-2：2003 太阳紫外线特点分类和服装的标记。

4. 美国纺织化学和染色协会（AATCC）测试方法 183-2004 通过面料透射或阻断红斑加权 UVR。

5. 美国标准 D6603-00 指南紫外线防护纺织品标签。

6. 美国标准 D6544-00 标准纺织品制作的操作规程，此前紫外线（UV）透射试验。

所有标准都可用 UPF 公式 1 来测量 UPF。这些标准之间的差异在于织物与仪器之间的位置、扫描间隔、红斑作用光谱、标记（标签）及 UPF 分类系统。

表 4　UPF 分类系统根据澳大利亚 / 新西兰标准（AS/NZS4399：1996）

UPF	防护等级	紫外线辐射传输率（%）	UDF Rating
15~24	防护效果良好	6.7~4.2	15，20
25~39	好	4.1~2.6	25，30，35
40~50，50+	非常好	< 2.5	40，45，50，50+

数据来自于 Standards Australia/Standards New Zealand. Sun protective clothing.AS/NZS 4399：1996

面料参数对 UPF 的影响

面料的特性会影响 UPF，如孔隙度、重量、厚度、织物的类型、洗涤、水化、弹性、织物处理、紫外线吸收剂、颜色和织物到皮肤的距离[36]。

孔隙度、重量和厚度

织物的孔隙率（也称为织物开放程度、覆盖系数、织物的密封性）是影响紫外线辐射通过面料最重要的因素。它取决于织物的构成和重量。与编织面料相比，针织面料线与线之间有较大的空间从而使得在针织面料中紫外线的透射高于编织面料。针织面料纱线之间的距离越小，其防护紫外线的功能越好[37, 38]。一般情况下重织物，线与线之间的空隙更小具有更好的紫外线防护作用[39]。较厚织物线与线之间的空隙也小，具有更好的紫外线防护作用[39, 40]。

织物类型

要比较不同材料之间的 UPF 比较困难。因为不同的材料通过不同的生产步骤，如染色和精加工。因此，比较不同面料意味着要对比材料、染料和精加工的不同[31]。Crews 及其同事[40] 根据紫外线吸收性能将面料分为 3 类，发现棉和人造纤维类织物紫外线吸收能力最低（UPF<15），而聚酯类最高，羊毛、丝绸、尼龙介于前两者之间。

面料颜色

Srinivasan 和 Gatewood 发现[41] 色调和 UPF 之间没有关系。他们和其他研究团队的研究表明[42, 43] 黑色织物不具有最高的 UPF。这是由特定颜色的透射和吸收特性所导致的。总的说来，因为彩色比白色，深色比浅色具有更高的紫外线吸收率，所以彩色织物比白色织物、深色比浅色具有更好的防紫外线作用[2, 44]。

衣物的洗涤

第一次洗涤后 UPF 会增加，因为织物的收缩，特别是棉花，因为此时线与线之间的空隙减小所致[44]。

湿度

汗液或水对 UPF 有较大影响。此状况取决于两个因素：①纺织纤维吸收水后，纤维膨胀，导致纱线之间的空间减小；②纱线之间的空间中的水可以减少紫外线散射，这将导致紫外线的传输率增加[37]。Gambichler 及其同事[45] 测试湿度对不同类型织物的影响，发现棉、麻、黏胶（人造丝）和聚酯类织物无论是表面粘自来水或者是盐水，其 UPF 无显著差异。湿度能显著减小棉花面料的 UPF。然而，其对麻、粘胶和聚酯类织物的 UPF 无影响。由于润湿织物可以改变它们的 UPF；因此水分含量测试，应加入到服装测试中。

弹力

纱线之间的距离增加时织物易被拉伸，从而增加紫外线辐射的传输，如弹性纤维和莱卡面料。当弹性纤维被拉伸 10% 时，UPF 降低 50%[46]。

面料到皮肤的距离

当皮肤离面料的距离越远时，对皮肤的光保护作用越强。一个宽松的衬衫的 UPF 大于紧衬衫，因为衣服和皮肤之间的距离越大，紫外线辐射更容易扩散。

面料加工

面料的加工可以改变面料防紫外线的作用。浆纱和织物的漂白可导致织物的防紫外线作用下降[39]。另一方面，应用具有荧光样性质的增白剂将会导致在可见光范围内已吸收的紫外线辐射二次发射，这增加了的紫外线保护作用[39]。针织物加工过程中为使粗糙表面变光滑会采用纤维素酶处理，这个过程可减小纱线间的空隙从而增加紫外线防护作用[39]。

紫外线吸收剂

在洗涤过程中加入宽谱紫外线辐射吸收剂，如 Tinosorb FD，可增强面料的紫外线阻挡作用。Tinosorb FD 是一种具有光保护作用的洗衣添加剂，能吸收紫外线辐射，经其洗涤 5 次后可使其 UPF 增加为原来的 4 倍[32]，洗涤 20 次后它对 UPF 的增加作用仍存在[47]（表 5）。

表 5　面料特性对 UPF 的影响

因素	影响
面料类型	棉和人造纤维的 UPF 最小，羊毛、丝绸、锦纶其次，聚酯类具有最高的 UPF
颜色	有色织物具有较高的 UPF
厚度	厚的面料具有较高的 UPF
洗涤	洗涤后衣物 UPF 增加
重量	重的面料具有较高的 UPF
弹力	易拉伸的织物具有高的 UPF
湿度	干的面料具有高的 UPF
面料到皮肤的距离	宽松的衣物具有较高的 UPF
孔隙度	紧密编织的织物具有较高的 UPF
紫外线吸收剂	可增加 UPF

织物对可见光范围内的光保护作用日益受到关注[48]。在一些光敏性疾病患者及光动力治疗患者中可见到其对可见光的敏感性。可见光保护因子（VPF）可以通过以下两种方式进行测量。第一种是使用分光光度计，氙灯作为可见光的光源使用下面的公式测量直接扩散传播辐射量：

$$VPF（\lambda）=\frac{1}{T（\lambda）} \qquad (3)$$

T（λ）指特定波长的透射系数。

另一种方式，在可见光范围内（400~700nm）的特定波长下，使用织物时的强度除以不使用织物时的强度，其可通过使用氙灯光源组合以产生可见光和单色。

总结

众所周知，紫外线辐射对皮肤和眼睛有不良影响。本文着重介绍了光保护的物理方法，包括玻璃、窗膜、太阳镜及衣物。一般情况下，所有类型玻璃都能阻挡 UVB。UVA 的传输取决于玻璃的类型、厚度及颜色。玻璃贴上窗膜可大大降低 UVA 的传输。选择太阳镜时，要选择符合 3 个国家标准之一，具有环绕式或侧护板并可能靠近眼睛的太阳镜。此外，在选择衣物时尽可能遮盖皮肤。影响布的紫外线辐射的透射因素包括编织物的紧密度、厚度、重量、种类、洗涤、水化、弹性、织物处理过程、UV 吸收剂、颜色及织物到皮肤的距离。

（刘　清　译，梁碧华　江　娜　校，朱慧兰　审）

参考文献

1. World Health Organization. Global solar UV index: a practical guide. Geneva (Switzerland): World Health Organization; 2002.
2. Jansen R, Wang SQ, Burnett M, et al. Photoprotection: part I. Photoprotection by naturally occurring, physical, and systemic agents. J Am Acad Dermatol 2013;69(6):853.e1–12.
3. Yam JC, Kwok AK. Ultraviolet light and ocular diseases. Int Ophthalmol 2014;34(2):383–400.
4. British glass. Flat glass manufacture. Available at: http://www.britglass.org.uk/. Accessed November 6, 2013.
5. Glass for Europe. The float process. Available at: http://www.glassforeurope.com/. Accessed November 6, 2013.
6. Duarte I, Rotter A, Malvestiti A, et al. The role of glass as a barrier against the transmission of ultraviolet radiation: an experimental study. Photodermatol Photoimmunol Photomed 2009;25(4):181–4.
7. McCurdy T, Graham SE. Using human activity data

in exposure models: analysis of discriminating factors. J Expo Anal Environ Epidemiol 2003;13(4): 294–317.

8. Kimlin MG, Parisi AV, Carter BD, et al. Comparison of the solar spectral ultraviolet irradiance in motor vehicles with windows in an open and closed position. Int J Biometeorol 2002;46(3):150–6.

9. Hampton PJ, Farr PM, Diffey BL, et al. Implication for photosensitive patients of ultraviolet A exposure in vehicles. Br J Dermatol 2004;151(4):873–6.

10. Foley P, Lanzer D, Marks R. Are solar keratoses more common on the driver's side? Br Med J (Clin Res Ed) 1986;293(6538):18.

11. Foley PA, Marks R, Dorevitch AP. Lentigo maligna is more common on the driver's side. Arch Dermatol 1993;129(9):1211–2.

12. Butler ST, Fosko SW. Increased prevalence of left-sided skin cancers. J Am Acad Dermatol 2010; 63(6):1006–10.

13. Paulson KG, Iyer JG, Nghiem P. Asymmetric lateral distribution of melanoma and Merkel cell carcinoma in the United States. J Am Acad Dermatol 2011; 65(1):35–9.

14. Almutawa F, Vandal R, Wang SQ, et al. Current status of photoprotection by window glass, automobile glass, window films, and sunglasses. Photodermatol Photoimmunol Photomed 2013;29(2):65–72.

15. Bernstein EF, Schwartz M, Viehmeyer R, et al. Measurement of protection afforded by ultraviolet-absorbing window film using an in vitro model of photodamage. Lasers Surg Med 2006;38(4): 337–42.

16. Moehrle M, Soballa M, Korn M. UV exposure in cars. Photodermatol Photoimmunol Photomed 2003;19(4): 175–81.

17. European Window Film Association. Window film manufacturing process. Available at: http://www. ewfa.org/. Accessed November 11, 2013.

18. Boye C, Preusser F, Schaeffer T. UV-blocking window films for use in museums: revisited. WAAC Newsletter 2010;32:13–8.

19. Sasaki H, Sakamoto Y, Schnider C, et al. UV-B exposure to the eye depending on solar altitude. Eye Contact Lens 2011;37(4):191–5.

20. Moran DJ, Hollows FC. Pterygium and ultraviolet radiation: a positive correlation. Br J Ophthalmol 1984; 68(5):343–6.

21. Taylor HR, West SK, Rosenthal FS, et al. Corneal changes associated with chronic UV irradiation. Arch Ophthalmol 1989;107(10):1481–4.

22. Taylor HR, West SK, Rosenthal FS, et al. Effect of ultraviolet radiation on cataract formation. N Engl J Med 1988;319(22):1429–33.

23. Sui GY, Liu GC, Liu GY, et al. Is sunlight exposure a risk factor for age-related macular degeneration? A systematic review and meta-analysis. Br J Ophthalmol 2013;97(4):389–94.

24. Taylor HR, West S, Munoz B, et al. The long-term effects of visible light on the eye. Arch Ophthalmol 1992;110(1):99–104.

25. Dain SJ. Sunglasses and sunglass standards. Clin Exp Optom 2003;86(2):77–90.

26. Wang SQ, Balagula Y, Osterwalder U. Photoprotection: a review of the current and future technologies. Dermatol Ther 2010;23(1):31–47.

27. Dain SJ, Ngo TP, Cheng BB, et al. Sunglasses, the European directive and the European standard. Ophthalmic Physiol Opt 2010;30(3):253–6.

28. Sakamoto Y, Kojima M, Sasaki K. Effectiveness of eyeglasses for protection against ultraviolet rays. Nihon Ganka Gakkai Zasshi 1999;103(5): 379–85 [in Japanese].

29. Rosenthal FS, Bakalian AE, Lou CQ, et al. The effect of sunglasses on ocular exposure to ultraviolet radiation. Am J Public Health 1988;78(1): 72–4.

30. Australian and New Zealand Standard AS/NZS 4399:1996 – Sun protective clothing – Evaluation and classification. Sparkle 30 Aug 2012;633.

31. Hoffmann K, Laperre J, Avermaete A, et al. Defined UV protection by apparel textiles. Arch Dermatol 2001;137(8):1089–94.

32. Wang SQ, Kopf AW, Marx J, et al. Reduction of ultraviolet transmission through cotton T-shirt fabrics with low ultraviolet protection by various laundering methods and dyeing: clinical implications. J Am Acad Dermatol 2001;44(5):767–74.

33. Menzies SW, Lukins PB, Greenoak GE, et al. A comparative study of fabric protection against ultraviolet-induced erythema determined by spectrophotometric and human skin measurements. Photodermatol Photoimmunol Photomed 1991;8(4): 157–63.

34. Gambichler T, Hatch KL, Avermaete A, et al. Ultraviolet protection factor of fabrics: comparison of laboratory and field-based measurements. Photodermatol Photoimmunol Photomed 2002;18(3): 135–40.

35. Hatch KL, Osterwalder U. Garments as solar ultraviolet radiation screening materials. Dermatol Clin 2006;24(1):85–100.

36. Gambichler T, Altmeyer P, Hoffmann K. Role of clothes in sun protection. Recent Results Cancer Res 2002;160:15–25.

37. Das BR. UV radiation protective clothing. Open Textil J 2010;3:14–21.

38. Davis S, Capjack L, Kerr N, et al. Clothing as protection from ultraviolet radiation: which fabric is most effective? Int J Dermatol 1997;36(5):374–9.

39. Sarkar AK. On the relationship between fabric processing and ultraviolet radiation transmission. Photodermatol Photoimmunol Photomed 2007;23(5): 191–6.

40. Crews PC, Kachman S, Beyer AG. Influences on

UVR transmission of undyed woven fabrics. Textile Chemist and Colorist 1999;31:17–26.

41. Srinivasan MG, Gatewood BM. Relationship of dye characteristics to UV protection provided by cotton fabric. Text Chem Color & Am Dyestuff Reporter 2000;32:36–43.

42. Veatch KD, Gatewood BM. Influence of light exposure on the UV protection of direct, reactive, acid, and disperse dyes on cotton and nylon fabrics. AATCC Rev 2002;2(2):47–51.

43. Gorenšek M, Sluga F. Modifying the UV blocking effect of polyester fabric. Textil Res J 2004;74(6):469–74.

44. Stanford DG, Georgouras KE, Pailthorpe MT. Sun protection by a summer-weight garment: the effect of washing and wearing. Med J Aust 1995;162(8):422–5.

45. Gambichler T, Hatch KL, Avermaete A, et al. Influence of wetness on the ultraviolet protection factor (UPF) of textiles: in vitro and in vivo measurements. Photodermatol Photoimmunol Photomed 2002;18(1):29–35.

46. Ferguson JD, Jeffrey S. Photodermatology. London: Mason Publishing Ltd; 2006.

47. Edlich RF, Cox MJ, Becker DG, et al. Revolutionary advances in sun-protective clothing–an essential step in eliminating skin cancer in our world. J Long Term Eff Med Implants 2004;14(2):95–106.

48. Menter JM, Hollins TD, Sayre RM, et al. Protection against UV photocarcinogenesis by fabric materials. J Am Acad Dermatol 1994;31(5 Pt 1):711–6.

索引